青囊 17/02

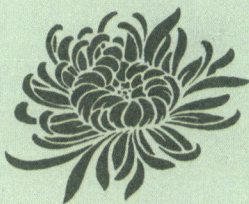

菊天下

主 编 / **陈仁寿**

副主编 / **沈 劼**

编 委 / **李崇超 李旭冉**

中国医药科技出版社

内容提要

《青囊》（第三辑）共收文章12篇,可分为四类,一是文献探秘,如"禁苑秘册:《本草品汇精要》""敦煌医药文献及其研究""王清任解剖学水平的历史省察";二是历史长河,如"历史上的女医""困境中求生存:记民国中央国医馆""孙中山与中西医之争";三是医药源流,如"中药,从远古走来""雷火神针的起源与流变";四是养生探究,如"唐代孙思邈的养生大法""宁夏枸杞和它的亲属们"《金瓶梅》中的饮食养生——西门家的私房菜"。此外还有赋有哲理的中医随笔"同源之化"与"援象"两则。全文资料丰富,图文并茂,融学术性与科普性于一体,适合于中医药工作者、学生及爱好者阅读。

图书在版编目（CIP）数据

青囊·菊天下 / 陈仁寿主编. — 北京:中国医药科技出版社, 2017.12

ISBN 978-7-5067-9783-2

Ⅰ.①青… Ⅱ.①陈… Ⅲ.①中医学－文集 Ⅳ.①R2-53

中国版本图书馆CIP数据核字（2017）第292400号

美术编辑 陈君杞
版式设计 大隐设计

出版 中国医药科技出版社
地址 北京市海淀区文慧园北路甲 22 号
邮编 100082
电话 发行:010-62227427 邮购:010-62236938
网址 www.cmstp.com
规格 958×650mm $\frac{1}{16}$
印张 17 $\frac{1}{4}$
字数 202 千字
版次 2017 年 12 月第 1 版
印次 2017 年 12 月第 1 次印刷
印刷 北京盛通印刷股份有限公司
经销 全国各地新华书店
书号 ISBN 978-7-5067-9783-2
定价 39.00 元

出品人 / 吴少祯

策划人 / 赵燕宜

编 辑 / 马 进

投稿热线 / 025-85811732   010-83023737

投稿邮箱 / yykj601@163.com   hanziying@163.com

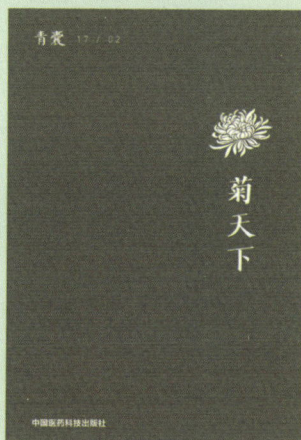

青囊 17 / 02

菊天下

中国医药科技出版社

青囊

第三辑

分享中医故事

感受中国文化

给阅读一个纯粹的理由

—— 写在《菊天下》出版之际

我在医药类出版社工作了30多年，医药专业书做的久了，无论是当编辑还是总编以后，在启动选题之前，难免会想这本书能教会读者什么，读者拿她有什么用。

直到我们的编辑遇见陈仁寿教授，看见他们组织的读书会，都是一群热爱中医的学者，很纯粹的在一起讲述自己中医研究的成果，考证中医经典中的观点以及文献的来龙去脉。于是，我们开始集体反思这些年在出版工作中，人文精神的流失。

中医药是中华文化的一部分，文化是纯粹的。教会人类技能的叫知识，丰富人类精神的才能叫做文化。我们应该做这样一本中医书，不是为了教会你多少长命百岁的方法，养家糊口的技能，是为了告诉你还不知道的先贤故事，还没想过的中医观点，这样的书，应该是被越来越多的人带上飞机，放在枕边的读物。

于是，编辑们开始与主编讨论，设计出版方案，最终在陈教授的建议下，参考张立宪先生的《读库》，以分期的形式出版，《青囊》的得名，也源自主编深厚的文化考证，青囊在中国古代即指装书的袋子，也是中医的代称。其来历源自华佗的传说：相传华佗被害前，以青囊裹医书欲传狱吏，狱吏惧祸而不敢受，华佗亦不强求，举火焚之（其实，古代医者也一直是我国文人风骨的代表）……由此，青囊开始指代中医。

在已经出版的《青囊》中，我们知道了原来名扬中外的《本草纲目》写成后，为了出版竟然用了 10 年时间，而当时的公安部长（刑部尚书）王世贞居然是治学严谨（文中暗示他让李时珍改了 10 年才肯作序）的颜控（文章中讲王世贞第一次并没有看上李时珍的书，只是看他长相清癯不俗才留家中喝酒）大文豪（明"后七子"领袖）。也领略了《黄帝内经》中极度烧脑的八卦与历法，还知道二月兰如何躺枪和诸葛亮扯上了关系，在巴西奥运会上大火了一把的拔罐，其实一直就是地球村的产品，凡此种种，为我们工作之余，手机之外的生活添了诸多有趣。

在第一期出版后这段时间，我们从微信"青囊 Mook"的推送留言、邮箱投稿、不同微信、QQ 群的讨论等许多渠道，得到了大量热情洋溢的反馈，非常感谢读者的支持，你们的支持是我们坚持下去的理由。

从今年的出版工作开始，我们给《青囊》书名一个主题，以本草为纲，反映她出版的时间线。所以，今年的第一期我们定名《辛夷花开》，原计划在 3 月推出，那时玉兰正烂漫（辛夷是玉兰花蕾的药名），期望揽书而阅，时有留香。但是，由于出版一本精品需要注意的因素实在太多，真正出版之际，辛夷已快结果，还好，我们有了结果。

这一期，我们在保持内容故事原创，有趣有料的基础上，准备赋予《青囊》更有趣的内涵，因此书名定为《菊天下》，一是反映了《青囊》出版的时间线，也反映了这期青囊名家名作荟萃的风骨，还凑出了青囊系列的第一句诗：

青囊
辛夷花开菊天下

当然，《菊天下》出版之际已然到了大雪的节气，于漫天飞雪中，这支青菊更彰显了她"我花开罢百花杀，冲天香阵透长安"的品性。期望这样的开端能开启《青囊》系列更纯粹的阅读体验，让民族优秀的传统文化传承发扬开来。

在这里我们也郑重的向广大读者征集接下来要出版的每一期《青囊》的书名，热烈的期望广大读者能踊跃参与，让所有热爱中医，热爱传统文化的朋友都能成为青囊的一员，让更多的读者了解熟悉我们优秀的中医文化，从而更加增强我们的文化自信！

吴少祯

2017 年 12 月

前言

自青囊读书会开办 70 多期以及《青囊》读物第二辑出版之后，"青囊"已经成为我们身边，甚至很多地方中医药人耳熟能详的一个名词，不仅知道它是中医的代名词，更知道"青囊"看上去仅仅是指青色的布袋，但它却蕴藏着丰富的知识与学问，它犹如中医的宝库，值得我们去探寻。"青囊"引导我们去多读书，读中医经典之书，并以此解开中医药的奥妙，且以史为鉴，从而做到古为今用。

令人高兴的是，随着时光的流逝，青囊读书会的参与者越来越多，它不仅得到校园里师生的关注，更是引起了社会上中医药工作者与中医爱好者的强烈兴趣。现在为我们《青囊》撰稿的作者也不仅仅是中医药专业人士，还有一些其他学科如历史学专业的专家给我们发来了稿件，希望能够刊登，这是我们原来没有想到的，这也增加了我们要将青囊读书会办下去的决心，增强了将《青囊》读物编撰下去的信心。

很多对我们关心的人士称赞道，《青囊》是一本既有知识性，又有可读性的中医药书籍；它的风格清新而优雅，传统而阳光，这正是我们最初的设想所在。我们一直希望把《青囊》办成一部为大多数中医药工作者和爱好者所接受的，融学术与科普于一体的中医药读本。对待每一篇稿件，我们都会认真加工，有的文章尽管专业性很强，我们都会通过适当的篇幅调整、增加标题和注释、配图等形式，从而尽量使之变得通俗易读，适合更多的读者。尽管最近也有学者提出建议，希望我们每一期仅围绕一个专题，组稿若干篇文章一起编辑出版。这其实是一个很好的建议，但我们认为这样专业性太强，仅适合于某个专业的读者，并有可能办成专业论文集，最后还会缩小读者群，所以我们暂时还是沿用第一、二期的风格进行组稿和编辑加工。

　　本期《青囊》（第三辑）共收文章 12 篇，大致可以分为四类，一是文献探秘，如"禁苑秘册：《本草品汇精要》"一文，将明代唯一的一部官修本草，从动议编纂到公开面世 500 年间的沉浮进行考究；"敦煌医药文献及其研究"将敦煌藏经洞出土的敦煌文献的藏量、价值以及研究现状予以介绍；"王清任解剖学水平的历史省察"一文对晚清著名的医学家王清任所撰《医林改错》的内容与价值进行了分析与评判。二是历史长河，如"历史上的女医"一文，对中国医学史长河里女性医生的成才与行医经历进行了较为全面的梳理；"困境中求生存：记民国中央国医馆"通过描述民国中央国医馆的兴衰，以评判中西医发展之未来；"孙中山与中西医之争"一文分析了孙中山先生对于中西医的态度。三是医药源流，如"中药，从远古走来"一文介绍了中药的起源、历史以及演变；"雷火神针的起源与流变"一文将"雷火神针"这种灸法的起源、演变与使用现状进行考证。四是养生探究，如"唐代孙思邈的养生大法"一文将唐代医药大家孙思邈《备急千金要方》中的养生知识分为心养、动养、静养、食养、房养、居养等多个方面进行深层次的挖掘与分析；"宁夏枸杞和它的亲属们"一文对当前人们关注的药食两用中药枸杞子的品种来源与品种优势进行比较和分析；"《金瓶梅》中的饮食养生—西门家的私房菜"一文将著名文学作品《金瓶梅》中的食疗菜谱进行研究，十分有趣。此外，还有赋有哲理的中医随笔"同源之化"与"援象"两则，读后会令人思索。每篇文章还尽量配以插图，以增加文章的趣味性与易懂性。

　　总之，本期风格与篇幅一如既往，但内容可谓更加深入，希望能得到读者的继续认可，以便为我们编撰好今后的《青囊》树立信心。当然，也希望读者在阅读过程中发现问题或有好的建议，能够给我们及时反馈。谢谢！

陈仁寿

2017 年 11 月于南京紫金山脚下

目 录

禁苑秘册：《本草品汇精要》

◉ 王家葵

一

明代中期以后，政治斗争异常复杂，本草本来是学术之末流，竟然也裹夹其中。《本草品汇精要》是明代唯一的一部官修本草，从动议编纂开始，便在政治漩涡中打转，几经沉浮，完整的版本终于在撰成五百年后公开面世，也算是不幸中之万幸了。

史书对明孝宗表扬有加，用"恭俭有制，勤政爱民"八字考语勾勒出一位"明君"的形象，治下十八年也被粉饰为弘治中兴。既然是"盛世"，修本草自然也是题中应有之义。孝宗皇帝素来留心医事，曾经"于南城合修诸丸以赐臣民"，又复"亲御宸翰，书药方赐臣下"。李东阳《怀麓堂集》中有一首七古《恭题御书药方后》，专门赞咏说："古来用药如用人，牛溲马勃皆通神。古来医人似医国，病未察形先察脉。我皇一念通炎皇，要开寿域归平康。愿推万念及万物，直遣四海同虞唐。"修撰本草似乎完全是皇帝自己的心思，

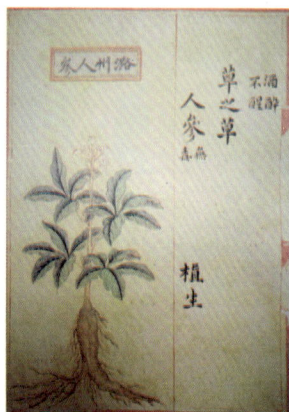

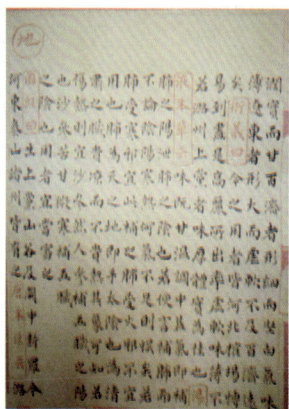

图1：《本草品汇精要》明抄本书影

《孝宗实录》记弘治十六年（1503）八月圣旨："本草旧本繁简不同，翰林院其遣官二员，会同太医院官，删繁补缺，纂辑成书，以便观览。"

谁知还没有开始动工，便因为人员安排闹出风波。内阁首辅刘健建议翰林院沈焘、陈霁负责纂辑；太医院则提出由本院刘文泰等负责纂修，待誊录后方送内阁校正撰序，再上表进呈。

如果循唐宋制度，官修本草属于国家典章，需要有高级别官员领衔，以示庄重；太医院作为专业技术部门，只需承担实际编写工作。但明代朱元璋废除丞相制度，政府首脑缺位，阁臣职权虽重，名义上却只是皇帝的顾问秘书，难以类比。或因为此，刘健只好以文化修养不足为理由，反对太医院全面负责此书。乃上奏说："纂辑书籍必须通晓文义，该博典籍，庶损益得宜，诠次不谬。本草《证类》等书，多系前贤编纂，出入经史，文义深奥；今太医院官生，仅辨药物，文理多有未谙，字样亦有不识，其所纂辑，恐多乖谬，致误后人。乞敕礼部，将该院所拟纂修等项官生，严加考选。如果明通药性，兼晓文义者，方许供事，毋容冒滥，妄图恩典。"又说："其本部编修二员，既奉成命，委任宜专。其纂辑之际，就令通行裁定，并加校阅。务使无忝前修，有益世用，方可上尘御览。"然后以退为进，表示翰林院政务繁冗，又有其他编书任务，完全可以不再参与此事，但若让刘文泰等纂修，而使翰林院诸公为之校正，于事则属于颠倒错乱。

皇帝准奏，而刘文泰等不同意修书人员必须接受资格考试的要求[①]，于是由掌太医院事右通政施钦上书，表示"愚仰承圣命，纂修本草，逮而自揣，诚不胜任，乞命翰林院重臣纂修，庶克有济"。把皮球踢回给了内阁。

皇帝再次准奏，"乃命翰林院纂修，太医院官生并不必预，而免其考选"。这次又轮到刘健不愿意了，于是妥协说："药物方书，太医院专职，臣等职在论思，理难侵越，具该院官生数多，中间亦必自有通晓文义之人，可以纂辑成书。伏望特回宸断，仍命该院纂，径自呈进，焘等一并取回，庶职守有定，体统不失。"

皇帝又一次改变主意，降旨内阁："本草一书与其他医书不同，以卿等学问优深，乃命纂辑，今所言如此，其令太医院自行纂修。"孝宗之优柔寡断，既无立场又乏手段，于此事也可以窥见一斑。

施钦于是提出一份建议名单，以司设监太监张瑜为总督，施钦与副职同掌太医院事王玉为提调，太医院院判刘文泰、王槃，御医高廷和三人为总裁，又设副总裁三人，其下则有纂修、催纂、誊录、验药形质、绘图人员若干，除绘图和誊录外，主要由太医院医士充任。

编纂工作进行得异常顺利，一年半以后，即弘治十八年（1505）三月初三定稿，全书42卷，另有序例目录为首卷，装成36大册进呈。

---

① 《实录》说刘文泰拒绝接受考试的理由，乃是"但欲援引所亲，妄图升偿，实未有精于医理者，皆畏考试"。这几句话，据戴蕃瑨判断，当是后来刘文泰接受审判时的供词，所见甚是，但太医院拒绝接受考试的真实原因则未必此。

二

与宋代官修本草在《新修本草》基础上罗列叠加不同,《本草品汇精要》在编辑体例上颇下功夫。1815 种药物按照玉石、草、木、人、兽、禽、虫鱼、果、米谷、菜,分为 10 部,部类下的具体药物则按《皇极经世书》对其形性特征作归纳性描述。

玉石部皆是矿物,"按《皇极经世书》分天然、人为之异。盖金石之类,天然者也;盐矾之类,人为者也。今据《经世书》而分石、水、火、土,加金,庶几尽之。"草木谷菜果诸部,皆是植物,"按《皇极经世》分草、木、飞、走之四类。其草有草之草、草之木、草之飞、草之走;而木谷果菜,并如是例,以定物形"。又根据植生状态,"以特然而起者为特生,散乱而生者为散生,植立而生者为植生,牵藤而缘者为蔓生,寄附他木者为寄生,依丽墙壁者为丽生,自泥淖中出者为泥生。各状其形,以便采用"。禽兽虫鱼诸部,皆是动物,"分羽、毛、鳞、甲、裸为五类,每类又分胎、卵、湿、化之四生"。如丹砂属于"石之石",标注"石穴生";石钟乳属于"石之土",标注"岩穴生";食盐属于"石之水",标注"煎炼成"。菊花属于"草之草",标注"植生";茅根属于"草之飞",标注"丛生";松萝属于"木之走",标注"寄生"。麝香属于"毛虫",标注"胎生";丹雄鸡属于"羽虫",标注"卵生";蜗牛属于"甲虫",标注"湿生"。

具体药物条文,转载《本草经》《名医别录》主治功效以后,将其他内容剪裁为 24 个栏目,称为"二十四则"。凡例说:"一曰名,纪别名也。二曰苗,叙所生也。三曰地,载出处也。四曰时,分生采也。五曰收,书蓄法也。六曰用,指其材也。七曰质,拟其形也。八曰色,别青黄赤白黑也。九曰味,著酸辛甘苦咸也。十曰性,分寒热温凉,收散缓坚软也。十一曰气,具厚薄、阴阳、升降之能也。十二曰臭,详腥膻香臭朽也。十三曰主,专某病也。十四曰行，走何经也。十五曰助，佐何药也。十六曰反，反何味也。十七曰制，明炮爁炙煿也。十八曰治，陈疗疾之能也。十九曰合治，取相与之功也。二十曰禁，戒轻服也。二十一曰代，言假替也。二十二曰忌，避何物也。二十三曰解，释何毒也。二十四曰赝，辨真伪也。"并非每味药物具足此二十四则，有则载之，无则付阙。《证类本草》中繁杂的内容，经过这样条列梳理，变得明晰易查①。

三

孝宗对此书非常满意，御制序言说："删《证类》之繁以就简，去诸家之讹以从正。天产地产，煎成锻成，一按图而形色尽知，载考经而功效立见。永登仁寿，可垂遐远。"

因为得到皇帝的认可，刘文泰等人的言语不免张狂。序例说："前代之人，虽妍于辞章，而方技之理，恐有未谙。"借指责唐宋本草以高官领衔，影射内阁插手本书

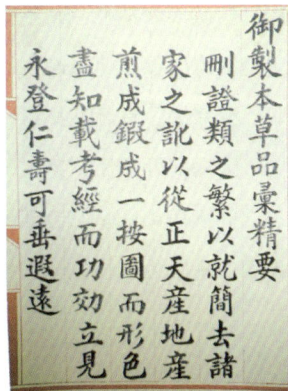

图2：弘治原本（影抄本）《本草品汇精要》序

---

① 据《孝宗实录》说："大学士丘浚尝欲重修本草，每种立十三则，而亲著一种为例。"《本草品汇精要》所立二十四则，应该就是根据丘浚的十三则增衍而来。

编纂。又说："旧本之文，而志士鸿儒则能斟酌其是非；新本之条，虽初学庸材不待参详而即悟。大抵方技之书，何须义理渊微；治病之由，贵乎功能易晓。"直接回应刘健当年的责难，"太医院官生，仅辨药物，文理多有未谙"。然后谦称说，现在这个编辑班底，皆以医药为职司，自然熟悉业务，但若没有"圣君简命，恐不能息偏执者之言，又何以垂乎绵远"。所谓"偏执者"，自然是指以刘健为首的内阁人等。

谁知天有不测风云，本草进呈一个多月以后，孝宗忽然疾病，绵延数日，竟然在五月七日龙驭上宾。于是追究治疗责任，司设监太监张瑜、掌太医院事右通政施钦、院判刘文泰、御医高廷和皆下狱。鞫审的结果载于《武宗实录》，"初，先帝以祷雨斋戒，偶感风寒，命瑜与太医院议方药。瑜私于（刘）文泰、（高）廷和，不请诊视，辄用药以进。继与（施）钦及院判方叔和、医士徐昊等进药，皆与证乖"①，由此导致皇帝死亡。

英国公张懋等强烈要求严惩，上书说："以为庸医杀人律科过失，特为常人设耳。若上误人主，失宗庙生灵之望，是为天下大害，罪在不赦。故合和御药误不依本方，谓之大不敬，列诸十恶，请加瑜等显戮，以泄神人之怒。"于是锻炼成狱，将张瑜、刘文泰、高廷和三人问成死罪，并牵连数人，或革职、或降级。其后刘文泰经李东阳、谢迁等救援，得以"免死遣戍"。

因为得罪词臣，刘文泰获得的贬语甚多。《明史》载其在大臣丘浚、王恕之间挑拨离间；《万历野获编》不仅将孝宗之死归罪于他，又深挖出当年宪宗皇帝因为"投剂乖方"而崩逝的陈年旧事，感叹说："文泰一庸医，致

---

① 载于《武宗实录》的这一段病案显然是鞫审所得，是否是实情不得而知；即便如此，是否即是孝宗死亡的真正原因，其实也未可知。许多研究论文根据这些记录，得出孝宗死于庸医的结论，似不够严谨。我意孝宗死于疾病，应无可疑义；所罹疾病严重，非当时医药条件所能挽回，与太医院救治得力与否基本无关；阁臣因为修本草事与太医院存在矛盾，遂借题发挥，闹出这件"妄进药饵案"。

促两朝圣寿，寸磔不足偿，竟免于死，若其诬陷王三原（王恕），又不足言矣。"此中的是非留待史家去讨论，但连带贬低《本草品汇精要》的学术价值，实在不应该。

通常认为，《本草品汇精要》主持者获罪，是此书未能公开面世的主要原因。这一看法未必确切。如果颁行天下是大行皇帝的遗愿，一般来说，检核全书内容没有悖谬违碍之处，只需要更换总裁官员，照样可以镂版。研究《本草品汇精要》成书经过，孝宗皇帝乃是出于自己阅读需要，希望组织人员对旧本草"删繁补缺，纂辑成书，以便观览"；书成刘文泰等上表，表示"笔札屡勤于尚方，指麾一出宸断"，即皇帝亲自指导编辑工作，并没有谈到有颁布的计划。其实，这种情况在明代并非罕例，彩绘本《食物本草》以及《补遗雷公炮制便览》，皆是内廷"自编自用"的本草书，不出外闻。

如果猜测不错，则内阁与太医院之间的龃龉，排除其他政治纠葛，更可能是理解上的"错位"。皇帝的本意只是让太医院编一本方便自己翻阅的本草书，请翰林院文字上把关；内阁误解为官修本草，于是参比唐宋故事，强烈要求获得领导权；直到后来体会皇帝的意旨，便断然放弃。只是这样一来，《本草品汇精要》是否属于官修本草，就大可疑问了。但可以想象，如果没有这场纷争，阁臣完全可能在书成后建议将其作为官方文件颁布，使之顺理成章地获得官修本草地位。

五

修成的《本草品汇精要》一直藏在深宫，直到改朝换代以后的康熙三十九年（1700）才被发现，武英殿监造赫世亨、张常住奉旨按照原本摹造一部。康熙皇帝又命太医院吏目王道纯、医士汪兆元查对校正，二人参照《本草纲目》，于次年撰成《本草品汇精要续集》10卷，并附录《脉诀四言举要》2卷，装成14册进呈。不知何故，校正本与续集皆没有出版，继续在深宫"雪藏"；乾隆时修《四库全书》，竟然也将此书遗忘。

《本草品汇精要》的弘治原本民国年间流出宫外，先归朱启钤，后转让给郭葆昌，1949年以后由郭的公子带到香港，售与日本杏雨书屋。康熙重绘本也在民国时流落市廛，其中一部分（卷首、卷1至12）归陶湘，著录于《故宫殿本书库现存目》，并附4枚彩色书影，此残本今存国家图书馆；另一部分被日本人买走，其中卷20至42现存杏雨书屋，卷13至19下落不明。

康熙四十年王道纯校正及续修本，用乌丝栏抄写，一直留在宫中，今存故宫博物院图书馆。20世纪30年代陶湘用此本晒蓝复制一套，1936年商务印书馆请谢观校勘，铅字排印；这是《本草品汇精要》自弘治十八年（1505）以来，四百余年后第一次正式刊印，惜有文无图，尚非全貌。

意大利国立中央图书馆藏有明抄本，卷帙完整。20世纪30年代图书馆学家袁同礼、王重民先生先后赴欧洲访书，都曾经见过；1950年中医师陈存仁在意大利旅游期间，也专门参观此本，并撰文记事。此本钤有"安乐堂藏书记"，这应该是康熙皇子允祥的藏书，后来散出，1847年以前为南京教区代理主教德贝斯购得，携回意大利，曾藏梵蒂冈教皇图书馆，1877年转入意大利国立中央图书馆。经曹晖教授不懈努力，2002年此本由九州出版社原色完整影印；2004年又由华夏出版社出版校注研究本，距成书已有五百年之久。

《本草品汇精要》有彩绘图例1300余幅，因为图画精致，也成为画家的粉本。《池北偶谈》云："寒山赵凡夫子妇文俶，字端容，妙于丹青，自画本草一部，《楚辞》九歌、天问等皆有图，曲臻其妙。江上女子周禧得其本草临仿，亦入妙品。"王士祯提到的这两份本草绘本皆存世，通过比对，即是《本草品汇精要》药物彩图的摹本。

文俶（1595–1634）是文徵明的玄孙女，据钱谦益为其夫赵灵均所作墓志称，端容"摹写内府本草千种，千日而就"。文俶绘本题为"金石昆虫草木状"，今存台北"国家图书馆"，凡 27 卷 12 册，彩图 1316 幅；其前有张凤翼、杨廷枢、徐洴题记，及万历庚申（1620）赵灵均叙。据赵叙云："余内子文俶，自其家待招公累传以评鉴翰墨，精研缣素，世其家学，因为图此。始于丁巳（1617），纥于庚申，阅千又余日，乃得成帙。"赵灵均只是说"此《金石昆虫草木状》，乃即今内府本草图绘秘籍为之"，没有提到底本的来历，诸公题记于此也含混其词。

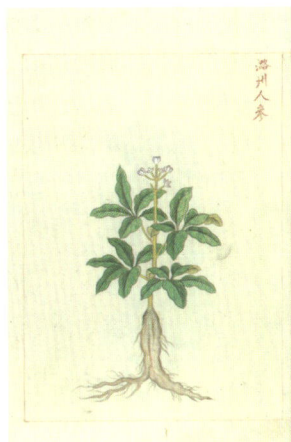

图 3：《金石昆虫草木状》书影

"江上女子周禧"即周淑禧，与姐姐周淑祜一起，皆从文俶习绘事，所临文俶本草，今存残本，分别藏国家图书馆和中医科学院图书馆，题作"本草图谱"。

关于《本草品汇精要》的图例，还有一点特别值得一提。卷七薏苡仁条，原书有图例两幅，一幅描绘的是禾本科植物薏苡 Coix lacryma-jobi，此毫无问题；而另一幅显然是同科植物玉米 Zea mays。按，玉米原产美洲大陆，1494 年哥伦布把玉米带回西班牙，其传入中国的时间一直存在

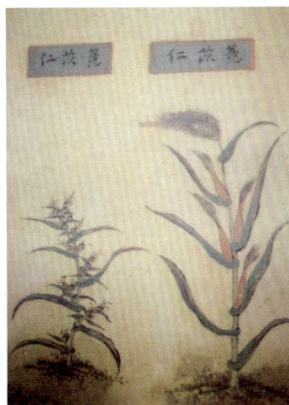

图 4：《本草品汇精要》卷七薏苡仁图例

争论,《本草品汇精要》中这幅被误认为薏苡的图例,是中国最早的玉米图案,作于 1505 年以前①。

补注:本文关于《本草品汇精要》成书的介绍,主要参考:①戴蕃瑨.纂修《本草品汇精要》始末与定稿后的遭遇.西南师范学院学报,1983(3):68;②曹晖.《本草品汇精要》考略.九州出版社,2002 年;③曹晖.我国古代最后一部未刊药典《本草品汇精要》的编纂及其外传,本草品汇精要(校注研究本).华夏出版社,2004 年。

(王家葵　成都中医药大学)

---

① 《本草品汇精要》中玉米图例的意义,由郑金生老师最早揭出,少为学界注意,故再次标举出来。

中医随笔：同源之化／援象

◎ 李崇超

同源之化

有这样一个故事，大意是：一个父亲，孩子哺乳期的时候，将乳汁装在一个玻璃瓶里并密封，放到一个盒子里，等到孩子长大结婚时，作为一份特殊的礼物送给孩子。二十多年过去了，孩子要结婚了，父亲把封藏的盒子打开，发现奶水已经变成了一瓶红色的液体。原来，母亲的乳汁，就是母亲的血液，是母亲用血液在哺育孩子。

这则感恩的故事，有好多版本，大意都差不多，流传也很广。

还真有人认真的讨论了这个问题：乳汁真的能变成血液吗？或者说，乳汁真的是从血液变化而来的吗？讨论的结果，从血液和乳液的生成原理上推翻了这种说法。血液之所以是红色，是因为红细胞中的血红蛋白，人类乳汁中没有血红蛋白，没有成血细胞，也没有合成血红蛋白的酶，所以乳汁中也不可能再出现血细胞或者血红蛋白，也就不可能变成血，白色的乳汁是不会

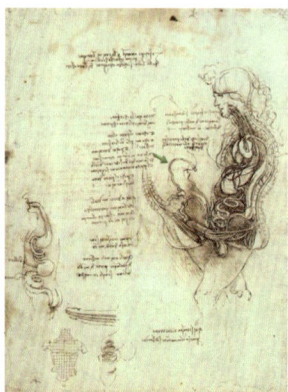
图 5：达·芬奇手稿

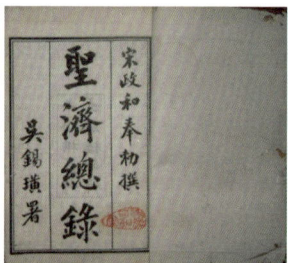
图 6：《圣济总录》书影

变红的。至于哺乳的时候有时乳头会有血液渗出，则称为血乳，那是因为很多原因导致毛细血管与乳泡间的细胞被破坏，使血液能够进入乳汁造成的。故事中的乳汁变红，应该是乳汁存放过程中感染了微生物所致，并不是变成了血。

讨论中还指出认为乳汁与血液相关这一错误由来已久，认为这是因为古人观察到妇女哺乳期间没有月经，因此认为乳汁是血液变来的，中西方都有这种观点，比如达·芬奇有一幅画里就表现了这种思想：女性的乳房和子宫通过一条管子相连（图5）。中国古代这种说法更多，北宋太医院编撰的《圣济总录》中说："在上为乳饮，在下为月事。"另外，佛经《佛说父母恩重难报经》中也有"乳为血化"的说法。这是古代人体生理学、解剖学知识匮乏导致的一种误解。

其实，用现代生理学来指出乳汁不可能变为血是正确的。但是却不能用这个结果来推翻中医中的那些论述，微观成分上的乳汁与血液不同和宏观上的乳汁与血液可以互相转化，并不是一回事，这其实是两种不同的科学范式所产生的差异。这就像不能因为"雪化了变成水"这一事实的存在，而认为"雪化了变成春天"的说法是错误一样。

这就要涉及中医中一个很重要的观点——"同源之化"。中医认为，人体中的很多物质，来源都是相同的，并且是可以互相转化的，是一种"同源之化"。比如精血同源、汗血同源、血水同源、津血同源等等。乳血同源，也是其中的一种。

《灵枢·决气篇》中，帝曰："余闻人有精、气、津、液、血、脉，余意以为一气耳……"就指出了人体中的这些物质都是"一气"所化。而这些物质，互相也是可以转化的，保持一种能量的动态平衡。这样的论述还有很多。如明代孙一奎的《赤水玄珠》说："夫血者，水谷之精气也，和调于五脏，洒陈于六腑，男子化而为精，女子上为乳汁，下为经水。"清代何梦瑶《医碥》中说："精、髓、血、乳、汗、液、泪、溺皆水也，并属于肾。"

中医中的这些对"同源"的论述有很多。"汗血同源"，《灵枢·邪客篇》："血之与汗，异名而同类。故夺血者无汗，夺汗者无血"；"血水同源"，《金匮要略·水气病脉证并治》中："少阳脉卑，少阴脉细，男子则小便不利，妇人则经水不通；经为血，血不利则为水，名曰血分。"唐容川《血证论》中："血病不离乎水，水病不离乎血"，"凡调血，必先治水，治水即以治血，治血即以治水"；"汗血同源"，朱丹溪的《丹溪心法附录》说："在内为血，在外为汗"，柯琴《伤寒来苏集》说："汗者，心之液，是血之变见于皮毛者也。"

关于乳血同源，在中医典籍中确实有很多，李时珍《本草纲目》中："盖乳乃阴血所化，生于脾胃，摄于冲任。未受孕则下为月水，既受孕则留而养胎，已产则赤变为白，上为乳汁，此造化玄微，自然之妙也。"《景岳全书·妇人规》所说："妇人乳汁，乃冲任气血所化。故下为月经，上为乳汁……"薛立斋在《女科撮要》中说："夫经水，阴血也，属冲任二脉主，上为乳汁，下为月水。"

从同源的角度上来说，乳汁是血液所化，并无错误。哺乳时，有乳汁的分泌则无月经的来潮，乳腺与子宫之间的开合泄闭保持着动态的平衡，是人体自我调节的一种体现，妇科上的闭经—溢乳综合征，也正是开合泄闭功能失常的体现。有趣的是，从组织学上讲，乳腺，其实是由汗腺分化演变而来，这或许也正应了汗血乳同源吧。

同源之化，恰恰是中医的一大优势，在中医中的很多治则上都有体现，比如《伤寒论·太阳篇》中提出了"亡血家""疮家""衄家""淋家"等不可发汗的治疗原则，就是着眼于汗血同源的观念；在很多治疗水肿疾病时候，往往加上一些活血的药物，则效果更好，则正是津血同源的应用；很多哺乳期乳汁不足的治法，要用上养血的方药增加乳汁的生成，是乳血同源的运用；治疗肝血不足的病症，要用补肾精的方法，又是精血同源的运用。同源之化，是一种极有价值的医学智慧。

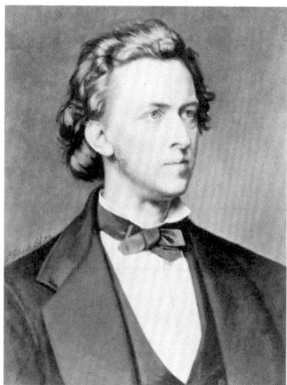

图7：肖邦

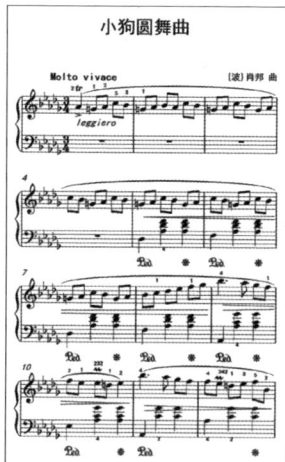

图8：小狗圆舞曲

援象

肖邦的《降D大调圆舞曲》，又叫《小狗圆舞曲》，因为它的产生和一只小狗有关。有一次肖邦到情人乔治·桑家里去，看到她的小狗追咬自己的尾巴团团转，觉得十分有趣，突然来了灵感，走到钢琴前，奏出了一个四分之三拍子的主题，一连串急速的八分音符环绕着降 A 音符旋转。曲子活泼、诙谐有趣，仿佛把小狗的欢快调皮的旋转呈现在听众面前。就这样，一首不朽名作诞生了。

　　艺术总是相通的，中国则有张旭观看公孙大娘舞剑而悟得笔法的故事。公孙大娘是开元盛世时的唐宫的第一舞人，每次舞剑都观者如山，杜甫曾写过一首《观公孙大娘弟子舞剑器行》："昔有佳人公孙氏，一舞剑器动四方……来如雷霆收震怒，罢如江海凝清光……"草圣张旭，就是因为观看了公孙大娘舞剑，悟出了草书的笔法，成就了落笔走龙蛇的绝世书法。画圣吴道子也曾通过观赏舞剑，获得画画的灵感。郭若虚的《图画见闻志》记载：唐开元中，将军裴旻居丧，拜会吴道子，请他给东都天宫寺画一些神鬼题材的壁画，来助丧事。吴道子说：我的画技已经搁下很久了，怕是画不出那种感觉，如果将军真想让我画的话，就为我舞剑一通，看到猛厉的舞剑气势，我也许就能画出通幽冥的感觉。裴旻于是脱去居丧的衣服，穿上常时装

青囊
菊天下

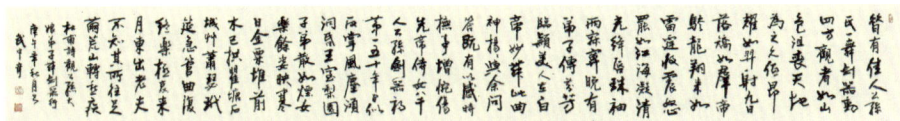

图 9：武中奇书《观公孙大娘弟子舞剑器行》

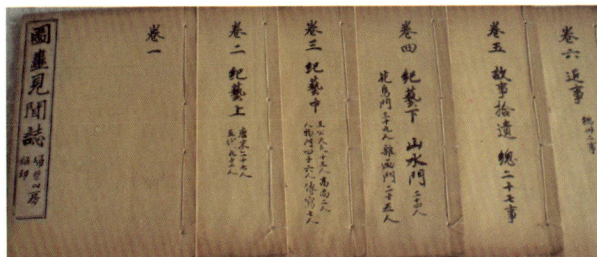

图 10：《图画见闻志》书影

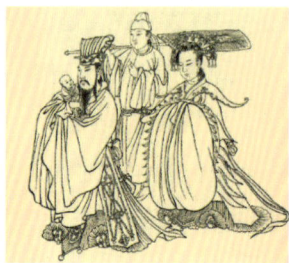
图11：吴道子《天王送子图》局部

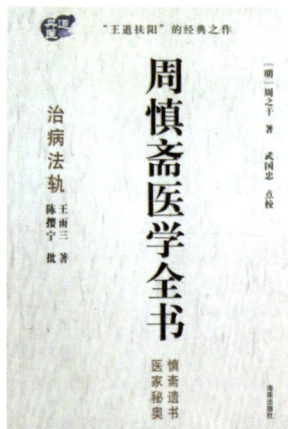
图12：《周慎斋医学全书》书影

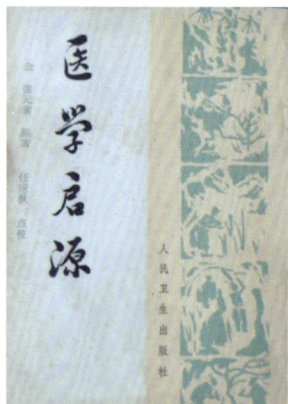
图13：《医学启源》书影

束，走马如飞，舞动起来，最后掷剑入云，高数十丈，若电光下射。旻引手执鞘承之，剑透室而入。观者数千人，无不惊栗。这时吴道子拿起画笔往墙上画去，笔触所到，让人觉得飒然风起，画成的壁画让所有人都觉得壮观。吴道子一生所画，最得意之作，莫过于此。

中西方的艺术家，都从动作中的"象"中获得了灵感，将其化作艺术杰作。

其实，中医中也有很多这样"援象入医"的情况。比如明代名医周慎斋，刚刚学医的时候，有一次得了中满胸闷之症，十分痛苦，遍请名医，吃了好多药也没治好。一天晚上，周慎斋在庭中赏月，忽然一片乌云将月光遮住，他顿时感到胸中憋闷得厉害，一阵清风吹来，乌云被吹散了，月光重洒大地，他的胸闷也随之减轻了。周慎斋想到："乌云是属阴的事物，清风是属阳的事物。清风一吹，则乌云散去。阳气通畅，则阴翳自然消散。我生病的道理和这不是相通吗？"

于是，周慎斋受到启发，用了理气温阳配合一些健脾祛湿的药物，制成药丸，称为和中丸。吃了不久，中满胸闷之疾就痊愈了。和中丸的产生，和《降D大调圆舞曲》以及张旭的草书、吴道子的壁画岂不有相通之处?

援象,一直是中医中重要的思维方式之一,《素问·示从容论篇》:"援物比类,化之冥冥……不引比类,是知不明。"很多中药药性的得来,或者对很多的药性的解释,都有"援象"的思维在里面,宋代以后还专门形成了"法象药理学"。北宋末年的《圣济经》在《药理篇》一卷中提出"万物皆有法象",通过观察动、植物之"象",探究造化之玄机,对药物的药理作用进行推衍。李东垣的《药类法象》和《用药心法》,张元素的《珍珠囊》和《医学启源》都是用"法象"来阐释药物功效的代表著作。比如《医学启源》中就将药物分列为"风升生""热浮长""湿化成""燥降收""寒沉藏",自然界的生、长、成、收、藏之象,都可以"凝结"在药物之中。当然法象药理有它的局限性,但是其价值也是非常大的。

在治疗中,援象入医的例子就更多,很多中医的治法,就体现了援象入医的思维,比如"逆流挽舟""增水行舟""提壶揭盖""欲求南风,须开北牖"等等,大千世界中的各种各样的"象",都可以援引如医。

《黄帝内经》中说做一个好医生,要上观天文、下观地理、中观人事才行,《理虚元鉴》中也说:"不知天地人,不可与言医。"因为世间很多的道理都是相通的,我们可以从不同的领域中获得灵感,获得对类通事物的"转化"的能力。

（李崇超　南京中医药大学）

中药，从远古走来

◉ 于江泳

中药是在我国各族人民长期生产生活实践和同疾病作斗争中逐步形成，并不断丰富，具有悠久使用历史和独特理论及技术方法，为中华民族繁衍昌盛做出了重要贡献。

综观我国药物的发展历程，可以看到其发生发展的轨迹基本上遵循着由简单到复杂，由低级到高级，由蒙昧到理性的规律，并与社会各个时期的政治、经济、科学、文化密切相关，是系统的、科学的实践经验总结，是一个伟大的宝库。

中药是如何产生，又如何发展到今天，其间经历了漫长的历程。它之所以具有如此顽强的生命力，与其来源于大自然，与人们的生活息息相关，并得到历代政府与学者的高度重视，从而不断研究与保护，不无关系。

药物的起源

在中国古代，关于药物起源的传说颇多。"伏羲尝味百药而制九针"[①]、"神农尝百草"与"伊尹制汤液"[②]的传说反映了中华先民认识和使用药物的起源。

基于考古学、人类学、生物学和古代文献记载等诸方面综合研究，一般认为中医药的知识起源于原始社会。经过世代人们无数次尝试和经验积累，逐渐获得了鉴别食物、药物和毒物的知识，并有意识加以利用。随着人们更多的生产和医疗实践，逐渐发现了越来越多的具有药用价值的植物、动物和矿物，并积累发展了药物知识。

⊙ 早期的药物知识记载

药，《说文解字》释为"治病之草"，明确指出了"药"乃治病之物。随着文字的产生和应用，人们开始把药物知识用文字记录下来。目前所知最早的"药"字，出自数千年前古钟鼎类铜器上铭文（即金文）。自西周以后，"药"字使用增多，如《书经》（又称《书》《尚书》）有"若药弗瞑眩，厥疾弗瘳"记载；《易经》有"无妄之疾，勿药有喜；无妄之药，不可试也"论述；《礼记·曲礼》曰："医不三世，不服其药"；《周礼·疾医》云："以五味五谷五药养其病"，等等。《诗经》《山海经》以及阜阳出土竹简《万物》等书中收载了不少植物、动物和矿物药，甚至明确记载了某些药物的疗效；马王堆出土的《五十二病方》《养生方》等简帛中也存在大量药物组方疗疾的记载。

---

① 徐宗元辑存的《帝王世纪》记载。
②《吕氏春秋·本味篇》记载伊尹"以滋味说汤"故事，伊尹为商代著名贤相。

⊙ 复方的产生

我国复方的产生不晚于春秋战国时期。古代对于复方的称呼，早期多以"齐""和齐"或"和药"称之，见载于《周礼·天官》[①]《世本》[②]。我国古代复方有多种剂型，汤剂只是其中之一。以复方见称最早的方书《五十二病方》中记载的和剂中，有的是将药物研细和合，有的用水煮，有的以药汁合搅，有的以药和酒，并无独立的汤剂称谓；书中的"汤"，指外用的药汤水。目前尚无充分依据说明汤剂是我国中药复方产生的唯一标志。

中药的文献记载

⊙ 历代本草专著

"本草"之名，始于西汉。《汉书》之《平帝记》《郊祀记》《楼护传》均有记载。历代学者在长期医疗实践中不断继承发展，提炼总结使得药物品种、制备、用法等日益丰富，并著之于文献，即历代本草中。到清代，经著录的本草古籍达 1000 余种，保存至今的也有 400 余种。

现存最早的药物学专著《神农本草经》作为经典之作，为后世药学理论发展奠定了基础。魏晋以来，药学理论不断丰富和发展。如《雷公炮炙论》[③]是我国药学史上最早的炮炙学专著；《本草经集注》[④]丰富了临床用药内容，初步确立综合性本草模式。唐代在全国药物普查基础上修撰的《新修

---

① 记载有"食医掌和王之六食、六饮、六膳、百羞、百酱、八珍之齐"，"疡医掌肿疡、溃疡、金疡、折疡之祝药、劀、杀之齐"等内容。
② 古书，记载有"和药"。
③ 南北朝刘宋时（公元 420-479 年）雷敩著。
④ 陶弘景著。

本草》①是我国第一部官修本草，也被称为世界上第一部药典，比欧洲《纽伦堡药典》②早800年。宋代由国家组织撰修《开宝本草》和《嘉祐本草》，使本草规范得以准确地广泛传播；《证类本草》③囊括北宋以前的本草资料，被视为本草典籍承前启后的传世之作；《太平惠民和剂局方》④被称为世界上第一部成方制剂规范，收载大量方剂和制法。

金元时期，张元素的药物专书《珍珠囊》开创以讨论药性、注重临床为主要内容的一种本草体例。明代医药学家李时珍编写的《本草纲目》内容丰富、取材广泛、考订详明、标纲立目、分类先进、体例严谨，成为中国本草史上最伟大的集成之作。清代赵学敏编著的《本草纲目拾遗》⑤吸收了大量的外来新药和民间用药，极大地丰富了本草学内容。

此外，在我国古代还有炼丹、炮制、食疗、药用植物等方面的专题著作。如《周易参同契》⑥《抱朴子》⑦，是早期炼丹术的代表作，表明当时中国在化学制药方面已趋于领先。《雷公炮炙论》《雷公炮炙药性赋》⑧《本草蒙筌》⑨《炮炙大法》⑩《修事指南》⑪等对中药炮制理论技术的发展都有所贡献。《食疗本草》⑫对食物治疗、食物鉴定颇有发挥；《饮膳正要》⑬记载

---

① 显庆四年（公元659年）在《本草经集注》基础上，由苏敬、李勣等人集体撰写成，又称《唐本草》。
② 1535年编著，是国外最早的药典。
③《经史证类备急本草》的简称，北宋唐慎微约撰于绍圣四年至大观二年（公元1097-1108年）。
④ 宋（公元1151年），由陈师文等撰。
⑤ 编著于乾隆三十年（公元1765年）。
⑥ 东汉魏伯阳著。
⑦ 晋代葛洪著。
⑧ 明末李中梓著。
⑨ 明代陈嘉谟著。
⑩ 明代缪希雍著。
⑪ 清代张叡著。
⑫ 唐代孟诜著。
⑬ 元代忽思慧著。

了少数民族食疗经验，并记述了蒸馏制酒法；《南方草木状》^①《本草原始》^②《植物名实图考》^③等，对于药用植物来源、药材鉴别、真伪考订很有成就。同时，还有《履巉岩本草》^④《滇南本草》^⑤等一批记载地区药物的本草专书。

⊙ 历代药物记载

历代本草和药学专著对药物发展各有贡献，收载的药物不断增加。《神农本草经》载药 365 种，《本草经集注》载药 730 种，《新修本草》载药 850 种，《本草拾遗》增收《新修本草》未载之药 692 种，二者合计 1542 种，《本草纲目》收载药物已达 1892 种（其中植物药共计 1094 种，动物药 443 种，矿物药 161 种，其他类药物 194 种）。《本草纲目拾遗》《植物名实图考》等又广补前人所未载之药。至此，见于药物学著作记载的药物数量已达 2800 多种。

制药技术的发展

我国古代中药具有悠久的用药历史和丰富的用药形式，制药技术较为发达。

1. 对于药物剂型而言，古代就有药性决定剂型、从临床用药需求选择适宜剂型的论述。早在商代就有汤剂^⑥使用记载，战国时期《五十二病方》

---

① 晋代嵇含撰。
② 明代李中立撰。
③ 清代吴其濬撰。
④ 南宋王介著。
⑤ 明代兰茂撰。
⑥ 有专家认为指的是食物烹饪。

记载有丸剂、洒（散）剂。该时期丸剂最为常用，出现了以酒、醋、油脂制丸的技术；《内经》有汤剂、丸剂、散剂、膏剂、酒剂的记载。

汉代张仲景在"因病制剂"[①]的原则指导下创制了各种药物剂型，其《伤寒论》和《金匮要略》中记载有煎剂、丸剂、散剂、酒剂、坐剂、导剂、含化剂、滴剂、糖浆剂、软膏剂、洗剂、栓剂等十余种剂型。

晋代《肘后备急方》记载有黑膏药、干浸膏、浓缩丸、蜡丸、熨剂、尿道栓剂等剂型，并首先使用"成药"这一术语，有专章论述。唐朝《千金要方》《千金翼方》所载"紫雪丹""磁朱丸""定志丸"等中成药至今仍在沿用。

宋朝是我国成药大发展时期，成药行业已成规模。设立有专门的制药、售药机构（和剂局、惠民局），同时期编著的《太平惠民和剂局方》收载方剂791首，成药775种（按剂型分，丸剂290方，汤剂128方，煎剂2方，煮散剂26方，散剂233方，膏剂19方，饼剂4方，锭剂2方，砂熨剂4方，丹剂77方，粉剂1方，其他剂型5方。），被称为世界上第一部中药制剂规范，收载大量的方剂及其制备方法。

明代《本草纲目》收载中药剂型近40种，除记载丸散膏丹常用剂型外，尚有油剂、软膏剂、熏蒸剂、曲剂、露剂、喷雾剂等。明清时期，中药制剂品种繁多，剂型齐备，官方管理严格，其生产与经销得到进一步扩大。

2.在给药途径方面，战国时期除用药外敷和内服外，就存在有药浴、熏、熨等法；东汉时期，张仲景采用给药途径多达几十种，如洗身法、药摩法、含咽法、烟熏法、灌肠法等等。这些给药方法在后世都得到了保留并有进一步的发展。

---

① 即根据病情选择剂型。

青囊

菊天下

古代的药政管理

自古以来，我国就对药物进行严格管理，设置有专门的机构和药政管理律令。

⊙ 机构设置

从《周礼·天官》记载"医师掌医之政命，聚毒药共医事"来看，当时对药物的置办和供给已有专人负责；《汉书·郊祀记》记载，汉成帝建始二年设置"本草侍诏"一职，表明西汉已开始重视本草研究。两晋南北朝的医事制度均承汉制，设太医令丞；在两晋时期医、药管理还没有明确分工，南朝梁和北魏时的医、药已分开管理。如，梁时在门下省置太医令，并设有藏药臣以理药政。北魏时在门下省设尚药局，北齐又在尚药局设典御、侍御、尚药监等。隋初设置门下省统尚药局，主管药政；设太常寺统太医署，主管医政；隋炀帝时分门下省为殿内省，统尚书局，设奉御、直长、司药佐员等；太医署另设药藏局监、药藏局丞等。唐代沿袭隋制，以殿中省统尚药局，设奉御、直长、主药、药童等。

宋代掌管宫廷药事机构主要是尚药局和御药院。北宋时期药局的设立标志着我国医、药机构正式分立门户，其药局是国家经营的面向社会的经济实体，同时兼有政府药政管理部门职能，由"熟药署"演变而来。药局内部有分工，和剂局主要承担制药，供惠民局出售；和剂局下设"杂买务药材所"设有"辨验药材"一职，是我国早期的药检机构。

元代《御药院方》记载御药院的职能"掌按验秘方，以时剂和药品，以进御和供奉禁中之用"，此乃首次见载"药品"一词。明清以后其建制承袭宋元制度，仍属负责宫廷用药管理的机构。

⊙ 管理制度

自唐代开始有了较为成熟的药政管理方面的律令，《唐律》规定"合和御药，误不如本方及封题者，绞。料理拣择不精者，徒一年。未进御者各减一等。监当官司，各减医一等。""诸医为人合药及题疏、针刺，误不如本方杀人者，徒二年半"，"诸以毒药毒人及卖者"，均处以绞刑。这些律令强调制药、售药应当与处方一致，对毒药管理也很严格。宋代基本沿袭唐代的管理方法和律令，由户部负责派人检查药局，保证药物质量。元代医药政令禁售毒药、猛烈药和堕胎药品，如乌头、巴豆、砒霜、大戟、天雄、茛菪等；如致人于死，买卖双方都处死刑。并禁聚众售药，违者处以重罪。《大明律》亦将"合和御药误不依本方"列为"十恶"范围。

"本草"与"中药"

⊙ "本草"的含义

"本草"一词，沿用已有两千多年之久。根据现存文献考证，西汉晚期以来出现"本草"一词，初见于《汉书》，共出现三次。《汉书·郊祀志》"汉成帝建始二年公元前年，候神方士使者副佐，本草待诏，七十余人，皆归家"；《汉书·平帝纪》"汉平帝五年公元年征天下通知逸经、古记、天文、历算、钟律、小学、史篇、方术、本草及五经、论语、孝经、尔雅教授者"；《汉书·游侠传》称楼护"少随父为医长安，出入贵戚家。护诵医经、本草、方术"。

"本草"的含义，一是指中国传统医药学中的药物。"本"在《说文解字》中训为"木下曰本。从木，一在其下"，"草"本字作"艸"，训为"百艸也"。

可见"本"的原始意义是根，"草"则是草本植物的泛称。韩保昇[①]认为"按药有玉石草木虫兽，而直云本草者，为诸药中草类最多也"。因此，我国习惯以"本草"代指中药。《墨子·贵义》有"譬若药然草之本"，算是最早以本草言药者。

二是指中国传统药物学及药物学专著。《汉书·艺文志》"经方序"："本草石之寒温。"陶弘景在《本草经集注》的序中论述，认为扁鹊、淳于意、仲景、胡洽[②]等历代名医用药"皆修药性"，为"本草家意"，并引用颜光禄之言，指出"诠三品药性，以本草为主"。由此可知"本草"还指研究药理药性的专门学问，并与经方有着一定的渊源关系。

⊙ "中药"名称的来源

在我国古代典籍中，传统药物多以"药""毒"或"毒药"称谓表述。"中药"一词，最早记载于《神农本草经》，将药物按有毒无毒分为上、中、下三品。其中，"中药一百二十种为臣，主养性以应人，无毒、有毒，斟酌其宜。欲遏病补虚羸者，本中经"。此处"中药"是一种药物分类术语，是相对"上药"和"下药"而言的，专指无毒或有毒，既能补虚又能祛邪的中品药物。

"中药"一词的广泛应用，与外来药物（尤其是西方药学）的输入直接相关。早期传入的外来药物对我国传统药学的影响并不大，而且很快被收入历代本草之中，并赋予了中医药理论体系的特有内涵，丰富和发展了我国传统药学。如《新修本草》[③]是唐代的官修本草，至少收载有 27 种药材不是中国出产；《海药本草》[④]收录药物所注的产地大都是外国地名。

---

① 五代后蜀人，主编《蜀本草》。
② 南北朝时宋医家。一作胡道洽。广陵（今江苏江都）人。爱好音乐，精于医理，毕生以拯救为事，以医术知名。撰《胡洽百病方》二卷，已佚。
③ 被称为我国最早的药典。
④ 我国第一部记载外来药物的专著，系唐五代时波斯裔四川人李珣所著。

随着 17-18 世纪我国西学东渐速度的加快，西方医药输入日益增多。由于中西药之间有明显的差异，为便于区分，人们逐渐把中国传统药物称为"中药"。如，在清代末期"医士"考试试卷中出现过"中药"称谓（1909年4月在上海举行的"南洋大臣特考"，其中试题问"中药辨气味，西药辨质，质与气味分别何如？"）；近代名医张锡纯[①]的《医学衷中参西录》中明确提出了"中药"与"西药"的概念及其二者差异。云："盖西医用药在局部，是重在病之标也；中医用药求原因，是重在病之本也。究之标本原宜兼顾，若遇难治之证，以西药治其标，以中药治其本，则奏效必捷，而临证亦确有把握矣。"由此可见，20 世纪初，"中药"一词正式开始启用，成为我国传统药物的称谓。然而，"中药"一词广泛使用较晚。在 1950 年之前，中医院校的教科书中和出版的药学书籍中罕有"中药"一词作为书名、学科名或机构名称。1950 年以后，"中药"一词大量出现在行政机构、学校、书籍、团体和会议的名称上，标志着"中药"正式被主流社会所认同，一直沿用至今。"中药"一词在不同的历史时期存在不同的内涵，随着中医药理论实践的发展，其内涵不断得以丰富，形式不断得到拓展。汉代《神农本草经》记载"中药"主要用作药物的分类标准；20 世纪初，"中药"是针对我国传统药物的一种称谓；目前，根据《中医药法》，"中药"是指包括汉族和少数民族药在内的我国各民族药的统称。

（于江泳 国家食品药品监督管理总局）

① 张锡纯（1860-1933 年），中西医汇通学派的代表人物之一，近现代中国中医学界的医学泰斗，被尊称为"医学实验派大师"。

青囊

菊天下

《金瓶梅》中的饮食养生

——西门家的私房菜

◎ 黄 强

中国古典名著，说历史传奇、英雄故事的多，如《三国演义》《水浒传》等，反映现实生活题材的并不多。叙述社会生活，说美食的就更少。但是明代有一本杰作，说社会现实问题，描述饮食美味，由于该书名声太大，恶名在外，很长时间内，文学史都不敢说。其实这是一本反映社会生活的了不起的巨著，它就是《金瓶梅》。

《金瓶梅》着重于市井生活，描写普通市民的日常生活，刻画细致，柴米油盐酱醋茶都有所描写，其中不乏对饮食、美味的描述。

饮食可以养生的观点与实践，根植于中华大地已有数千年的历史，以饮食调节人体脏腑功能、滋养身体、预防疾病的养生保健方法，是中华饮食文化的显著特点之一。奇书《金瓶梅》继承与保留了中华饮食养生传统，作者更以浓重的笔墨，细致地刻画饮食活动，再现了明中期饮食文化与饮食养生的盛况，这在中国古典名著中可以说是独树一帜的。《金瓶梅》除其不朽的艺术价值及在文学史上的重要地位，同时也是中华饮食文化中的瑰宝。

《金瓶梅》对饮食养生的具体方法，不是进行系统论述，而是根据小说的特点，以饮食之事贯穿故事始终，通过气候的变化、情节的发展、人物的行为及身体状况，及时调整饮食结构，从而以具体、形象的菜肴，传递作者对饮食养生的认识。

《金瓶梅》中的美味佳肴

一部《金瓶梅》是明代社会的百科全书，反映了市井生活，更接地气，更贴近市民生活。其反映出文化的多样、生活的丰富，自不必赘言。

中国古语"饮食男女，人之大欲"，"民以食为天"，强调了饮食在社会生活中的重要作用。衣食住行，四大要素，吃在其中。开门七件事，柴米油盐酱醋茶，更是强化吃喝对生活的引导。《金瓶梅》作为一部伟大的反映社会生活的小说，自然少不了对饮食的描写和对美味佳肴的叙述。

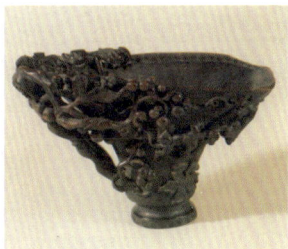

图14：明代蟠螭葡萄纹犀牛杯

据统计，《金瓶梅》涉及饮食行当20余种，涉及食品200多种（包括主食、菜肴、点心、干鲜果品等），出现酒字2000多个，茶字700多个，说了29种酒、19种茶，有金华酒、浙酒、南酒、清河酒等，有六安茶、芽茶、细茶、泡茶、香茶、果茶、姜茶，描写饮酒、喝茶场面各有200多次。全书100回，饮食之事，贯穿始终，几乎每一回都要说到饮食、说到喝茶，这种情况，在古典文学名著中是比较罕见的。或者说《金瓶梅》作者对于饮食描写，以饮食来刻画人物，铺成故事是非常用心的。

概括起来：

第一，联姻、祝寿、分娩、祭扫、谋事、接风、送别、节令、玩赏，大事小事都离不开饮食。

第二，西门家以家常饮食为主导，珍贵高档饮食为陪衬，丰富的菜肴点心杂食为重点。

第三，《金瓶梅》饮食以北方菜肴为主，兼有南方菜品。体现在制作方式与菜肴品种上。北方饮食的蒸、煮、烙、烤、煎、炸，品种齐全。辽东大虾、宋惠莲猪头是北方菜系的。

南方菜的特点也有所体现，鲞鱼、酸笋、

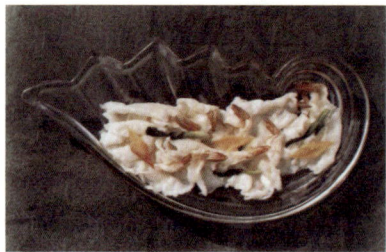

图15：《金瓶梅》宴之捶熘凤尾虾

鱼鲊、糟鱼、醉鱼、鲥鱼等则是南方食品，糟鹅胗掌、水晶鹅、炒银鱼、木樨银鱼鲊等，都是南方名肴。玫瑰花饼系姑苏名点，大饭烧麦（糯米烧麦）是淮扬名点。

有读者会问：为什么《金瓶梅》中会出现南北菜系融汇的情况？这与《金瓶梅》故事的发生地有关。临清在明代是南北大运河上重要的交通要道，经济发达，商业繁荣，在临清汇集了南北商人、客人，南北口味菜系同时出现，是社会需求的结果。作者是位经历丰富，走过南，闯过北的人物，他见多识广，熟悉南北菜系，融入了小说之中。

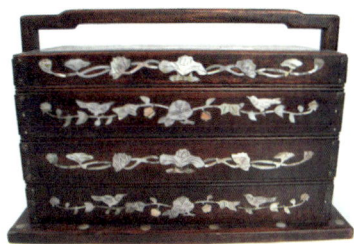

图16：明代红木提食盒

《金瓶梅》中菜肴见功夫

《金瓶梅》中有两个厨娘孙雪娥与宋惠莲，曾经得到西门庆的欢喜，她们在厨艺方面都有擅长。

说到烧猪头，哪个厨子都能做，但做好却不容易。书中宋惠莲的烧猪头就做得很有水平，只用一根长柴禾烧煮，不到一个时辰，就把猪头烧个皮脱肉化。这是一种独特的烹饪技艺，放在如今够上一级厨师水准，可以成为大饭店的掌勺师傅。

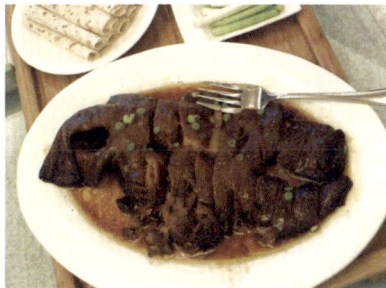

图17：《金瓶梅》宴之宋惠莲扒猪头（黄强摄）

《金瓶梅》中的菜肴烹饪比较特别。如有一道菜品"羊角葱尜炒核桃肉"：羊角葱是葱的一个品种，本道菜的功夫在核桃肉上，这里核桃肉不是指干果的核桃炒肉，而是选用的肉品，制作、造型上类似核桃。选择猪后腿上一块脆嫩的精瘦肉，类似核桃肉；厨师运用刀工，把精瘦的猪肉制成核桃形状。简单地说就是葱炒猪瘦肉。

螃蟹酿肉：酿是将一种或几种烹调原料，填入另一种烹调原料中，经过烹制，成为菜肴。常时节老婆常二嫂擅长螃蟹壳里酿蟹肉，运用剔、剥、酿、裹、炸、造等手法，原壳装原味，巧妙别致。

酥油泡螺：这是一种用酥油（奶酪）制作的甜品，外观形似螺蛳。颜色分纯白、粉红两种，入口而化，属于果子类，不能误解为螺蛳菜肴。

鸡尖汤，酸味的清汤。选用鸡的里脊肉（俗称鸡牙子），制作的汤。不是用鸡脯子、鸡翅膀烧汤。选料精细，烹饪讲究。

因时制宜，根据四季配食

中医养生理论认为，气候变化影响人体功能。春季万物萌发，适应生发之机，食品中可酌用辛散之类以助阳气升发疏泄，但是性不可过于温热，避免阳升动火，味不可厚腻，防止滞碍脾胃阳气。夏季气候炎热，天之阳气大盛，人体阳气充盛外泄，精神振奋，阴精过耗，精力渐感不足，饮食适宜以清淡为主，但可稍冷略咸以助阴气。秋季金风送爽，阳气渐收，初秋乍脱暑湿困顿，精神爽快，而且经一夏之消耗，常有喜睡易困之象，又因脾胃运化渐弱，食欲渐差，饮食宜健脾开胃。冬季气候严寒，阳气潜藏，食宜暖，味宜厚，性宜温，以求补养[①]。

---

① 中国大百科全书出版社编辑部.中国大白科全书·中国传统医学[M].北京：中国大百科全书出版社，1992.

《金瓶梅》中的四季饮食菜单，基本遵循了上述原则。

春夏之季，有时吃凉面。第52回："画童儿用方盒拿上四个靠山小碟儿，盛着四样小菜儿：一碟十香瓜茄，一碟五方豆豉，一碟酱油浸的鲜花椒，一碟糖蒜；三碗儿蒜汁，一大碗猪肉卤，一张银汤匙，三双牙箸。摆放停当，西门庆走来坐下，然后拿上三碗面来，各人自取浇卤，倾上蒜醋。那应伯爵、谢希大拿起箸来，只三扒两咽，就是一碗。两人登时狠了七碗，西门庆两碗还吃不了。"酱汁面是流行于北方的一种面食，面条先经煮熟，盛入碗内，都不带汤水，再浇上不同的酱、汁等配料，类似今日的盖浇面。其特点是可根据不同的口味配制，适应性广。

夏日避暑纳凉，多吃瓜果。"冰盆内沉李浮瓜"，"潘金莲不住在席上只呷冰，或吃生果子"。"秋菊掇着果盒，盒子上一碗冰湃的果子……一隔鲜莲子儿，一隔新核桃穰儿，一隔鲜菱角，一隔鲜荸荠，一小银素儿葡萄酒"（第27回）。果品类大多味甘或酸，性偏寒凉或平，具有清热解暑，生津化痰，通利二便等多种功效，常食有益健康。

秋日则赏菊花、吃螃蟹。"摆放二十盒，都是七尺高各样有名的菊花，也有大红袍、状元红、紫袍金带、白粉西、黄粉西、满天星、醉杨妃、玉牡丹、鹅毛菊、鸳鸯花之类。西门庆出来，二人向前作揖。常时节即唤跟来人把盒儿掇起来，西门庆一见便问：'又是什么？'伯爵道：'常二哥蒙你厚情，成了房子，无什么酬答，教他娘子制造了这螃蟹鲜，并两只炉烧鸭子，邀我同来和哥坐坐'。……西门庆令左右打开盒儿观看，四十个大螃蟹，都是剔剥净了的，里边酿着肉，外用椒料、姜蒜米儿，团粉裹就，香油炸、酱油醋造过，香喷喷酥脆好食；又是两大只院中炉烧熟鸭。"（第61回）

冬季则吃羊肉。元宵节时，"桌上掉了两碟下饭，一盘烧羊肉。"（第46回）"不住的拿上二十碗下饭菜儿，蒜烧荔枝肉，葱白椒料桂皮煮的烂羊肉，烧鱼、烧鸭、酥鸭、熟肚之类。"（第54回）下雪时分，"一碗黄熬山药鸡，一碗臊子韭，一碗山药肉圆子，一碗顿烂羊头，一碗烧猪肉，一碗肚肺羹，一碗血脏汤，一碗牛肚儿，一碗爆炒猪腰子；又是两大盘玫瑰鹅油烫面蒸饼儿。"

羊肉，温中、补气、滋营、御风寒、生肌健力，冬日吃羊肉是合乎气候变化及身体需要的。

山药，性甘、平，煮食补脾肾、调二便、强筋骨、丰肌体、清虚热。

韭菜，性微酸、温、涩，暖胃补肾，下气调营，治腹中冷痛，肾阳不足之遗精、阳痿、腰痛及诸多病症。从中我们不难看出冬日多食羊肉等食物，对增加体内热量，御寒抗病是有显著作用的。

为了养生，腊月里西门庆家也吃粥，还有春不老乳饼。第22回，"两个小厮放桌儿，拿粥来吃。就是四个咸食，十样小菜儿，四碗炖烂：一碗蹄子，一碗鸽子雏儿，一碗春不老蒸乳饼，一碗馄饨鸡儿，银厢瓯儿里粳米投着各样榛松栗子果仁梅桂白糖粥儿。"粳米熬成的粥，加入了榛仁、松子、板栗、果仁、梅花、桂花等作料，相当于如今的八宝粥了。腊月初八喝粥，俗称腊八粥，榛仁、松子、板栗都属于坚果类食物，可补中益气。

因人而异，根据体质调食

我国古代养生家、医学家从长期的实践中认识到，人们只要能根据自身的需要，选择适宜的食物进行调养，就能保证身体的健康及益寿延年。中国医学历来强调饮食调养，重视饮食的养生保健作用，唐代《千金要方》就曾指出："安生之本，必资于食，不知食宜者，不足以存生也。"《金瓶梅》贯彻了这种思想，在李瓶儿等人物生病之时，他们的饮食菜单就根据身体的状况而有所变化。

官哥被潘金莲调养的"雪狮子"猫惊吓，"倒咽了一口气，就不言语了，手脚俱被风搐起来"，月娘众人"熬姜汤灌他"（第59回）。

姜，《本草纲目》记载："气味辛微温，无毒，主治：久服去臭气，通神明，归五脏，除风邪寒热寒，头痛鼻塞嗽逆上气，止呕吐，去疾，下气。"民间常用姜汁、姜汤治感冒等病症，有一定疗效。

李瓶儿因官儿之死气急，"把旧时病症又发起来，照旧下边经水淋漓不止，渐渐容颜顿减，肌肤消瘦"（第60回）。于是"观音庵王姑子，挎着一盒粳米，二十块大乳饼，一小盒儿十香瓜茄开看"。让李瓶儿熬粥吃，补养身体。然而，李瓶儿"喂了半日，只呷了两三口粥儿，吃了一些乳饼儿"（第62回）。

乳饼，又称干酪，通常以牛、羊等的乳汁制作。其性微寒，滋润五脏，益经脉，有治体虚之疗效。

李瓶儿死后，西门庆常常想到她，某次西门庆梦见李瓶儿，并与她云雨，已有梦遗之症，在此后的若干回目中，西门庆饮食已有调整，表现为食粥增多，"来安儿拿上饭来，无非是炮烹美口肴馔。西门庆吃粥，伯爵用饭"（第72回）。西门庆注意到饮食的调养，以粥进补。今日广东人就很讲究食粥。

再如第75回，西门庆"没在外吃酒，回来得早"，吩咐"下饭不要别的，好细巧果碟拿几碟儿来，我不吃金华酒。……拣了一碟鸭子肉，一碟鸽子雏儿，一碟银鱼鲊，一碟掐的银苗豆芽菜，一碟黄芽韭和的海蜇，一碟烧脏肉酿肠子，一碟黄炒的银鱼，一碟春不老炒冬笋"。

春不老即雪里蕻、雪菜，含有丰富的胡萝卜素、维生素等营养成分，冬笋富含蛋白质、糖分及多种氨基酸。两者配炒食之，能治消渴，利水道，益气力，止咳嗽[1]。此外，鸽子雏、银丝鲊均为补养佳品。

在《金瓶梅》中以食疗疾，还有一处是用人乳的。"玉箫早晨来如意儿房中，挤了半瓯子奶，径到厢房，与西门庆吃药"（第79回）。人乳虽然不

---

[1] 邵万宽、章国超. 金瓶梅饮食大观[M]. 南京：江苏人民出版社，1992.

可归为食单上的食品，但是人乳可以治病却是有科学道理的。乳汁由气血化生而成，能补五脏、润肌肤、益气血、生津液、止消渴，《本草纲目》亦云：人乳可治"虚损劳、虚损风语、中风不语"等病。西门庆用人乳还说明他生活的奢侈与腐朽，这里按下且不说。

食补兼顾，以养生祛病

饮食不仅可以果腹，也可以疗疾去病，"食补同源"即强调了这层含义。食补兼顾的原则，就是借助饮食的食性以减其偏盛而助体内阴阳之平衡，调节人体内部功能。

《金瓶梅》的作者注意到了食品滋补保健的作用，许多地方都设置了用食物、菜肴滋养身体，祛病疗疾的情节。第78回如意儿挤人奶给西门庆做延寿丹，平常的滋补之物有酥油白糖熬的牛奶子（第67回）、鸡子腰子补肾之物（第53回）、李瓶儿大病时的乳饼（第61回）、招待客人用炖蹄膀（第22回、第24回、第34回、第41回）。猪蹄膀是民间常用的肉食类菜肴，或煮、或烧、或煨，其味都极佳。烹调方法有两种：白煮，可以盐水、冷冻、白汁、汤羹。还有一种红烧，小块烧制，大块炖烂。也是一道滋补健身、强壮体魄的菜肴。

◉ 一种是以养为主，滋养身体

西门庆沉迷于酒色，穿梭于歌馆行院，放浪形骸，身体消耗很大。作为正室夫人的吴月娘挂念着他的身体，一方面为了家族的荣辱，豪门巨族不可一日无主；另一方面也为了能让西门庆保持足够的体力和精力，使她受孕，为西门家族传宗接代，也稳固她的正室地位。

第53回，"西门庆来家，吴月娘打点床帐，等候进房……次日，西门庆起身梳洗，月娘备羊羔美酒、鸡子腰子补肾之物与他吃了，打发进衙门去"。

书中有交代，因昨日西门庆被刘太监灌得烂醉，"在马上就要呕吐，耐得回家，睡到今日还有些不醒"，月娘担心西门庆酒后伤身，肾功能减退，故而备下补肾之物给西门庆进补。猪腰作食疗之用，由来已久，民间广为使用。元代名医忽思慧《食疗方》就记载猪肾主治肾虚劳损、腰膝无力疼痛等症。《本草纲目》则云："补肾虚劳损诸病，有肾沥汤，方甚多，皆用猪、羊肾煮汤煎药，俱是引导之义。"鸡子具有补虚益气、健胃强胃，补血通脉的功效。猪腰子与鸡子兼用，可充分发挥其补肾虚作用。因其简便易行，使用广泛，民间称之为"济世良方"。

第98回，韩道国夫妇因受蔡太师参劾案牵携女儿爱姐，从京师逃脱，不想在临清码头酒楼遇上陈经济，韩爱姐勾搭上陈经济，两人交杯换盏，倚翠偎红，盘桓一夜。"免不得第二日起来得迟，约饭时才起来，王六儿安排些鸡子肉圆子，做了个头脑，与他扶头。"所谓头脑，乃是滋阴壮阳的食疗方。王六儿为陈经济做头脑汤药膳，是希望他身体安康，他们一家子有所依托。想当年，王六儿以肉体为砝码，依靠西门庆，获得钱财房产，如今姿色衰减，只有仰仗女儿来接班，继承了丈人荒淫贪色秉性的陈经济，正是他们撒下香饵钓得的"金龟"。

◉ 第二种食疗为主，疗疾祛病

食疗是选用具有不同作用的食物，或以食物为主，并适当配伍其他药物，经烹调加工制成各种饮食，以治疗疾病的医疗方法，体现出"寓医于食"的中医理论思想，许多食物本身就是中药，食物与中药并没有严格的区别。食疗与药物治疗的不同之处，在于后者效果虽快，但药物性偏，苦口难咽，久服碍胃，故而病人很难坚持长期服用；而前者则配制得法，烹调有方，患者乐于接受，可以长期服用，而且食药同用，食借药威，药助食性，相得益彰。

食疗膳食一般不应采取炸、烤、爆等方法，以免破坏其有效成分或改变其性质而失去治疗作用，所以，食疗膳食应采取蒸、炖、煮或煲汤等方法制作。

西门庆服用胡僧药纵欲过度，以致脱阳，昔日相好郑爱月"送了一盒鸽子雏儿，一盒果饼顶皮酥。……炖烂了鸽子雏儿，小玉拿粥上来，十香甜酱瓜茄，粳粟米粥儿。这郑爱月儿跳上炕去，用盏儿托着，跪在西门庆身边，一口口喂他"（第79回）。

炖鸽子雏，具有"滋肾益气，祛风解毒"之功效，对病后养生有一定作用。但是，西门庆酒色过度，肾水枯竭，病入膏肓，虚不受补，人乳也好，雏鸽也罢，不过杯水车薪，又如何拯救得了他的生命？

这段描写还说到喂食小米粥，李瓶儿病重时，也食小米粥。春梅生病，不思饮食，厨房就熬了一碗粳米浓浓的粥儿。

食用米粥，在周代就有记录。把食粥作为养老的手段，很多名医都很重视和提倡食粥强壮身体。宋代张耒《粥记》云："每晨起，食粥一大碗，空腹胃虚，谷气便作，所补不细。又极柔腻，与肠胃相得，最为饮食之良。"陆游《食粥》诗："世人个个学长年，不知长年在目前。我得宛丘平易法，只将食粥致神仙。"粥为半流体品种，容易消化，病人食粥，有益身体复原。

西门庆死了，擎天大柱塌了，树倒猢狲散，西门家族也随之衰落。尽管饮食与药物均未能使西门庆长寿，这并非饮食无方，也非药物无效，实乃西门庆逆天行事，自我作践，损耗身体，以致回天无术。

撇开西门庆之死不说，《金瓶梅》提供的饮食菜单是有科学依据的，与中医饮食养生、食疗的观点是一致的。从中我们不难看出作者对饮食养生有着极为深刻的认识，并善于合理配伍。饮食可益人也可害人，食物之性味与人体所需求相结合则益人，反之则害人。西门庆即得益于饮食的滋补，使他

彼闻义不徙，如陆懋修辈猖猖之吠所能损益其间乎！"①

新中国成立后，医史学家宋向元先生于1951年发表《王清任先生事迹琐探》一文，开篇就说："清代医家王清任先生在中国医学革命的具体实践上曾起过带头作用的。一百五十多年前，我国尚停留在封建社会的阶段，他竟自以医家的立场，去'访验脏腑'，并著《医林改错》二卷，反对古书记述脏腑的传统错误。这样革命的勇气和实验的精神，在我国的医史里面是没有前例的，这照理无疑地会给他同时和以后的医疗界一个巨大的影响。但实际上信奉他的人极少，相反地却遭到很多人来恶意攻击他；而中国原有医学的变动，必待十九世纪西方医学传入以后。这在我们后世的历史家觉得非常遗恨的！"②

1961年廖家兴撰文指出："清代王清任（勋臣）先生是祖国医学史上有数的革命人物。他在医学上的成就，始终为后人所敬仰。他追求真理、实事求是的治学态度，尤值得我们学习……他的全部学说，建筑在实践的基础上，不空洞，不浮夸。它给后人拓宽思路，展示途径，在医学领域中开辟了一个广阔的新天地……王氏在祖国医学的发展过程中是医学革命的先锋，他的功绩是不可磨灭的。"③

化名"也乎"者与廖家兴商榷说："从廖同志的文章来看，似乎对王氏功过问题上认识还不够全面：单从颂扬的一面，而未能从王氏不足之处加以认识和批判。因此，令人感觉到王氏只有功而无过了……这是十分错误的态度，更不是实事求是的态度，而廖文所力加赞许之处，正是王氏的错误处……讥笑《内经》为千古笑谈的他，竟然成为真正千古笑谈的人物，这是与他的主观论断，未经踏实研究的治学态度分不开的……总之，王氏有其成就的方

---

① 范行准.明季西洋传入之医学 [M].上海：上海世纪出版集团，2012.
② 宋向元.王清任先生事迹琐探 [J].医史杂志，1951，3（2）：6.
③ 廖家兴.学习王清任先生实事求是的治学态度和大胆创造的革命精神——《医林改错》读后 [J].
　　福建中医药，1961，6（1）：39.

青囊
菊天下

研究了古代有关脏腑的记述后，发现"古人脏腑论及所绘之图，立言处处自相矛盾"，且说法不一，差别很大。于是感慨地说："著书不明脏腑，岂不是痴人说梦？治病不明脏腑，何异于盲子夜行！"甚至不无偏激地认为在他之前，"著书良医，无一全人"，这是因为"前人创著医书，脏腑错误；后人遵行立论，病本先失；病本既失，纵有绣虎雕龙之笔、裁云补月之能，病情与脏腑绝不相符，此医道无全人之由来也"。

王清任尖锐地诘问道：既然"脾属土，土主静而不宜动，脾动则不安"，为什么又有"脾闻声则动，动则磨胃化食，脾不动则食不化"之说？既然"心为君主之官，神明出焉"，人的意、志、思、虑、智"五者皆藏于心"，为什么又说"脾藏意智，肾主伎巧，肝主谋虑，胆主决断"？至于"肺中有二十四孔""尿从粪中渗出"等，则显然是不正确的。而古人对于三焦的解释，更是五花八门，令人难以适从了。于是，王清任萌生了弄清真相，"更正"古人错误的念头。但是，当时"无脏腑可见"，"虽竭思区画，无如之何。十年之久，念不少忘"。

在《医林改错》刊行的 1830 年，西方近代医学有关人体解剖生理学的内容已经传播至我国，那么，王清任有关脏腑的论述是否间接地受了西方医学的影响呢？我们可以十分肯定地说，王清任并没有看到西方医学有关人体解剖的书籍。这一点，不仅王清任自己说得很明白："此理令人费解，又无书可考。"[1]而且也为权威的《清史稿》中的有关记述所证实："清代医学，多重考古。当道光中，始译泰西医书。王清任著《医林改错》，以中国无解剖之学，宋、元后相传脏腑诸图，疑不尽合，于刑人时，考验有得，参证兽畜，未见西书，而其说与合。"[2]

---

[1]《医林改错·口眼歪斜辨》
[2]《清史稿·卷五百二·列传二百八十九》

归于肺，是谓上焦如雾也。"[1]高士宗亦曰："饮入于胃，与食不同，游溢胃腑之精气，而上输于脾。脾气散胃腑之精，而上归于肺。"[2]可见，该段经文是说：饮入胃之后，其精微之气从胃"浮游""涌溢"而出，然后上输于脾，继之上归于肺。"游溢精气"即"精气游溢"也。对此，廖育群先生曾十分精辟地说道："应该注意到，被'饮'之物并非只是 H_2O，还有酒、药、液体食物等各种，其中如含有醇、挥发油、芳香烃等物质，可由胃壁直接吸收，迅速发生反应，这才是'游溢精气'的本意。"[3]

综上所述，《内经》时代人们的确认为水谷精微的吸收是在胃部进行的，并且直到晚清时代的王清任也仍持这种认识。不仅如此，传统中医学还认为，上焦也参与了水谷精微的输布。如《灵枢·平人绝谷》在描述了胃的大小、长短、容量之后，紧接着又说："上焦泄气，出其精微，慓悍滑疾。"《灵枢·决气》说："上焦开发，宣五谷味，熏肤充身泽毛，若雾露之溉，是谓气。"《灵枢·痈疽》也说："上焦出气，以温分肉而养骨节，通腠理。"所有这些，都以无可辩驳的证据表明上焦是水谷精微运输、布散的一个重要渠道和途径。那么，王清任是否也这样认为呢？

虽然王清任所说的"津门""津管"是指现代解剖学的哪一个器官实体，我们现在尚不敢完全肯定，但让人颇感兴奋的是，王清任明确指出"津门上有一管，名曰津管，是由胃出精汁水液之道路""精汁由胃出津门，生精生血"，而他所指称的"津门""津管"与《内经》所说的"上焦如雾"有何关系呢？

可以很容易地看出，王清任所认为的"由胃出精汁水液之道路"的"津管"位于现代解剖学所说的小网膜之内。廖育群先生认为：在小网膜左部形

---

① 张介宾.类经[M].北京：人民卫生出版社，1965.
② 高士宗.黄帝素问直解[M].北京：科学技术文献出版社，1998.
③ 廖育群.岐黄医道[M].沈阳：辽宁教育出版社，1991.

谓有名无状之三焦者，盖由此也。至陈无择以脐下脂膜为三焦，袁淳甫以人身著内一层，形色最赤者为三焦，虞天民指空腔子为三焦，金一龙有前三焦、后三焦之论。论三焦者，不可以指屈，有形无形，诸公尚无定准，何得云手无名指之经，是手少阳三焦之经也？其中有自相矛盾者，有后人议驳而未当者。"[1] 所以，王清任"不论三焦"，因为"无其事也"。

但在王清任所绘制的"亲见改正脏腑图"中却有"出水道""气府""津管"，分别指的是现代解剖学的大网膜、肠系膜和小网膜，并认为认尿液的形成（"出水道"）、饮食水谷的腐熟（"气府"）、水谷精微的输布（"津管"）分别是由它们承担、完成的。而自《内经》以来，传统中医学就一直认为上焦的功能之一是输布水谷精微、中焦主腐熟水谷（《难经·三十一难》）、尿液是"循下焦而渗入膀胱"（《灵枢·营卫生会》）的。笔者在《三焦真原》一文中指出，中医三焦的解剖实体是小网膜（上焦）、大网膜（中焦）、肠系膜（下焦），也就是王清任所说的"津管""气府""出水道"[2]。也就是说，根本不承认三焦一腑存在的王清任，也认为饮食水谷的腐熟、水谷精微的吸收、尿液的形成是由大网膜、小网膜、肠系膜承担完成的。

通过上面的比较和分析，我们完全可以有把握地说：在水液代谢、水谷消化、精微吸收方面，王清任并未超过《内经》时代的认识水平，几乎没有什么高明或过人之处。

◉ 血液循环

（1）动脉为"气管"

《医林改错·会厌左气门右气门卫总管荣总管气府血府记》说："肺管之

---

① 《医林改错·脏腑记叙》
② 张效霞. 三焦真原 [J]. 山东中医药大学学报，2005，29（5）：342.

66

的认识，是由于人死亡之后，心肌还能保持一定时间的兴奋性，可以将心脏中残留的血液挤压到静脉内，而静脉内的血液很快就会凝固，无法回流到心脏，致使造成"心无血"而"胸腔有瘀血"的假象。

记载《欧希范五脏图》来历的《史记标注》说："心有大者、小者、方者、长者、斜者、直者，有窍者、无窍者，了无相类。惟希范之心，则红而锤，如所绘焉。"[1]说心脏有"有窍者、无窍者"可能是受"慧人心多窍，愚人心无窍"的旧观念所束缚，也可能是在解剖某些心脏时，只切开心壁肌肉而未深入到心腔，以致误为该心"无窍"。

在《内经》中，没有明确指出心脏内是否有血，而是有"心主血脉"[2]"心者……其充在血脉"[3]"心之合脉也"[4]"心藏血脉之气"[5]"心主脉"[6]"心合脉"[7]等笼统性的文字。但中医学界很早就在《中医基础理论》教材中指出："在血液循环方面，提出'心主身之血脉'（《素问·痿论》）的观点，认识到血液在脉管内是'流行不止，环周不休'（《素问·举痛论》）的。对动静脉也有一定的认识。以上这些认识比英国哈维在公元1628年（明崇祯元年）发现血液循环早一千多年。"[8]

对此，笔者在《"心主血脉"是解剖学发现吗》一文中明确指出："心主血脉"是五行归类的结果，中国古代科技发展水平决定了中医不可能从解剖学上认识到心脏具有主持血液循环的功能，将"心主血脉"解释为是在解剖方法启导下而得出的关于脏腑功能认识的观点及将其与"血液循环"相等同

---

[1] 丹波元胤.中国医籍考[M].北京：人民卫生出版社，1956.
[2]《素问·痿论》
[3]《素问·六节脏象论》
[4]《素问·五脏生成》
[5]《素问·平人气象论》
[6]《素问·宣明五气》
[7]《灵枢·五色》
[8] 印会河主编.中医基础理论[M].上海：上海科学技术出版社，1984.

有强壮的体力追逐女性，并占为己有，就像一头发情的公牛①；饮食的一味进补，也使西门庆在营养过剩的虚华外表下，逐渐损耗了机体，淘虚了身体，丢了性命。

《金瓶梅》的饮食养生描写体现出作者的烹饪技艺、美学情趣和医学造诣，以及作者的警示，我们从中自会得到一些教训与启迪，欣欣子《金瓶梅词话·序》云："合天时者，远则子孙悠久，近则安享终身，逆天时者，身名罹丧，祸不旋踵。"

（黄强　南京市金陵老年大学）

① 黄强：《从服饰看金瓶梅反映的时代背景》，《江苏教育学院学报》1993 年第 2 期，转刊于《复印报刊资料：中国古代近代文学研究》1993 年第 11 期。

王清任解剖学水平的历史省察

◉ 张效霞

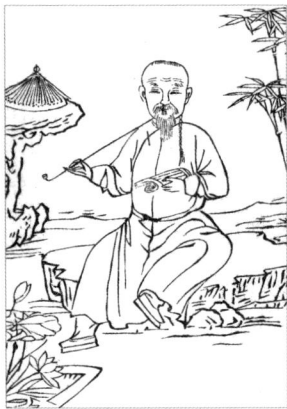

图18：清代医学家王清任

晚清著名的医学家王清任历经四十二年、呕心沥血撰著而成的《医林改错》，于道光十年（1830）由京都隆福寺三槐堂刊刻行世，当即"名噪京师，不胫而走"[①]。但与此同时，对其质疑、批评、甚至谩骂的声音，也随之而起。至今为止，王清任仍然是一个饱受争议、毁誉参半的历史人物。其中，对王清任进行抨击与诋毁的集中点在于他的有关脏腑解剖和某些生理功能的认识方面。但在既往的研究中，真正从学术上辩证王清任的解剖学技术与知识

———————————

① 摘自：光绪十年《新修玉田县志》

究竟处于什么水平者，尚不多见。今略陈管见，不当之处，敬祈斧正。

一、泾渭分明的评价

《医林改错》出版后不久，即对当时的医学界产生了不小的冲击，但同时也成为一部破有争议的书籍。

最早对《医林改错》进行评论者，见于刘必荣为道光二十八年（1848）刻本所作的"绪言"："古人之图传其误，勋臣之图传其信。天下物理之是非，闻虚而见实，寡见独虚，多见为实。古人窃诸刑余之一犯，勋臣得诸亲见之百人。集数十载之精神，考正乎数千年之遗误。譬诸清夜钟鸣，当头棒喝，梦梦者皆为之唤醒焉。医书汗牛充栋，岂尽可征。然非善读书者，独具只眼，终为古人所牢笼，而潜受其欺。"

1852年王孟英在《重庆堂随笔》中说："道光间，玉田王勋臣先生谓著书不明脏腑，真是痴人说梦，治病不明脏腑，何异盲子夜行！慨古人以无凭之谈，作欺人之事。谓心、肝、肺以分两计之，每件重几许；大、小肠以尺丈计之，每件长若干；胃大几许，容谷几斗几升。其言仿佛似真，其实脏腑未见。因不避秽污，亲历审视，虚心访察，积四十年之考证，而著《医林改错》一书，所载脏腑诸形，与《（人身）图说》略同。"①

咸丰三年（1853），广州张润坡在为自己刊刻的《医林改错》所写的"序言"说："此书之作，直翻千百年旧案，正其谬误，决其瑕疵，为稀世之宝也。"

随着时间的推移及《医林改错》的广泛传播，也有不少的人认为"《医林改错》，越改越错"。有谩骂王清任是"邪徒""狂人"者，有攻击其学术

---

① 王学权.重庆堂随笔[M].南京：江苏科学技术出版社，1986.

是"错上加错"者。

1884年陆懋修在《世补斋医书·卷十·论王清任〈医林改错〉》中说："王清任者，直隶玉田人。自称鸦鸿桥勋臣。其所指医林之错而必当改者，则黄帝之《素问》、越人之《难经》、仲景之《伤寒论》也。其所由识其错而可据以改者，则俘获之逆酋、凌迟之犯妇、暴露犬食之残骸剩骨也……以《内经》脏腑绘图于前，以彼亲见各囚犯、各死婴之尸身脏腑绘图于后。有左气门、右气门、卫总管、营总管、津管、珑管、鸡冠油、水铃铛、出水道等图，为黄帝所未知。再证以随喂随杀之畜，三四日不喂而杀之畜，与人相比，为越人、仲景所未识。要后医遇机会细心查看，是教人于骱骼堆中、杀人场上学医道矣。试思人之已死，瘪者瘪矣，倒者倒矣。气已断，何由知是气门？水已走，何由知为水道？犬食之尸、刑余之人，何由知其件数之多寡？心肝肺一把抓在手中，何由知其部位之高低？"①

《本草思辨录·绪说》："著《医林改错》之王清任者，可谓谬妄之至矣。试历举而论之：第一篇《脏腑记叙》，开口即以宋元人脏腑图论，与《内经》混驳一番。脏腑图论原不足取，乃其与《内经》并举，概称古人，其胸中无黑白可知。谓古人错误者不一而足，而不言其所以错误。忽指称《灵枢》曰：手少阴三焦主乎上，足太阳三焦主乎下。而《灵枢》实无其文。尤可笑者，谓黄帝虑生民疾苦，平素以《灵枢》之言，下问岐伯、鬼臾区，故名《素问》。尤可忿者，谓二公如知之的确，可对君言，知之不确，须待参考，何得妄对，遗祸后世。庄子有言：哀莫大于心死。其殆言未出而心先死者欤！第二篇《会厌左气门右气门卫总管荣总管气府血府记》，按此篇记其所见，不为不详。谓出气、入气、吐痰饮、津涎，与肺毫无干涉，古人误以咳嗽等证为肺病。

---

① 王璟.陆懋修医学全书[M].北京：中国中医药出版社，1999.

肺管两旁，有左右气门两管，下至肺管前半截处，归并一根入心。从心左后下行至肺左，过肺入脊，复下行至卫总管。卫总管有对背心两管，有对腰两管，有腰下两管，腰上对脊正中，有十一短管，痰饮在管中，由管中之气上攻行过心，由肺管前出左右气门，接卫总管之下。气管之多如是，痰饮究从何管上至两气门，何者从左出，何者从右出，其不言者，是仍不知也。谓卫总管俗名腰管，腰上长两管，一管通气府，气府是抱小肠存元气之物。元气即火，元气足则食易化，虚则难化。然则元气在小肠外，能化小肠内之食。气管在肺外，肺不能化气管内之痰饮，有是理耶。《经》言脏者藏精气而不泻，惟肺管清虚，故能运管外之痰饮，否则肺管已为痰饮塞满，何问痰饮。清任不知此理，宜其以肺为无用之死脏也。第三篇《津门津管遮食总提珑管出水道记》，接第一篇饮食由小肠化粪一段，宜并入此篇。与第四篇《脑髓说》，余俱有论列下。第五篇《气血合脉说》，人之有脉，与脉之可以验病，断不出《内》《难经》所言。清任谓人身气管出气，血管藏血。脉从气出，无与血事。手腕肉厚者脉短，薄者脉长。大小者虚实之分，急慢者寒火之分。不知气与血若不相贯，则人为呆物；脉非指下难明，则人皆知医。又谓古人论脉二十七字，余不肯深说者，非谓古人无容足之地，恐后人对证无谈脉之言。此冀掩其短而适自暴其短，书中证治数十条，所以无一字言脉也。第六篇《心无血说》，西医谓心内有左右四房，皆有管窍，为生血回血之用，正与《内经》说合。而清任以心为气出入之路，其中无血。又云猪心刺破，则腔子内血流入于心；不刺破之心，内并无血。是以盆盎之盛水比心。心非腑，焉能盛血。清任于图内肝下亦注'绝不能藏血'五字。古书岂得呆看，《经》不又云脾脏肉乎，吾知清任必更骇之矣。"

张山雷在《沈氏女科辑要笺疏·卷中·腹内儿哭》中说："王清任之《改错》，欲据暴露尸骸之兽食残余及刑场刽子抓在手中之剖出脏腑，以论生前之若何、部位若何，运化则仍是揣测而已。陆九芝谓教人于义冢地上及杀人场上学医，其言已极堪发嘅。若古书中所言之形态，诚不免以讹传讹，然终是辗转传抄，鲁为鱼而帝为虎，决非上古之不是。清任之说，不过拾得西人绪余而讳言所自借异说以欺人。孟英反谓西学与王说略同，是已堕清任术中而不悟。颐窃谓能据解剖之真以正从古相承之谬则可，欲据清任之言废道传之旧必大不可。昔人有咏鹦鹉句曰：齿牙余慧才偷得，便倚聪明学骂人。清任之学是其类耳。"

1923 年，梁启超在《中国近三百年学术史》中说："医学方面，中国所传旧学，本为非科学的。清医最负盛名者如徐洄溪、叶天士，著述皆甚多，不具举。惟有一人不可不特笔重记者，曰王勋臣，盖道光间直隶玉田人，所著书曰《医林改错》……前后访验四十二年，乃据所实睹者绘图成脏腑全图而为之记。附以'脑髓说'，谓灵机记性不在心而在脑；'气血合脉说'，斥三焦、《脉诀》等之无稽，诚中国医界极大胆之革命论。其人之求学，亦饶有科学的精神，惜乎举世言医者莫之宗也。"[1]

《觉庐医话录存·黄帝内经》："清道光时，王清任著《医林改错》，力辟古书论脏腑之谬，而以所亲见者绘图而说明之……其革新医学之功，实在不小，虽仍多未尽善，而其志可嘉也。"

谢观《中国医学源流论·解剖学》：清时王清任趁兵乱之际，辗转就积尸考视脏腑，用力尤勤，具见所著《医林改错》中。（王氏所制补阳还五一方，灭裂无理，陆九芝攻之是也，至并诋其考验死人之脏腑，则大非）

《存存斋医话稿·卷一》："泰西诸书与王勋臣所著《医林改错》所论亦略同。按：泰西医书与《医林改错》为医家所当参阅，以目稽胜于悬揣也。然其言脏腑之功用及气机之流行，不无可议处。"

1943 年，范行准在《明季西洋传入之医学》中说："清任因考验脏腑生理，自少壮逮于黄发，栖迟秽地刑场，与夫访问秋官，终成不朽之业……岂

———————————
① 梁启超.中国近三百年学术史[M].天津：天津古籍出版社，2003.

彼闻义不徙,如陆懋修辈猖猖之吠所能损益其间乎!"①

新中国成立后,医史学家宋向元先生于 1951 年发表《王清任先生事迹琐探》一文,开篇就说:"清代医家王清任先生在中国医学革命的具体实践上曾起过带头作用的。一百五十多年前,我国尚停留在封建社会的阶段,他竟自以医家的立场,去'访验脏腑',并著《医林改错》二卷,反对古书记述脏腑的传统错误。这样革命的勇气和实验的精神,在我国的医史里面是没有前例的,这照理无疑地会给他同时和以后的医疗界一个巨大的影响。但实际上信奉他的人极少,相反地却遭到很多人来恶意攻击他;而中国原有医学的变动,必待十九世纪西方医学传入以后。这在我们后世的历史家觉得非常遗恨的!"②

1961 年廖家兴撰文指出:"清代王清任(勋臣)先生是祖国医学史上有数的革命人物。他在医学上的成就,始终为后人所敬仰。他追求真理、实事求是的治学态度,尤值得我们学习……他的全部学说,建筑在实践的基础上,不空洞,不浮夸。它给后人拓宽思路,展示途径,在医学领域中开辟了一个广阔的新天地……王氏在祖国医学的发展过程中是医学革命的先锋,他的功绩是不可磨灭的。"③

化名"也乎"者与廖家兴商榷说:"从廖同志的文章来看,似乎对王氏功过问题上认识还不够全面:单从颂扬的一面,而未能从王氏不足之处加以认识和批判。因此,令人感觉到王氏只有功而无过了……这是十分错误的态度,更不是实事求是的态度,而廖文所力加赞许之处,正是王氏的错误处……讥笑《内经》为千古笑谈的他,竟然成为真正千古笑谈的人物,这是与他的主观论断,未经踏实研究的治学态度分不开的……总之,王氏有其成就的方

① 范行准.明季西洋传入之医学 [M].上海:上海世纪出版集团,2012.
② 宋向元.王清任先生事迹琐探 [J].医史杂志,1951,3(2):6.
③ 廖家兴.学习王清任先生实事求是的治学态度和大胆创造的革命精神——《医林改错》读后 [J].福建中医药,1961,6(1):39.

面，亦有其过错的方面，这就是他的功过问题，不能过分褒颂他的功，亦不能过分贬责他的过。正确认识他的功过问题，亦是如何对待祖国医学理论，特别是经典著作的继承和发扬或抛弃和轻视的问题。"[1]

"文化大革命"中，王清任被尊奉为"具有法家思想的""把自己的毕生精力献给了祖国医学革新事业"的医学家[2]；"是我国清代富有革新精神的医学家"，"为祖国解剖学的发展做出了积极的贡献"[3]。

20世纪80年代以来，对王清任予以赞誉和颂扬已成为学术界的普遍共识。如说他"敢于冲破封建礼教束缚""表现出追求真理的勇气""纠正了古代医书上的许多错误和说法，提出了许多前无古人的真知灼见""对我国古代医学和解剖学做出重要贡献""他那种坚持实事求是、勇于探索创新的精神，至今仍在中国的医学史上熠熠闪光"[4]。"像一颗永不陨落的明星划破夜空，使沉闷许久的中医学术界发现一个新的境界"，是"一个彻底的先觉者"，"冲出了传统的中医学术的哲学基础，指出中医学术欲求飞跃必须来一场方法论上的革命"等[5]。

二、是"解剖"还是"看剖"？

王清任于21岁开始正式行医，就深刻体会到解剖知识对治疗疾病的重要意义，"业医诊病，当先明脏腑"，否则"本源一错，万虑皆失"。但他在

① 也平.关于王清任的功过问题——对《学习王清任先生实事求是的治学态度和大胆创造的革命精神》一文的意见[J].福建中医药，1962，7（3）：19-20.
② 河南医学院理论学习组.富有革新和创造精神的王清任[J].河南医学院学报，1975，（1）：15.
③ 解放军驻天津某部医院理论组.大胆创新的清代医学家王清任[N].光明日报，1975，（3）：22.
④ 李大惠.清代医学家王清任和他的《医林改错》[J].科技潮，2003，（1）：55.
⑤ 赵洪钧.近代中西医论争史[M].合肥：安徽科学技术出版社，1989.

研究了古代有关脏腑的记述后，发现"古人脏腑论及所绘之图，立言处处自相矛盾"，且说法不一，差别很大。于是感慨地说："著书不明脏腑，岂不是痴人说梦？治病不明脏腑，何异于盲子夜行！"甚至不无偏激地认为在他之前，"著书良医，无一全人"，这是因为"前人创著医书，脏腑错误；后人遵行立论，病本先失；病本既失，纵有绣虎雕龙之笔、裁云补月之能，病情与脏腑绝不相符，此医道无全人之由来也"。

王清任尖锐地诘问道：既然"脾属土，土主静而不宜动，脾动则不安"，为什么又有"脾闻声则动，动则磨胃化食，脾不动则食不化"之说？既然"心为君主之官，神明出焉"，人的意、志、思、虑、智"五者皆藏于心"，为什么又说"脾藏意智，肾主伎巧，肝主谋虑，胆主决断"？至于"肺中有二十四孔""尿从粪中渗出"等，则显然是不正确的。而古人对于三焦的解释，更是五花八门，令人难以适从了。于是，王清任萌生了弄清真相、"更正"古人错误的念头。但是，当时"无脏腑可见"，"虽竭思区画，无如之何。十年之久，念不少忘"。

在《医林改错》刊行的 1830 年，西方近代医学有关人体解剖生理学的内容已经传播至我国，那么，王清任有关脏腑的论述是否间接地受了西方医学的影响呢？我们可以十分肯定地说，王清任并没有看到西方医学有关人体解剖的书籍。这一点，不仅王清任自己说得很明白："此理令人费解，又无书可考。"[1]而且也为权威的《清史稿》中的有关记述所证实："清代医学，多重考古。当道光中，始译泰西医书。王清任著《医林改错》，以中国无解剖之学，宋、元后相传脏腑诸图，疑不尽合，于刑人时，考验有得，参证兽畜，未见西书，而其说与合。"[2]

---

① 《医林改错·口眼歪斜辨》
② 《清史稿·卷五百二·列传二百八十九》

在《医林改错·脏腑记叙》中，王清任叙述了其亲自"访验"脏腑、重绘《脏腑图》以修正古代医籍错误的经历和过程，让我们看看他是如何"亲见"的。

嘉庆二年（1797）四月上旬，三十岁的王清任在河北省滦州（今滦县）稻地镇行医，当时那里正流行小儿瘟疫和痢疾，死亡的儿童很多。贫穷人家无钱为病死的小儿购买棺木，多用草席裹埋，当地又有不深埋的风俗，认为尸体被狗吃后，可有利于下一个胎儿不死。各义冢中浅埋的小儿尸体每天有一百多具，其中不少是被狗吃过之后而破腹露肠的。王清任每天骑马路过义冢，最初是不忍目睹、掩鼻而过。后来想到古人对脏腑的记述之所以有错误，就是因为没有亲自观察过的缘故。于是，不避污秽，每天清晨亲赴义冢，"就群儿之露脏者细视之"。因为大多数尸体经过狗的撕咬，所以有的仅剩余肠胃，有的只剩下肝脏或心脏，内脏器官保存完整的十个之中大约只有二三个。王清任连续看了十天，总共观察了三十多具比较完整的尸体，发现医学书籍记载的人体脏腑图形与实际情况有许多不一致的地方，"即件数多寡，亦不相符"。唯一感到遗憾的是未能验明横膈膜的形状与位置，"因胸中膈膜一片，其薄如纸"，他看到的尸体横膈膜都已经破坏了，就连横膈膜是"在心下、心上，是斜是正"都没有搞清楚。

两年后的嘉庆四年（1799）六月，王清任行医到奉天（今沈阳），希望能有机会把在滦州义冢中所看到的小儿内脏情况与成人的内脏对照一下。正好有辽阳州一位二十六岁的妇女因"疯疾"打死其丈夫及公公，被押解到省会处以"剐刑"。王清任得知这一消息后，遂赶往奉天西关刑场。因顾虑其"非男子，不忍近前"，只好等"行刑者提其心与肝、肺从面前"走过时，大略一看，发现和小孩子的完全相同。

1802年，王清任在北京挂牌行医。为了搞清人体横膈膜的情况，他多次去往刑场，打算从就刑的犯人尸体上得到观察的机会。嘉庆二十五年

（1820），有一打死其母亲的"剐犯"，将"行刑于崇文门外吊桥之南"，王清任马上赶往那里，本想"近前"观察横膈膜，可惜"虽见脏腑，膈膜已破，仍未得见"。

道光八年（1828）五月十四日又有一次机会，"剐逆犯张格尔"，却因"不能近前"而观察未成。

次年（1829）十二月十三日夜间，王清任到安定门大街板厂胡同恒家出诊，又谈及自己尚未搞清横膈膜的事情，恰巧"江宁布政司恒敬"也在胡同恒的家里，自称"曾镇守哈密，领兵于喀什噶尔，所见诛戮逆尸最多，于膈膜一事，知之最悉"。王清任乃"拜叩而问"，恒敬遂"细细说明形状"，为"膈膜一事，留心四十年"的王清任，才"清楚"了横膈膜的情况。

王清任虽然"于脏腑一事，访验四十二年"，但从以上其叙述的五次他称之为的"亲见"的内容与过程来看，他所凭借的条件不过是坟堆和刑场，只不过是将犬食之余"破腹露脏"者看一番、刑戮之后的"不全尸体"瞧一瞧，甚至连一个横膈膜保留完好者都没有见到过。因此，王清任并没有亲自动手进行过真正意义上的解剖，是毫无疑义的。与其说是"解剖"，不如说是"看剖"。

三、知识水平的历史考察

"解剖"一词，首见于《灵枢·经水》："若夫八尺之士，皮肉在此，外可度量切循而得之，其死可解剖而视之，其脏之坚脆，腑之大小，谷之多少，脉之长短，血之清浊，气之多少，十二经之多血少气，与其少血多气，与其皆多血气，与其皆少血气，皆有大数。"

这段文字，学术界绝大多数人将其作为《内经》时代已主动将人体解剖作为探讨脏腑功能主要方法的证据。如陈垣先生认为"吾国之有解剖学，当肇基于此"。[①]《灵枢》的"骨度""脉度""肠胃""平人绝谷"等篇，可以说是专论人体解剖的篇章。其中《肠胃》《平人绝谷》对整个消化道的形态、大小、长短、内外径等都有着详尽的描述，若非确实进行过解剖测量，是绝无可能取得这些数据的。

1955年，梁伯强将《灵枢·肠胃》所载消化道长度与德国斯巴德何辞（Spalterholz）所著《人体解剖图谱》所载的消化道长度进行了比较，梁氏说："我因为不知道古人的'尺'的长短，我不能计较他的绝对长度。但我可计算两书上食道和肠道的长度比例，这得数也可以给我们同样的答题。"在《灵枢·肠胃》中，食管（从咽门至胃）的长度是一尺六寸，小肠、回肠、广肠的长度是五丈六尺八寸；而德国斯氏《人体解剖图谱》中记载的食管长度是25厘米，小肠、大肠的长度是925厘米。结果是：食管和肠道的比例《灵枢·肠胃》是16：568=1：36；斯氏《人体解剖图谱》则为25：925=1：37。"可证《内经》上的测量记载的精密，确是实践的不是杜撰的"[②]。对此，张鋆主编的1963年版高等医药院校试用教材《人体解剖学》也评价说："关于内脏尺寸，虽经历代度量衡的变迁，和现今的尺寸不同，但由比例核算，仍是正确的。"[③]

我国历史上，真正可称得上是人体解剖实践活动的记载有三次。《汉书·王莽传》说："翟义党王孙庆捕得，莽使太医、尚方与巧屠共刳剥之。度量五脏，以竹筳导其脉，知所终始，云可以治病。"[④]对此，学术界公认：这是我国以医学为目的的人体解剖"最早且最可靠之记载"，"在我国医学史上，可称

① 陈垣. 中国解剖史料 // 陈垣. 陈垣早年文集 [M]. 台北：中央研究院中国文哲研究所筹备处，1992：363.
② 梁伯强. 学习黄帝内经的一些体会 [J]. 中华医学杂志，1955，（5）：404-405.
③ 张鋆. 人体解剖学 [M]. 北京：人民卫生出版社，1963.
④ 班固. 汉书 [M]. 郑州：中州古籍出版社，1991.

为最精彩之一幕"，"从此区区数语中，可见王莽时太医之解剖，最为精细正确。且又云'可以治病'，是其研究之动机，又在求医学之实用，其求知与创作之精神，比之古今来任何科学家，亦无多让"①。

《续资治通鉴长编》记载，广西思恩蛮区有欧希范者率众举事于庆历四年（公元 1044 年）元月，翌年三月被广西转运安抚使杜杞所诱降，"乃击牛马，为曼陀罗酒，大会环州。坐中伏兵发，擒诛七十余人，画五脏图。释尪病被胁与非因败而降者百余人。后三日又得希范,醢以遗诸溪洞"②。叶梦得《岩下放言》谓欧希范被诱降后，"与翰挟其酋领数十人偕至，杞大为燕犒，醉之以酒，已乃执于座上，翌日尽磔于市，且使皆剖腹刳肠，因使医与画人一一探索而成图"③。赵与时《宾退录》说："庆历间，广西戮欧希范及其党，凡二日剖五十有六腹，宜州推官灵简皆详视之，为图以传于世。"④

综合诸书所记，可知根据此次实地解剖而绘制的《欧希范五脏图》成书于庆历五年（公元 1045 年）三月，授命解剖者为杜杞，主持解剖事宜者为宜州推官吴简（一作灵简），并有医生与画工参与。

北宋崇宁年间（1102–1106），泗州（今江苏盱眙）处决犯人，郡守李夷行让医生及画工对犯人尸体解剖胸腹，察验脏腑，并一一绘制成图。杨介在这些图的基础上，又参照古本做了进一步校正。僧幻云《史记标注》云："崇宁中，泗贼于市，郡守李夷行遣医并画工往观，抉膜摘膏，曲折图之，得尽纤悉。介取以校之。其自喉咽而下，心、肺、肝、脾、胆、胃之系属，小肠、大肠、腰肾、膀胱之营叠其中，经络联附，水谷泌别，精血运输，源委流达，悉如古书，无少异者。"

① 侯宝璋.中国解剖学史[J].医学史与保健组织，1957，（1）：64.
② 李焘著，黄以周拾补.续资治通鉴长编附拾补[M].上海：上海古籍出版社，1986.
③ 陶御风.笔记杂著医事别录[M].北京：人民卫生出版社，2006.
④ 丹波元胤.中国医籍考[M].北京：人民卫生出版社，1956.

这次解剖活动所绘制的图谱，称为《存真图》，也叫《存真环中图》，现已亡佚。但据考证，《针灸聚英》之"五脏六腑图"、《医学入门》之"内景全图"、《万病回春》及《针灸大成》之"五脏六腑及十二经脉与脏腑分图"、《三才图会》之"脏腑图"、《类经图翼》之"内景图"等大都源于此图。

王莽时代以"治病"为目的的解剖实践所获得的知识，留存于何处，我们至今不得而知。据日本学者山田庆儿考证，"这些书（指《灵枢》"骨度""脉度""肠胃""平人绝谷"四篇，笔者注。）中记录的人体解剖和测量是奉王莽的命令进行的。我的推理是以王莽的传记为基础，它引用的内容与《黄帝内经》的部分章节在某些方面有惊人的一致"[1]。这种说法是否准确，暂且不论，将《内经》《难经》有关解剖的记载姑称之为"《内经》《难经》时代"的解剖学，当无大错。

将《医林改错》所记载的解剖学知识与《存真图》"《内经》《难经》时代"的解剖学做一比较，王清任的解剖学知识与技术究竟处于何种水平与地步，则迎刃而解。

◎ 水液代谢

《医林改错·亲见改正脏腑图》"出水道图"中说："中是珑管，水由珑管分流两边出水道，由出水道渗出，沁入膀胱为尿。出水道中有回血管，其余皆系水管。"

"膀胱图"中说："膀胱有下口，无上口，下口归玉茎。精道下孔，亦归玉茎。精道在妇女，名子宫。"

"珑管、出水道记"又说："脾中间有一管，体相玲珑，名曰珑管。水液

① 山田庆儿.中国古代的计量解剖学[J].寻根，1995，（4）：42.

由珑管分流两边，入出水道。出水道形如渔网，俗名网油。水液由出水道渗出，沁入膀胱，化而为尿……水液由珑管出水道，入膀胱为尿。"

王清任认为，膀胱"无上口"，尿液的生成与肾脏自然是毫无关系。他认为尿液是"水液由出水道渗出，沁入膀胱，化而为尿"的。他所说的"出水道"是什么呢？"出水道形如渔网，俗名网油。"由所绘图形及文字说明，稍微具有一点现代解剖学知识的人，一眼便能看出："出水道"就是大网膜。

北宋人所撰的《朱提点内境论》曰："小肠为受盛之官，化物出焉……小肠下口曰阑门，泌别而水入膀胱，其秽渣则入大肠。"[1]

这就是著名的"阑门分水"或"阑门飞渡"说。元·滑寿《十四经发挥》云："（膀胱）居肾下之前，大肠之侧。当脐上一寸水分穴之处，小肠下口，乃膀胱上际也。水液由是渗入焉。"[2]靳士英先生对现存之《五脏图》比较分析后指出："（历代）五脏图对肾与膀胱间的联系、输尿管均未能发

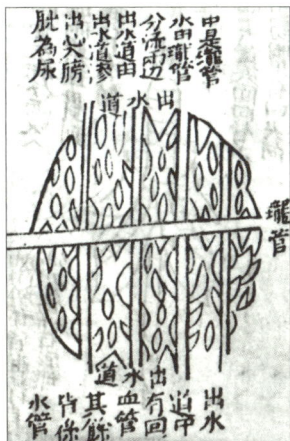

图19：《医林改错》出水道图

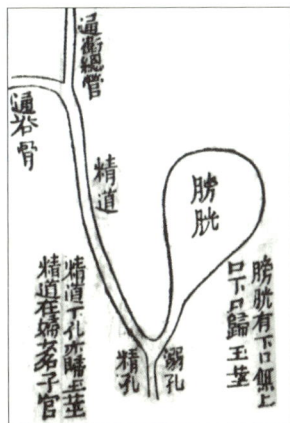

图20：《医林改错》膀胱图

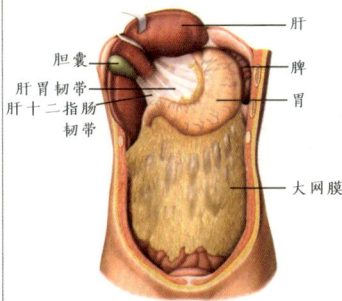

图21：大网膜

① 中华道藏·第十九册 [M]. 北京：华夏出版社，2004.
② 滑寿. 十四经发挥 [M]. 上海：上海科学技术出版社，1982.

现绘出，而以小肠阑门分水于膀胱解释。"①
换言之，因为既没有发现膀胱上口，更没
有认识肾脏与膀胱之间的输尿管，所以只
能认为贮存于膀胱中的尿液是从小肠之下
口——阑门渗出，循下焦而渗入膀胱的。

　　《灵枢·营卫生会》曰："水谷者，常
并居于胃中，成糟粕，而俱下于大肠，而
成下焦，渗而俱下，济泌（《针灸甲乙经》
卷一第十一作"渗泄"。）别汁，循下焦而
渗入膀胱焉。"杨上善注云："济泌别汁，
循下焦渗入膀胱，此下焦气液也。"②张介
宾注曰："济，泲同，犹醡滤也。泌，如狭
流也。别汁，分别清浊也。别回肠者，谓
水谷并居于胃中，传化于小肠，当脐上一
寸水分穴处，糟粕由此别行回肠，从后而
出，津液由此别渗膀胱，从前而出。膀胱无上口，
故云渗入。"③

　　《难经·三十一难》更是明确指出："下
焦者，当膀胱上口（张介宾云："《三十一
难》曰：下焦者，当膀胱上口……其言上

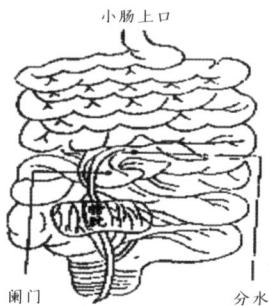

小肠上口

阑门　　　　　　　　　分水

膀胱有下口，无上口。上系小肠，
津溺由小肠下焦渗入

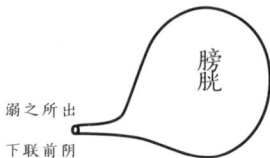

膀胱

溺之所出
下联前阴

图 22：《医林改错》膀胱脐图

① 靳士英.五脏图考[J].中华医史杂志，1994，（2）：
　　68.
② 杨上善.黄帝内经太素[M]北京：科学技术文献出版
　　社，2000.
③ 张介宾.类经[M].北京：人民卫生出版社，1965.

口者，以渗入之处为言，非真谓有口也。如果有口，则不言渗入矣。"），主分别清浊，主出而不纳，以传导也。"虽然后世医家对三焦"有形"、"无形"争论不休，但对下焦能"分别清浊"却都无疑义，而且还有认为《素问·灵兰秘典论》"三焦者，决渎之官，水道出焉"即寓有此意者。如：明·俞弁《续医说》云："下焦如渎，渎者沟渎之义，可以决渎，可以传导，乃是小肠之下口，曰阑门，泌别水谷，自此而清浊之所，此为下焦。"[1]清·周自闲亦曰："渎，沟也，通也，所以通垢浊也。则渎者状分别清浊，即'决渎之官，水道出焉'之义也。"[2]可见，"分别清浊"或"泌别清浊"是下焦之功能，这与后世所说的"阑门分水"并无二致。《灵枢·营卫生会》云："下焦者，别回肠，注于膀胱而渗入焉。"杨上善注曰："回肠，大肠也。""别回肠"，自小肠下口而起也。下焦起始于"阑门"，更加印证了我们上述结论的正确性。

通过上述比较，我们完全可以有把握地说：王清任关于尿液形成的认识与《内经》《难经》时代是完全一样的。为什么直到19世纪的王清任，也认为"膀胱有下口，无上口"。关于其原因，有学者认为"可能因输尿管纤细并在腹膜后位有关"[3]。笔者同意此见，但又认为非唯如此。

膀胱上口即输尿管在膀胱的开口，位于膀胱底部内面的三角形区域，此区域由于缺少黏膜下层，黏膜与肌层紧密相连，无论在膀胱膨胀或收缩时都保持平滑而无皱襞，并且输尿管的壁内段不是垂直进入膀胱壁各层，而是向内下斜穿膀胱壁。因此，在生理状态下，输尿管在膀胱的开口是关闭着的，为的是防止尿液反流回输尿管；当肾盂有一定量的尿液时，则因重力的作用，通过输尿管冲开此口而进入膀胱。由于输尿管在膀胱开口处的这一特殊结构，导致离体之膀胱，不仅其上口是关闭的，而且从下口吹气，还能使其呈"气球"

① 俞弁．续医说[M]．上海：上海科学技术出版社，1984．
② 唐笠山．吴医汇讲[M]．上海：上海科学技术出版社，1983．
③ 靳士英．五脏图考[J]．中华医史杂志，1994，（2）：68．

青囊

菊天下

样，并保持相当长的一段时间。笔者小时候，每逢春节，家里杀猪时，总让人将猪的"尿脬"吹成"气球"当作玩具来玩。猪之"尿脬"能吹成"气球"，这种现象对解剖知识匮乏的古人来说，必定有着"天然"的启发。这可以说是膀胱"有下口无上口"之来历。

正是由于没能发现膀胱之上口，所以自《内经》以至清代末年，中医学一直认为水液是从小肠之下口——阑门渗出，循下焦而渗入膀胱的，这是中医学关于尿液生成的传统认识。其原因在于：古人在没有认识到有直接管道沟通胃肠道与膀胱的情况下，为了解释水液是如何从胃肠道到达膀胱的问题，只好认为水液是通过小肠外面的"焦"而渗入膀胱的。

其实，通过屠宰猪、牛、羊等动物，也可以发现：水液从口进入胃中，然后排入小肠，小肠内容物中的水液还很多，而到了大肠，肠内容物中的水分已经很少了。而最后，不论是人，还是动物，水液代谢后的废物都形成尿液而贮存在膀胱中。但是，膀胱又"无上口"，代谢后的水液是怎么进入膀胱的呢？为了解释这一"理论"问题，于是就"臆测"水液是从小肠下口"渗出"而"沁入膀胱"的。

直到晚晴时代的王清任还认为尿液的形成是循着腹膜沁入膀胱的，《内经》早就以为是"循下焦而渗入膀胱"的。中医的下焦是不是腹膜的一部分呢？

◉ 水谷消化

《医林改错·亲见改正脏腑图》"气府图"说："气府，俗名鸡冠油，下棱抱小肠，气府内、小肠外乃存元气之所。元气化食，人身生命之源，全在于此。此系小肠，外有气府包裹之。"

"气府"记又做了一步说明："气府，俗名鸡冠油，如倒提鸡冠花之状。气府乃抱小肠之物，小肠在气府是横长，小肠外、气府内乃存元气之所。元气即火，火即元气，此火乃人生命之源。食由胃入小肠，全仗元气蒸化，元气足则食易化，元气虚则食难化。”

从其所绘图形及文字说明来看，"气府"就是肠系膜，并认为食物消化的动力来源于"气府"内的"元气"。

赵献可《医贯·内经十二官论》说："因与谈《内经》诸书及《铜人图》，豁然超悟，唯唯而退。今将十二经形景图逐一申示……特撰形景图说于后。"[1]可见，赵献可的"形景图说"是根据当时流传的《存真图》之类的"五脏图"而撰写的。因此，我们可以将其有关论述作为《存真图》的内容来使用。

关于饮食物的消化，赵献可说："咽系柔空，下接胃本，为饮食之路，水谷同下，并归胃中，乃粮运之关津……咽下是膈膜。膈膜之下有胃，盛受饮食，而腐熟之。"[1]这里，提出了饮食物是在胃中"腐熟"的说法，而"腐熟"的动力，是什么呢？赵献可接着说："饮食入胃，犹水谷在釜中，非火不熟……"这是现有文献中首倡"腐熟"的动力源于"火"者。

能"腐熟"饮食物的"火"，源于何脏

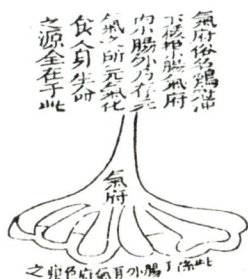

图 23：《医林改错》气府图

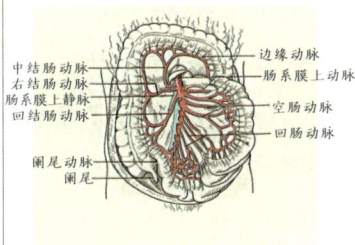

边缘动脉
中结肠动脉
右结肠动脉
肠系膜上动脉
肠系膜上静脉
回结肠动脉
空肠动脉
回肠动脉

阑尾动脉
阑尾

图 24：肠系膜

青囊

菊天下

---

① 赵献可. 医贯 [M]. 北京：人民卫生出版社，1982.

何腑呢？赵献可又说："命门为十二经之主，肾无此则无以作强，而伎巧不出矣。膀胱无此，则三焦之气不化，而水道不行矣。膀胱与三焦凿然两腑，云膀胱无命门则三焦不化，如何接续？脾胃无此，则不能蒸腐水谷，而五味不出矣。肝胆无此，则将军无决断，而谋虑不出矣。大小肠无此，则变化不行，而二便闭矣。心无此，则神明昏而万事不能应矣。"[1]显然，赵献可认为"火"源自命门。

至此，我们再反观王清任所说的"气府""乃存元气之所""元气即火，火即元气，此火乃人生命之源。食由胃入小肠，全仗元气蒸化"，就不难发现，王清任与赵献可关于饮食物消化的认识，已基本接近了。那么，"腐熟""元气"首先见于何处呢？

"腐熟"一语，始见于《难经·三十一难》。其文曰："三焦者，水谷之道路，气之所终始也……中焦者，在胃中脘，不上不下，主腐熟水谷。"可见，中焦主腐熟水谷，其义甚明。

《难经·三十八难》说："脏唯有五，腑独有六者，何也？然。所以腑有六者，谓三焦也。有原气之别焉，主持诸气，有名而无形。其经属手少阳。此外腑也。故言腑有六焉。"这是"元（原）气"一词的最早出处。《六十六难》也说："三焦者，原气之别使也，主通行三气，经历五脏六腑。原者，三焦之尊号也。"从三焦是"原气之别""主持诸气""原者，三焦之尊号"等叙述来看，"原气"与三焦有着密切的关系，再联系《三十一难》中焦"主腐熟水谷"，似乎可以认为"腐熟水谷"的动力源自"原气"。王清任认为的食物"全仗元气蒸化"与《难经》的认识也基本一致了，所不同的是《难经》认为食物"腐熟"是由中焦来承担和完成的、王清任以为是"气府"而已。

---

① 赵献可.医贯.北京：人民卫生出版社，1982：4-5.

《内经》虽无"腐熟"之语，但已有类似之文义。如《灵枢·营卫生会》有云："中焦如沤。"对此历代医家大都释为营气随血液运行于脉中的状态，而《外台秘要》引《删繁论》云："沤者，在胃中如沤也。"[1]杨上善注云："沤，屋豆反，久渍也。"[2]由"在胃中如沤""久渍"来看，《灵枢》此文已寓有"腐熟"之义。

清·周自闲认为："考沤、渎二字之义，沤，渍也，渐也，渐渍之使柔烂也。则沤者状腐熟水谷之义，谓渐渍以化也。"[3]再从《灵枢·营卫生会》"中焦亦并胃中，出上焦之后，此所受气者，泌糟粕，蒸津液，化其精微……"这段关于中焦功能的具体论述中的"蒸"字来看，亦可反证《内经》已经认为中焦是具有"腐熟"之功能的，只不过是叙述的语言不同而已。

《难经》在此基础上，始明确提出中焦主腐熟水谷。其后，历代医家多称引此文，并有所发挥。如《素问病机气宜保命集》云："中焦在中脘，上通天气，下通地气，主腐熟水谷。"[4]《本草纲目》云："三焦指分治之部而名，为出纳腐熟之司。"[5]《杂病源流犀烛》曰："三焦者，实胃部上下之匡廓。三焦之地，皆胃之地。三焦之所生，即胃之所施。其气为腐熟水谷之用……为相火所居所游之地。故焦也者，固以熟物为义也。"[6]

总之，腐熟水谷的部位虽然在胃，但这一功能却是由中焦来承担和完成的，这可以说是西学东渐之前中医关于"腐熟"之内涵的主流认识。而中医所说的"中焦"，到底是指现代解剖学上的哪一器官实体呢？

由腐熟水谷的部位在胃，承担和行使此项功能的器官则是中焦，再联系历代医家皆认为水谷腐熟的动力是"火"，而三焦乃"水火之道路"，特别是

① 王焘.外台秘要[M].北京：人民卫生出版社，1955.
② 杨上善.黄帝内经太素[M].北京：科学技术文献出版社，2000.
③ 唐笠山.吴医汇讲[M].上海：上海科学技术出版社，1983.
④ 刘完素.素问病机气宜保命集[M].北京：人民卫生出版社，1959.
⑤ 李时珍.本草纲目[M].北京：中国中医药出版社，1998.
⑥ 沈金鳌.杂病源流犀烛[M].北京：中国中医药出版社，1994.

将人体水谷消化的过程形象地比喻为"釜中煮饭，釜底无火固不熟"，那么，位于胃这一"釜"外（底）的腹膜组织即为中焦，当无疑义。这与王清任认为食物消化的动力来源于肠系膜（"气府"）内的"元气"也基本一致。

腹膜是饮食物"腐熟"的动力来源，这种认识从现代医学的观点来衡量，是荒谬无比的；但以历史的眼光来看，中医学却只能认识到此等水平。之所以产生此种认识乃是囿于当时的科技发展水平，无法从胃之解剖实体范围内对饮食水谷何以能够被人体消化、利用这一问题做出"科学"的回答，只好在"火能熟物"观念启导下，从熬煮食物的过程比类、思辨而来。

另外一个可能也不能排除，即来源于宰杀动物的实地观察与推导。如牛、羊等动物吃了青草后被屠宰，到了胃中的青草变了颜色——像炒熟的青菜一样，于是就认为胃如同一个锅一样，是位于胃外（"釜底"）的腹膜所产生的"火"将饮食物"腐熟"成食糜的。

当今学界之所以将"腐熟水谷"的功能赋予胃，乃是将西医学有关人体脏器的功能论述与中医学相比附的结果。如有人在解释胃何以能腐熟水谷时便说："根据西医学研究结果，饮食物进入胃之后，胃一边不停地蠕动，一边分泌大量胃液，胃液之中含有胃酸、胃蛋白酶等消化酶，可将食物进行初步消化、分解，使其转化为食糜，以便于小肠吸收，这实际上便是中医学中胃的'腐熟'过程。"[1]但一个显而易见的事实是：在显微镜未发明、生物化学未倡立之前，人类是无论如何也不能发现胃酸、胃蛋白酶的，更谈不上将食物"腐熟"成食糜的功能赋予胃了。

◉ **精微吸收**

《医林改错·亲见改正脏腑图》"胃图"说："胃府之体质，上口贲门，

---

① 贺娟，翟双庆.胃主受纳腐熟.// 王洪图总主编.黄帝内经研究大成[M].北京：北京出版社，1997.

在胃上正中；下口幽门，亦在胃上偏右；幽门之左寸许，名津门。胃内津门之左，有疙瘩如枣，名遮食。胃外津门左，名总提，肝连于其上。胃在腹，是平铺卧长，上口向脊，下口向右，底向腹，连出水道。"

"津门津管"记又说："古人画胃图，上口在胃上，名曰贲门。下口在胃下，名曰幽门。言胃上下两门，不知胃是三门……幽门之左寸许，另有一门，名曰津门。津门上有一管，名曰津管，是由胃出精汁水液之道路……饮食入胃，食留于胃，精汁水液，先由津门流出入津管。津管寸许，外分三杈。精汁清者，入髓府化髓；精汁浊者，由上杈，卧则入血府，随血化血；其水液，由下杈……入出水道。"

这里，我们所关注的焦点问题有三个：一是津门，二是津管，三是水谷精微吸收的部位。"津门"，按照王清任所绘"胃图"的部位来看，中医学术界大都认为相当于现代解剖学的输胆总管，但输胆总管和胰腺导管汇合在一起，开口于十二指肠大乳头，并注入十二指肠腔。而王清任却认为"津门"位于"幽门之左寸许"，是在胃体之内的。因此，"津门"是否是输胆总管，尚待明确。

"津管"，根据王清任把"津管"画在"津

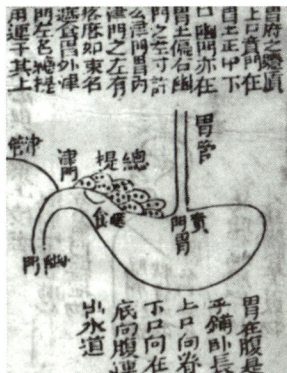

图 25：《医林改错》胃管图

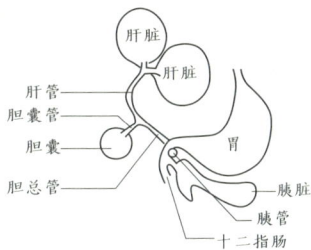

图 26：胃部示意图

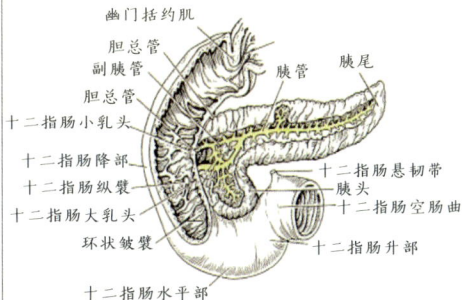

图 27：十二指肠解剖示意图

门"之外,又作了"分三杈"的描述,中医学术界普遍认为"津管"相当于胰管、肝管和胆囊管。但王清任又认为"水液"由"津管""下杈,从肝之中间,穿过入脾。脾中间有一管,体相玲珑,名曰珑管。水液由珑管分流两边,入出水道(大网膜)",而现代解剖学至今尚没有发现这样直通大网膜的管道。因此,王清任所说的"津管",到底是指现代解剖学的哪一个组织实体,尚不清楚。

水谷精微是在人体内哪一个部位被吸收的?目前在中医基础理论学界占主导地位的观点是:"《素问·灵兰秘典论》云:'小肠者,受盛之官,化物出焉。'显然,饮食物转化为精微物质是在小肠中进行的,而小肠的'泌别清浊'功能则更进一步证明了它是一个将饮食物转化为精微物质的器官。"①这种说法与西医学认为营养物质的吸收主要是在小肠内进行的"科学"说法是相吻合的,但我们在《医林改错》中,却发现了"饮食入胃,食留于胃,精汁水液,先由津门流出,入津管"这样的论述。很明显,王清任认为胃是吸收水谷精微的主要部位。在他之前,中医学是否也是这样认为的呢?

北宋人所撰的《朱提点内境论》曰:"小肠为受盛之官,化物出焉。凡胃中腐熟水谷,其气自胃之上口曰贲门传于肺播于诸脉,其秽滓自胃之下口曰幽门传入于小肠。"②由"秽滓自胃之下口""传入于小肠"来看,小肠"受盛"的是由胃传入之"秽滓",水谷精微在胃部即被吸收了。

对此,从"泌别清浊"之本义的分析中亦能得以证实。元·滑寿《十四经发挥》说:"胃之下口,小肠上口也……脐上一寸,为水分穴,则小肠下口也,至是而泌别清浊,水液入膀胱,滓秽入大肠。"③由"泌清"只是将水液渗

---

① 刘子志,刘友章.脾、小肠运化功能探析[J].安徽中医学院学报,2001,(4):8.
② 中华道藏·第十九册[M].北京:华夏出版社,2004.
③ 滑寿.十四经发挥[M].北京:人民卫生出版社,1980.

入膀胱，"别浊"则是将滓秽传入大肠来看，小肠也只受盛水液、滓秽等糟粕，再次证明了水谷精微早已在胃部即被吸收。

《内经》虽未明言胃能吸收水谷精微，但有诸多经文已蕴有此义。如《灵枢·五味》云："谷入于胃，其精微者，先出于胃，之两焦，以溉五脏，别出两行，营卫之道。"杨上善注云："精微，津液也。津液资五脏已，卫气出胃上口，营气出于中焦之后，故曰两行道也。"[①] 张介宾注曰："谷之精气，先出于胃，即中焦也。而后至上下两焦，已溉五脏。之，至也。溉，灌注也。两行，言清者入营，浊者入卫，卫行脉外，故营主血而濡于内，卫主气而布于外，以分营卫之道。"[②]《黄帝内经灵枢集注》任谷庵注："此言入胃水谷所生之精气，先出于胃之两焦，以溉五脏。两焦，上焦中焦也。上焦出胃上口，中焦亦并胃中，故曰胃之两焦。"[③] 卫气究竟出于上焦，还是下焦？学界至今仍聚讼不休，我们暂且搁置不论。但从"谷入于胃，其精微者，先出于胃"及上述三家所作之注释来看，该段经文之文义是：食物入胃之后，其精微物质先由胃吸收，然后输送到"两焦"，形成营卫二气，继之灌溉五脏，营养全身。

《素问·经脉别论》又说："饮入于胃，游溢精气，上输于脾，脾气散精，上归于肺。"马莳注云："所食之谷有精气，则所饮之水亦有精气，方其饮入于胃，其精微之气游溢升腾，上输于脾，盖脾附于胃之右，比胃为上，故脾气散精，上归于肺。"[④] 张介宾注曰："游，浮游也。溢，涌溢也。水饮入胃，则其气化精微，必先输运于脾，是谓中焦如沤也。脾乃散气，上如云雾，而

① 杨上善.黄帝内经太素 [M].北京：科学技术文献出版社，2000.
② 张介宾.类经 [M].北京：人民卫生出版社，1965.
③ 张隐庵.黄帝内经灵枢集注 [M].上海：上海卫生出版社，1957.
④ 马莳.黄帝内经素问注证发微 [M].北京：科学技术文献出版社，1999.

归于肺，是谓上焦如雾也。"①高士宗亦曰："饮入于胃，与食不同，游溢胃腑之精气，而上输于脾。脾气散胃腑之精，而上归于肺。"②可见，该段经文是说：饮入胃之后，其精微之气从胃"浮游""涌溢"而出，然后上输于脾，继之上归于肺。"游溢精气"即"精气游溢"也。对此，廖育群先生曾十分精辟地说道："应该注意到，被'饮'之物并非只是 H_2O，还有酒、药、液体食物等各种，其中如含有醇、挥发油、芳香烃等物质，可由胃壁直接吸收，迅速发生反应，这才是'游溢精气'的本意。"③

综上所述，《内经》时代人们的确认为水谷精微的吸收是在胃部进行的，并且直到晚清时代的王清任也仍持这种认识。不仅如此，传统中医学还认为，上焦也参与了水谷精微的输布。如《灵枢·平人绝谷》在描述了胃的大小、长短、容量之后，紧接着又说："上焦泄气，出其精微，剽悍滑疾。"《灵枢·决气》说："上焦开发，宣五谷味，熏肤充身泽毛，若雾露之溉，是谓气。"《灵枢·痈疽》也说："上焦出气，以温分肉而养骨节，通腠理。"所有这些，都以无可辩驳的证据表明上焦是水谷精微运输、布散的一个重要渠道和途径。那么，王清任是否也这样认为呢？

虽然王清任所说的"津门""津管"是指现代解剖学的哪一个器官实体，我们现在尚不敢完全肯定，但让人颇感兴奋的是，王清任明确指出"津门上有一管，名曰津管，是由胃出精汁水液之道路""精汁由胃出津门，生精生血"，而他所指称的"津门""津管"与《内经》所说的"上焦如雾"有何关系呢？

可以很容易地看出，王清任所认为的"由胃出精汁水液之道路"的"津管"位于现代解剖学所说的小网膜之内。廖育群先生认为：在小网膜左部形

① 张介宾.类经 [M].北京：人民卫生出版社，1965.
② 高士宗.黄帝素问直解 [M].北京：科学技术文献出版社，1998.
③ 廖育群.岐黄医道 [M].沈阳：辽宁教育出版社，1991.

成的肝胃韧带中，包裹着胃左右动脉、静脉、胃上淋巴结和神经等；而右部形成的肝十二指肠韧带中，包裹着胆总管、肝固有动脉、门静脉以及淋巴和神经等，二者都是由"不实之肉"所构成的，均具有"膲""渎"之性质①，小网膜就是中医学所说的"上焦"之解剖实体。换句话说，在连血液循环都未能发现，更勿说营养物质的吸收、输布有何"科学性"认识可言的中国古代，只好将这些管道视为吸收营养物质的重要途径。

在《医林改错》中，王清任对古代医籍中关于脏腑解剖的记载诟病最多的就是三焦。他说："其论三焦，更为可笑。《灵枢》曰：手少阴三焦主乎上，足太阳三焦主乎下。已是两三焦矣。《难经·三十一难》论三焦：上焦在胃之上，主内而不出；中焦在胃中脘，主腐熟水谷；下焦在脐下，主分别清浊。又云：三焦者，水谷之道路。此论三焦是有形之物。又云：两肾中间动气，是三焦之本。此论三焦是无形之气。在《难经》一有形、一无形，又是两三焦。王叔和所

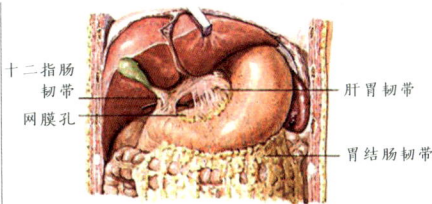

十二指肠韧带
网膜孔
肝胃韧带
胃结肠韧带

图28：小网膜

---

① 廖育群.岐黄医道[M].沈阳：辽宁教育出版社，1991.

谓有名无状之三焦者，盖由此也。至陈无择以脐下脂膜为三焦，袁淳甫以人身著内一层，形色最赤者为三焦，虞天民指空腔子为三焦，金一龙有前三焦、后三焦之论。论三焦者，不可以指屈，有形无形，诸公尚无定准，何得云手无名指之经，是手少阳三焦之经也？其中有自相矛盾者，有后人议驳而未当者。"[①]所以，王清任"不论三焦"，因为"无其事也"。

但在王清任所绘制的"亲见改正脏腑图"中却有"出水道""气府""津管"，分别指的是现代解剖学的大网膜、肠系膜和小网膜，并认为认尿液的形成（"出水道"）、饮食水谷的腐熟（"气府"）、水谷精微的输布（"津管"）分别是由它们承担、完成的。而自《内经》以来，传统中医学就一直认为上焦的功能之一是输布水谷精微、中焦主腐熟水谷（《难经·三十一难》）、尿液是"循下焦而渗入膀胱"（《灵枢·营卫生会》）的。笔者在《三焦真原》一文中指出，中医三焦的解剖实体是小网膜（上焦）、大网膜（中焦）、肠系膜（下焦），也就是王清任所说的"津管""气府""出水道"[②]。也就是说，根本不承认三焦一腑存在的王清任，也认为饮食水谷的腐熟、水谷精微的吸收、尿液的形成是由大网膜、小网膜、肠系膜承担完成的。

通过上面的比较和分析，我们完全可以有把握地说：在水液代谢、水谷消化、精微吸收方面，王清任并未超过《内经》时代的认识水平，几乎没有什么高明或过人之处。

⊙ 血液循环

（1）动脉为"气管"

《医林改错·会厌左气门右气门卫总管荣总管气府血府记》说："肺管之

① 《医林改错·脏腑记叙》
② 张效霞. 三焦真原 [J]. 山东中医药大学学报, 2005, 29 (5): 342.

后，胃管之前，左右两边凹处，有气管两根，其粗如箸，上口在会厌之下，左曰左气门，右曰右气门……左气门、右气门两管，由肺管两旁下行至肺管前面半截处，归并一根，如树两杈归一本，形粗如箸，下行入心，由心左转出，粗如笔管，从心左后行，由肺管左边过肺入脊前，下行至尾骨，名曰卫总管，俗名腰管。自腰以上，向腹长两管，粗如箸，上一管通气府，俗名鸡冠油……下一管，大约是通男子之精道、女子之子宫。独此一管，细心查看，未能查验的确，所以疑似，以俟后之业医者，倘遇机会，细心查看再补。卫总管，对背心两边有两管，粗如箸，向两肩长；对腰有两管，通连两肾；腰下有两管，通两胯；腰上对脊正中，有十一短管连脊，此管皆行气、行津液……卫总管，行气之府，其中无血……卫总管之前，相连而长，粗如箸，名曰荣总管，即血管，盛血，与卫总管长短相等，其内之血，由血府灌溉。"

王清任此处所说的"管"，都是血管。"左右气门"即是左、右颈总动脉；其下行归并一根而入心脏者指的是从左心室发出的主动脉；由心脏左边转出、下行至尾骨的"卫总管"是指降主动脉；"自腰以上，向腹长两管"，上管通"气府"者指的是肠系膜上动脉；下管通"精道"而"未能查验的确"者可能是指肠系膜下动脉；"卫总管"向"向两肩长"者是指左右锁骨下动脉；"卫总管"通两肾之管是指左右肾动脉；"卫总管"通两胯之管是指左右髂总动脉；"卫总管"通脊骨的十一短管是指肋间动脉；"荣总管"指的是下腔静脉。

其至还认为："头面四肢按之跳动者，皆是气管，并非血管。如两眉棱骨后凹处，俗名两太阳，是处肉少皮连骨，按之跳动，是通头面之气管。两足大指、次指之端，是处肉少皮连骨，按之跳动，是通两足之气管。两手腕横纹高骨之上，是处肉少皮连骨，按之跳动，是通两手之气管。"[1]这里的"头

①《医林改错·合脉说》

面之气管"指的是颞动脉;"两足之气管"是指足背动脉;"两手之气管"是指桡动脉。

显而易见,王清任认为动脉是气管,是"行气之府,其中无血";只有静脉才是血管,得出的结论是"气管行气,气行则动;血管盛血,静而不动"。所以,他根本不可能知道动脉的功能,也不可能发现动脉与心脏的关系,更不可能了解心脏的跳动与血液循环的真实情况。

"西方医学之父"希波克拉底知道身体内存在着动脉,但他认为其中流动着空气,动脉即含有空气的脉管,动脉的名称即由此而得(artery 拉丁文为 arteria,ar 为空气,teria 为保持之意)。这是因为动脉血管管壁厚,弹力强,人或动物死后,动脉管壁因弹力而收缩,将动脉中的血液驱挤到静脉内而排空,尸体解剖所看见的动脉是空的,故认为动脉是"气管"。阿尔图罗·卡斯蒂廖尼所著《医学史》说:"希波克拉底学派的解剖知识,是建立在动物解剖经验上的……'动脉'一词主要是用作表达气管和支气管的意思。后来,凡是认为含气的血管都用这个名称,因为当时看到人死后这种含气的血管是空的。"[1]可见,王清任对血管的解剖水平,尚处于希波克拉底时代。

在传统中医理论里,动脉和静脉没有完全分开,只是笼统地认为"脉者血之府"[2],但同时又认为经脉既能行血又能行气,是气血运行的通道。脉内以行血为主,以气为先导;脉外以行气为主,以血为依托。脉内之血是由营气"泌其津液,注之于脉,化之为血",脉外之气是"水谷之悍气也,其气慓疾滑利,不能入于脉也"。脉内流血,脉外行气,即是"营行脉中,卫行脉外"。气能生血,又能摄血、行血,血赖气生,赖气以行。气是血液运

---

①(意大利)阿尔图罗·卡斯蒂廖尼著.程之范,甄橙主译.医学史[M].南京:译林出版社,2013.
②《素问·脉要精微论》

行的动力，气行则血行。比较圆满地解释了血液的运行动力及针刺治疗疾病的机制。在这一点上，甚至可以说，王清任认为的动脉是气管、静脉才是血管的认识，是一种历史的倒退，几乎没有多少实际的理论意义和实践价值。

（2）"心脏无血"说

《医林改错》中，有以问答形式写成的《心无血说》。王清任的朋友薛文煌对"古人论生血之源，有言心生血、脾统血者，有言脾生血、心统血者"，颇为迷惑，"不知宗谁"？王清任回答说："皆不可宗。血是精汁入血府所化，心乃是出入气之道路，其中无血。"薛文煌又问道："诸物心皆有血，何独人心无血？"古方遂心丹"以猪心血和为丸，岂不是猪心有血之凭据？"王清任答曰："此古人之错，非心内之血，因刀刺破其心，腔子内血流入于心，看不刺破之心，内并无血，余见多多。试看杀羊者，割其颈项，不刺心，心内亦无血。"换成现在的语言就是：用刀刺破心脏而死的猪心内所看到的血，是因为胸腔内的血液流入于心脏内所致，并不是心脏内原来就有血液；割头宰杀的羊，不刺破其心，心脏内也无血。"素知医"的薛文煌，不屑与王清任争辩，"点首而别"。王清任自以为说服了薛文煌，于是提出了"心无血"的荒谬观点。

对此，有人评论说："'心无血'说，这种'想当然耳'学说的创立，使他认为'古人论生血之源，有言心生血、脾统血，或脾生血、心统血，皆不可宗'，而一概加以否定，为了证实其本身言论的确凿，还煞有其事的解释曰："因刀刺破其心，腔子内血流入于心，看不刺破之心内并无血"，并强调是亲身观察的结果，故云"余见多多"，此"古人之错"也。他竟把医学中之正确部分改成错改的理论。"[1]

以现在的解剖生理知识来分析，王清任之所以会有"心无血"这种错误

---

① 也平.关于王清任的功过问题——对《学习王清任先生实事求是的治学态度和大胆创造的革命精神》一文的意见[J].福建中医药，1962，7（3）：20.

的认识，是由于人死亡之后，心肌还能保持一定时间的兴奋性，可以将心脏中残留的血液挤压到静脉内，而静脉内的血液很快就会凝固，无法回流到心脏，致使造成"心无血"而"胸腔有瘀血"的假象。

记载《欧希范五脏图》来历的《史记标注》说："心有大者、小者、方者、长者、斜者、直者，有窍者、无窍者，了无相类。惟希范之心，则红而锤，如所绘焉。"[1]说心脏有"有窍者、无窍者"可能是受"慧人心多窍，愚人心无窍"的旧观念所束缚，也可能是在解剖某些心脏时，只切开心壁肌肉而未深入到心腔，以致误为该心"无窍"。

在《内经》中，没有明确指出心脏内是否有血，而是有"心主血脉"[2]"心者……其充在血脉"[3]"心之合脉也"[4]"心藏血脉之气"[5]"心主脉"[6]"心合脉"[7]等笼统性的文字。但中医学界很早就在《中医基础理论》教材中指出："在血液循环方面，提出'心主身之血脉'（《素问·痿论》）的观点，认识到血液在脉管内是'流行不止，环周不休'（《素问·举痛论》）的。对动静脉也有一定的认识。以上这些认识比英国哈维在公元1628年（明崇祯元年）发现血液循环早一千多年。"[8]

对此，笔者在《"心主血脉"是解剖学发现吗》一文中明确指出："心主血脉"是五行归类的结果，中国古代科技发展水平决定了中医不可能从解剖学上认识到心脏具有主持血液循环的功能，将"心主血脉"解释为是在解剖方法启导下而得出的关于脏腑功能认识的观点及将其与"血液循环"相等同

---

① 丹波元胤.中国医籍考[M].北京：人民卫生出版社，1956.
②《素问·痿论》
③《素问·六节脏象论》
④《素问·五脏生成》
⑤《素问·平人气象论》
⑥《素问·宣明五气》
⑦《灵枢·五色》
⑧ 印会河主编.中医基础理论[M].上海：上海科学技术出版社，1984.

的说法，是将西医学理论比附于中医而得出的错误结论①。

王清任的"心无血说"，也可以作为直到晚晴时代中医学不可能从解剖学上认识到心脏具有主持血液循环的功能的证据。试想，王清任是晚清时代在北京颇负盛名的一代名医，他对中医理论精神实质的理解、顿悟，可以毫不客气地说绝不逊色于当今的任何一位中医大家。如果在他的潜意识中认为心具有主宰全身血液运行的功能，那么他一定不会冒天下之大不韪说"心无血"的。这说明王清任根本不可能知道血液循环的机制，所以他才发问说："若以流通论，此处血真能向彼处流，彼处当有空隙之地。有空隙之地则是血虚，无空隙之地血流归于何处？"②

（3）"胸腔血府说"

《医林改错·亲见改正脏腑图》"血府图"说："膈膜以上，满腔皆血，故名血府。"

"血府"记解释说："血府即人胸下膈膜一片，其薄如纸，最为坚实，前长与心口凹处齐，从两胁至腰上，顺长如坡，前高后低，低处如池，池中存血，即精汁所化，名曰血府。"

"血府"的血液通过"荣总管"输布全身。"荣总管"位于"卫总管之前，相连而长，粗如箸"，"与卫总管长短相等，其内之血，由血府灌溉③。"荣总管"还进一步分支为"散布头面四肢，近皮肉长"的"周身血管"，"血自血府入荣总管，由荣总管灌入周身血管，渗于管外，长肌肉也"④。

从王清任所绘图形及描述来看，"血府"就是胸腔。之所以会有这种认识，是因为被刑戮者尸首的横膈膜上面的胸腔内蓄积有瘀血，于是便认为胸腔就

---

① 张效霞."心主血脉"是解剖学发现吗 [J].江西中医学院学报，2005；17（2）：8.
②《医林改错·气血合脉说》
③《医林改错·会厌左气门右气门卫总管荣总管气府血府记》
④《医林改错·气血合脉说》

青囊

菊天下

是化生和贮存血液的地方，并臆造出了"血府"这一前人根本没有提及的"新器官"。

《针灸大成》的"五脏六腑及十二经脉与脏腑分图"源于宋代的《存真图》，我们试将其有关心脏、血管的论述与《医林改错》做一比较。

《针灸大成·五脏六腑》说："心重十二两，七孔三毛，形如未敷莲花，居肺下膈上，附脊第五椎。心包络，在心下横膜之上、竖膜之下，与横膜相黏而黄脂幔裹者，心也。外有细筋膜如丝，与心肺相连者，包络也。"[1]这些说法，即使在王清任看来，也未必正确，但从心脏分别发出有"肺系""肾系""肝系""脾系"来看，似可推知杨继洲认为"血脉为心所主"，与肺、肾、肝、脾有着密切的关系。较之王清任所谓的"胸腔余留腔隙是血府""动脉是气管""心无血"等认识，似乎还要高明一些。

总之，王清任对心脏、血管等的认识只是一些大体粗疏的描述，有些甚至近似荒唐。这说明直到王清任时代，中国的解剖技术尚没有达到完全穷尽人体血管的水

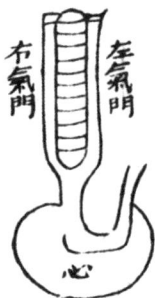

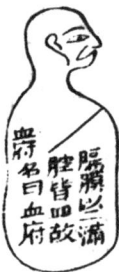

图29：《医林改错》血府图

---

[1] 杨继洲.针灸大成[M].北京：人民卫生出版社，1963.

平，更谈不上发现与人体脏器实体结构相
适应的生理功能了。历史唯物主义认为："我
们只能在我们时代的条件下进行认识，而
且这些条件达到什么程度，我们便认识到
什么程度。"①换言之，人类的认识水平是
与其所处的历史时代相适应的，绝不可能
超越时代而发展。

　　在我国，迨至王清任《医林改错》刊
行的 1830 年以前 4000 余年的历史长河中，
社会生产力和科技发展水平从来也没有提
供比《内经》时代更高的手段或技术来提
高人们的认识能力，只能依靠肉眼直接观
察，这使得认识的范围及深度受到极大限
制。就通过解剖来探讨脏腑结构与功能而
言，受冶金技术限制，制造不出合用的解
剖用刀，"庖丁解牛"所用之刀虽然不失锋
利，但毕竟是用于屠宰，要想以之来达到
将组织、血管、神经、肌肉等剥离得一清
二楚、全面了解的水平是根本不可能的。
正如恩格斯所说："整个古代……在植物学、
动物学、人体和动物解剖学中，直到那时
还只是搜集事实和尽可能有系统地整理这
些事实。生理学只要超出最显而易见的事

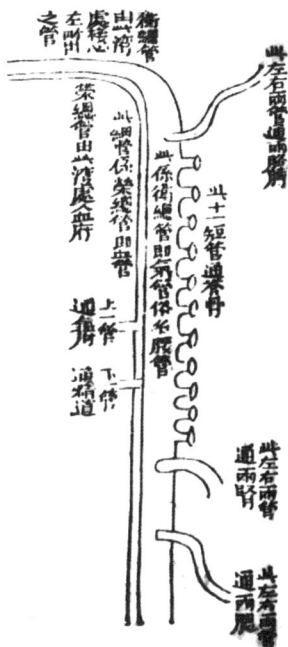

图 30 :《医林改错》血管图

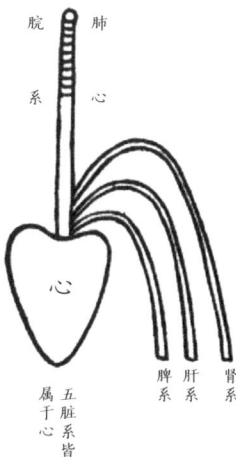

图 31 :《医林改错》心脏图

---

① 恩格斯 . 自然辩证法 [M]. 北京 : 人民出版社，1971.

73

情（例如，消化和排泄）便是十足的臆测：在甚至血液循环都还不知道的时候，也不能不是如此。"[1]

◉ 呼吸生理

《会厌左气门右气门卫总管荣总管气府血府记》开篇就说："知脏腑体质，先明出气、入气与进饮食之道路。""咽嗌饮食入胃，人所共知，惟喉候气之出入一节，殊欠明白。"王清任于是对"出气""入气"的道路进行了较为详细的观察，在《亲见改正脏腑图》中云："肺管至肺分两杈，入肺两叶，直贯到底，皆有节。肺内所存，皆轻浮白沫，如豆腐沫，有形无体。两大叶大面向背，小面向胸，上有四尖向胸，下一小片亦向胸。肺外皮实无透窍，亦无行气之二十四孔。"

《会厌左气门右气门卫总管荣总管气府血府记》又说："肺两叶大面向背，上有四尖向胸，下一小片亦向胸，肺管下分为两杈，入肺两叶，每杈分九中杈，每中杈分九小杈，每小杈长数小枝，枝之尽头处，并无孔窍。其形仿佛麒麟菜，肺外皮亦无孔窍，其内所存，皆轻浮白沫，肺下实无透窍，亦无行气之二十四孔。"

对此，中医学术界认为"王清任观察到肺是两叶，改正了古人认为肺有六叶两耳的错误。他所论证的肺管及其逐级分枝，就是现代生理解剖学上的气管、支气管、细支气管，尽管所说的数字与实际数目不相符合，但对支气管，尤其是细支气管的描述，都是前人没有论述过的"[2]。但笔者不禁要问：肺内枝杈"尽头处，并无孔窍""肺外皮亦无孔窍""肺下实无透窍"，肺怎么"行诸脏之气"呢？"肺内所存，皆轻浮白沫"，肺又是如何容纳呼吸之气的呢？

---

① 恩格斯.自然辩证法[M].北京：人民出版社，1971.
② 陕西省中医研究院注释.医林改错注释[M].北京：人民卫生出版社，1976.

不仅如此，王清任认为"先贤论吸气则肺满，呼气则肺虚"，也是错误的；应该为"人气向里吸，则肚腹满大，非肺满大；气向外呼，则肚腹虚小，非肺虚小"。甚至以为"出气、入气、吐痰、吐饮、唾津、流涎，与肺毫无干涉"，"古人误以咳嗽、喘急、哮吼等症，为肺病"，王清任也认为其实与肺没有关系的。"痰饮津涎，本气管中物，古人何以误为肺中物？因不知肺管前有气管相连而长，只知痰饮津涎自胸中来，便疑为肺中物，总是未亲见脏腑之故。"所有这些，都说明王清任不仅没有搞明白呼吸生理，而且连肺与呼吸的关系，都完全没有提及，反而犯了把血管当作气管的严重"错误"。

宋代的《朱提点内境论》说："喉应天气，为肺之系，下接肺经，为喘息之道，白喉咙而通于肺，肺下无窍，四有空行，以分布清浊之气而为气管。"[①]《医贯·内经十二官论》云："喉下为肺，两叶白莹，谓之华盖，以覆诸脏，虚如蜂窠，下无透窍，故吸之则满，呼之则虚，一吸一呼，本之

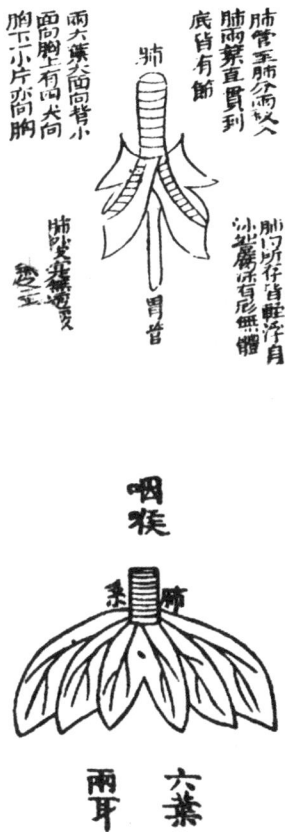

肺管至肺分两叉
肺两叶大面向背
肺门所存肾寄浮肉
胸下小片亦向胸
两大叶大面向脊小
离肺两有两大向
沙皮嫩涩有毛无孔
底皆有节
肺内藏气管通咽

咽喉
系
肺

六
叶

两
耳

图32：《医林改错》肺脏图

① 中华道藏·第十九册[M].北京：华夏出版社，2004.

有源，无有穷也，乃清浊之交运，人身之橐籥。"① 《医旨绪余》云："喉主出纳，以应天气，而为肺之系，下接肺经，为喘息之道路，自喉咙而通于肺，肺下无窍而有空，行列分布诸脏清浊之气，以为气管。"②

在《内经》时代或之前，人们通过宰杀动物即可认识到：位居于胸腔中与气管、喉咙相通的肺脏，在一张一翕地做着有节律的运动，而"喉主天气"③"喉咙者，气之所以上下者也"④"口鼻者，气之门户也"⑤，由此可以比较容易地得出"天气通于肺"⑥"诸气者皆属于肺"⑦"肺者气之本"⑧之类的说肺脏具有从自然界吸入清气功能的理论认识。

肺主司呼吸之气，自口鼻出入，"是如此明确地关联到躯体的表面，乃至毫无疑义地会被每一个正常的人所感知，并十分容易地即可了解到呼吸与生命的必然联系。然而要想正确地解释呼吸生理，则必须对肺循环及气体交换有所认识。否则，就不可能设想呼吸过程仅仅是在肺部完成的。如果气体仅仅是被吸入肺中遂即呼出，呼吸的意义又何在呢？对于中国古代医学来说，其认识水平恰恰是处于这样的阶段……"⑨因此，《内经》时代的医家，为了解释肺脏何以具有主司呼吸之气的功能，只好从肺脏自身之外另外寻找其动力机制。于是认为肺脏是在宗气或大气的鼓动下才具有主司呼吸之气的功能的。

如《灵枢·邪客》曰："五谷入于胃也，其糟粕、津液、宗气分为三隧。

---

① 赵献可.医贯[M].北京：人民卫生出版社，2005.
② 孙一奎.医旨绪余[M].南京：江苏科学技术出版社，1983.
③《素问·太阴阳明论》
④《灵枢·忧恚无言》
⑤《灵枢·口问》
⑥《素问·阴阳应象大论》
⑦《素问·五脏生成》
⑧《素问·六节脏象论》
⑨ 廖育群，傅芳，郑金生.中国科学技术史·医学卷[M].北京：科学出版社，1998.

故宗气积于胸中，出于喉咙，以贯心脉，而行呼吸焉。"《灵枢·五味》云：
"谷始入于胃，其精微者，先出于胃，之两焦，以溉五脏，别出两行，营卫
之道。其大气之抟而不行者，积于胸中，命曰气海，出于肺，循喉咽，故呼
则出，吸则入。"《灵枢·刺节真邪》云："用针之类，在于调气，气积于胃，
以通营卫，各行其道。宗气留于海，其下者注于气街，其上者走于息道。"《内经》
以降以至晚清，历代医家也大都认为鼓动肺脏使之呼吸的是宗气或大气。如
孙一奎《医旨绪余·宗气营气卫气说》云："宗气者，为言气之宗主也。此
气抟于胸中……肺得之而为呼，肾得之而为吸……惟此宗气，主呼吸而行脉
道。"[1] 张志聪云："上焦之宗气与下焦之生气相通，而行呼吸者也。"[2]《医
宗金鉴·删补名医方论》曰："大气之积于胸中，司呼吸，通内外，周流一身，
顷刻无间之宗气者是也。"[3] 张锡纯云："大气积于胸中，为后天全身之桢干，
《内经》所谓宗气也。"[4] "大气者，充满胸中，以司呼吸之气也。"[5]

　　总之，传统中医学认为，宗气积于胸中，包举肺外，人体的呼吸运动是
有节奏的一呼一吸，而肺叶节律性的张缩，全赖宗气鼓动肺脏使之呼吸。宗
气司呼吸之枢机，实为肺脏呼吸之原动力，且循喉咽，故凡语言、声音、呼
吸之强弱，均与大气的盛衰有关。宗气总统人的呼吸、心跳、脉搏，是人体
全身之气运行的动力，为生命之所系，而呼吸、心跳、脉搏则为宗气之外征，
与生命同在。一方面，全身之气依赖宗气的推动，另一方面，全身诸气汇聚
于宗气，而朝宗于气海。营气、卫气虽与宗气并出一源，但营卫的运行靠宗
气的推动。

　　传统中医理论的这些认识，若以现代解剖生理学知识来衡量，也许是"荒

① 孙一奎.医旨绪余[M].南京：江苏科学技术出版社，1983.
② 张志聪.侣山堂类辨[M].南京：江苏科学技术出版社，1982.
③ 吴谦.医宗金鉴[M].北京：人民卫生出版社，1963.
④ 张锡纯.医学衷中参西录·中册[M].石家庄：河北科学技术出版社，1985.
⑤ 张锡纯.医学衷中参西录·上册[M].石家庄：河北科学技术出版社，1985.

谬"的，但较之王清任《医林改错》认为的"肺与呼吸无关"等论述，显然要高明得多。

⊙ 神经脑髓

《医林改错·口眼歪斜辨》说："凡病左半身不遂者，歪斜多半在右；病右半身不遂者，歪斜多半在左。此理令人不解，又无书籍可考。何者？人左半身经络上头面从右行，右半身经络上头面从左行，有左右交互之义。余亦不敢为定论，以待高明细心审查再补。"这与现代解剖学大脑锥体束交叉的论述非常吻合——即大脑左半球管理右侧机体的运动，大脑右半球管理左侧机体的运动。

《医林改错·脑髓说》在李时珍"脑为元神之府"、金正希"人之记性皆在脑中"、汪切庵"今人每记忆往事，必闭目上瞪而思索之。脑髓中一时无气，不但无灵机，必死一时，一刻无气，必死一刻"等论述的基础上，明确提出了"灵机记性在脑"的观点。这是王清任的"解剖学"最为人称道和赞许之处。早在 1937 年，蔡百星先生就说："勋臣未有解剖学识，仅恃有限之目力，视察人身脏腑，以改古人之错，而其所著论说，有出于臆度者，有出之武断者，故古籍有错，《医林改错》之中亦有错……其所叙述五篇，除津门津管篇、脑髓篇，语虽未详，尚有道着之处，其余则多误会而错解也。"[1] "王清任在本文中，十分明确地提出'灵机记性不在心在脑'的论点，并列举了五官的某些生理和病理与脑的联系，举出痫、厥等病与脑的关系等；论证了脑髓的生成及其主灵机记性的生理功能。这是祖国医学在对心与脑的认识上的一大进步，也是王氏对祖国医学的一大贡献。""至此，祖国医学对神与脑

---

① 蔡百星. 辨正《医林改错》之错 [J]. 国医砥柱月刊，1937，（5）：30.

的认识，在解剖学、生理学方面，发生了一个转折。"①就连哲学界、史学界的学者也给予了极高的赞誉："以'脑髓'和'心脏'的亲手剖验为基础，发扬祖国古代脑髓学说的有价值遗产，对感官生理学、大脑运动中枢的机能定位和幼儿脑生理、心理学都有独创的新研究，揭示了'意'（意识）、'知识'是脑的机能与属性的原理，为我国脑髓说提供了唯物主义脑髓生理学的解剖依据，并为批判唯心论先验论和宗教神学提供了强有力的中医科学的依据。说他创我国近代脑生理学、幼儿脑心理学之开端，亦不为过。"③

其实，在西汉末年成书的纬书《春秋元命苞》中早已明确将"神"与"脑"联系在了一起："脑之为言在也，人精在脑。""头者，神所居，上员象天，气之府也。"④其后，在道家著作中，关于脑主神、主思维的论述屡见不鲜，如《云笈七签·三洞经教部·上清黄庭内景经》"至道章"云："泥丸百节皆有神……脑神精根字泥丸……一面之神宗泥丸。"《云笈七签·太上老君内观经》云："太一帝君在头，曰泥丸君，总众神也。照生识神，人之魂也……照诸百节，生百神也，所以周神，神不空也。"⑤可见，中国人并非不知脑主神、主思维，反而可以说脑主神、主思维是中国人固有的看法。为什么中医学直到今天仍然说"心主神明"而不说"脑主神明"呢？

笔者在《奇恒之腑考辨》一文中指出：脏腑之本义是指人体胸腹腔内的器官，脑这一"奇恒之腑"（即五脏六腑之外的意思）不位于胸腹腔内，不论是从脏腑之本义，还是从脏腑系统的最终确立来看，均不得将其作为脏腑系统的组成部分⑥换言之，在中医学中，"脑"连属于脏腑的"资格"都不具备，

① 项长生，汪幼一．祖国医学对"神"与脑的认识[J]．中华医史杂志，1986，（2）：93．
② 何玉德．再谈王清任是中国近代"脑髓说"的真正创立者——兼评方以智对"脑髓"的认识．复旦学报（社会科学版），1992，（4）：56．
③ 安居香山，中村璋八辑．纬书集成·中[M]．石家庄：河北人民出版社，1994．
④ 张君房．云笈七签[M]．济南：齐鲁书社，1988．
⑤ 张效霞，杨庆臣．奇恒之腑考辨[J]．北京中医药大学学报，2003，（1）：22．
⑥ 陕西省中医研究院注释．医林改错注释[M]．北京：人民卫生出版社，1976．

也就更谈不上将"主神明"的功能赋予脑了。王清任可谓深谙此理,故他在《医林改错·脑髓说》开篇即云:"灵机记性不在心在脑一段,本不当说,纵然能说,必不能行。欲不说,有许多病,人不知其源,思至此,又不得不说。不但医书论病,言灵机发于心,即儒家谈道德,言性理,亦未有不言灵机在心者。"[①]

综上所述,王清任有关脏腑形态结构、功能的论述较之《内经》并没有质的飞跃,甚至尚不及《内经》时代的水平,这可以说是王清任屡遭后人诽谤和讥笑的根本原因。正如廖育群先生所说的那样:"仅就脏器观察这一事件本身而论,王清任实际上是重复了古人的工作,只不过由于人们疏漏了古代的考察,才以为王清任为一帜新树。"[②]

四、"方效论错"的解读分析

《医林改错·辨方效经错之源论血化为汗之误》记载王清任的"胞侄作砺来京,见《脏腑图记》,问曰:伯父所绘之图,经络是气管,皆本于卫总管,由卫总管散布周身,是周身经络通连,并非各脏腑长两经。侄思古人若不明经络,何以张仲景著《伤寒》,按足六经之现症,立一百一十三方,分三百九十七法,其方效者颇多?侄不解其理。余曰:尔看其首篇,细心研究,便知其方效论错之理"。王清任的侄子"又问:仲景论胸胁痛、耳聋、口苦、寒热往来而呕,其症在半表半里,是足少阳胆经之症,用小柴胡汤治之,其方神效。侄思此症,若不在胆经,其方又神效。若在胆经,胆又居膈膜之下,

① 陕西省中医研究院注释.医林改错注释[M].北京:人民卫生出版社,1976.
② 廖育群主编.中国古代科学技术史纲·医学卷[M].沈阳:辽宁教育出版社,1996.

其痛又在胸胁，此一段余又不明白。余曰：尔看脏腑图，膈膜以上之血府便明白。邪热入于血府，攻击其血，故胸胁作痛；邪向血内攻，血向外抗拒，一攻一拒，故寒热往来；热灼左右气门，气上下不通，故呕而口苦；邪热上攻，故耳聋目眩。柴胡能解血府之热，热解汗自出，邪随汗解，故效甚速。此亦是方效经错之明证"。

可见，所谓"方效论错"，即处方有效而理论错误。如果以王清任这些论述作为衡量标准，那么他同样存在着"方效论错"——对脏腑解剖与生理的认识大都是错误的，而创立的方剂却有着很高的临床疗效。

"近代经方派实验大师"张锡纯曾这样评价王清任的学说："玉田王清任著《医林改错》一书，立活血逐瘀诸汤，按上、中、下部位，分消瘀血，统治百病，谓瘀血去而诸病自愈。其立言不无偏处，然其大旨则确有主见，是以用其方者，亦多效验。"[①]

现代著名的老中医蒲辅周先生在《介寿堂随笔》中也说："王清任先生苦心于医，积有心得，值得学习和尊敬，但仅观察数十具不完整的尸体，而确定古人皆非，殊属自矜太过。其图，证之现代解剖亦有未合，且将七情六淫为病一概抹杀，只论血滞血瘀，未免太简单化了。""全书理论也有可贵之处，所创立方法，颇有深得《内经》之义者，有价值，可作临床、研究之参考。书中诸方，余采用多年，有效者，有不效者，未如所言之神也。"（读《医林改错》书后）

《医林改错》全书载方33首，其中王清任自创的新方有31首，加减化裁古人治疗妇产科疾病的方剂2首。王清任所创立的这些方剂，最为世人所称道。在这些方剂中，最主要的是3个方子，正如王清任自己所说："立通窍活血汤，治头面四肢周身血管血瘀之症；立血府逐瘀汤，治胸中血府血瘀

青囊

菊天下

---

① 张锡纯.医学衷中参西录·上册[M].石家庄：河北科学技术出版社，1985.

之症；立膈下逐瘀汤，治肚腹血瘀之症。"为什么要这样呢？王清任自己说："余不论三焦者，无其事也。在外分头面四肢，周身血管；在内分膈膜上、下两段，膈膜以上，心肺咽喉，左右气门，其余之物，皆在膈膜以下。"[1]换言之，通窍活血汤、血府逐瘀汤、膈下逐瘀汤三个方剂与脏腑不能一一对号入座，只能采用在外以头面四肢、在内以横膈膜为界作为区分人体疾病部位的方法来对他所创立的方剂进行分类，自称"非治病全书，乃记脏腑之书"[2]的《医林改错》中指责古人"脏腑错误"的一万余字有关脏腑解剖生理的内容，似乎不足以对中医临床治疗产生什么具体影响。

王清任所发明的一系列活血化瘀方剂，治疗疾病确实有效，至今仍被中医临床学家所推崇。这实在是与王清任撰著《医林改错》的初衷相违背，甚至背道而驰。王清任自己说他创立的这些方剂仅仅是写作《医林改错·脏腑图记》后捎带的"副产品"："记脏腑后，兼记数症"[3]，"余何敢云著书，不过因著《医林改错·脏腑图记》后，将平素所治气虚、血瘀之症，记数条示人以规矩"[4]。真正的目的是让学习中医的人"临症有所遵循，不致南辕北辙，出言含混"，所谓"一见此图，胸中雪亮，眼底光明"[5]，想"令人知外感内伤，伤人何物；有余不足，是何形状"[6]，也就是让人"知脏腑体质"（即形态），具体说即为"左气门、右气门、血府、气府、卫总管、荣总管、津门、津管、总提、遮食、珑管、出水道，在腹是何体质？有何用处？"[7]尽管王清任对这些都做了力所能及的描述，但由于根本无法把解剖发现与临床实践有机结合起来，所以王清任最后不得不以"所伤者无非气血"来

①《医林改错·方叙》
②《医林改错·自序》
③《医林改错·自序》
④《医林改错·方叙》
⑤《医林改错·脏腑记叙》
⑥《医林改错·自序》
⑦《医林改错·气血合脉说》

做回答。

王清任认为"气"是人体生命的本源，他在《半身不遂本源》中说："人行坐动转，全仗元气。若元气足，则有力；元气衰，则无力；元气绝，则死矣。"还认为血瘀与气虚有着密切的关系，他说："元气既虚，必不能达于血管，血管无气，必停留而瘀。"[1]因此，"治病之要诀，在明白气血。无论外感、内伤，要知初病伤人何物，不能伤脏腑，不能伤筋骨，不能伤皮肉，所伤者无非气血"[2]；治疗疾病的奥妙在于"审气血之荣枯，辨经络之通滞"[3]，若"周身之气，通而不滞，血活而不瘀，气通血活，何患病之不除。"[4]所以，王清任创制的方剂，多以行气补气、活血化瘀为主。

其实，传统中医学自《内经》时代开始，就非常重视气血理论。《素问·调经论》说："人之所有者，血与气耳……血气不和，百病乃变化而生。"说明气血既是人体生理所必需的，又是疾病发生的重要原因。《素问·至真要大论》说："谨守病机，各司其属……必先五脏，疏其血气，令其调达，而致和平。"强调治病的关键是调和气血，令气血通调畅达而趋于正常。《素问·阴阳应象大论》说："审其阴阳以别柔刚，阳病治阴，阴病治阳；定其血气，各守其乡；血实宜决之，气虚宜掣引之。"治病必求其本，病之本在于阴阳失其"阴平阳秘"的"稳态"，而阴阳失调的具体表现往往多体现在"气"与"血"上，血瘀者活血兼行气，气虚者补气兼活血。宋代杨士瀛《仁斋直指方论·血荣气卫论》说："气者，血之帅也。气行则血行，气止则血止。"使得中医学的气血理论愈加完善而清晰。元代朱丹溪《丹溪心法·六郁》说："气血冲和，百病不生，一有怫郁，诸病生焉。"明代朱棣《普济方·血荣气卫论》说："盖气者血之帅也，气行则血行，气止则血止，气温则血滑，气寒则血凝。"使

---

[1]《医林改错·气血合脉说》
[2]《医林改错·半身不遂论叙》
[3]《医林改错·黄芪赤风汤》

青囊
菊天下

气血理论进一步发展完善。

在"气虚则补气，血瘀则活血"的治疗原则上，王清任与传统中医学是完全一致的。也就是说，王清任活血化瘀诸方治病有效的原因是他的理论基础仍然是传统中医学"气血学说"的继承与发展。"气虚不固津液"说的是传统中医学气的固摄作用；"血管无气，必停留而瘀"则是"气为血之帅，气行则血行"传统观念的反映。他在激烈地否定"古人脏腑论"之后，又重新回到了与"古人"认识基本相同的地方。如果从人体解剖学的角度来说，王清任在解剖学上所取得的成就无疑是对中医学在这方面的丰富，但即使王清任的"改错"全部正确，对中医临床治疗疾病也没有多少有益的推动作用。

至于人体解剖学在中医学理论体系中的地位与作用，历史学家范文澜先生曾说过："战国医学家知道从解剖求病理，确是找到了发展医学的道路，不过当时的解剖术很粗疏，要说明病理，不得不采取阴阳五行说。"[1] 所以，中医学自秦汉以后走上了以气阴阳五行解释医学理论的重机能、轻形态的模式与道路。用比类取象、司外揣内的方法来把握脏腑的定位和疾病的诊治，尽管在细节上不甚明了，但整体上的、方向上的把握大体符合实际。

不仅如此，传统中医学在对人体解剖结构不甚清楚的情况下，还建立了一整套独特的治病理论与方法。

"阴平阳秘，精神乃治"，是中医追求的最高境界和最理想状态，此时人体处于"无病"的"平人"状态。图33中的"△"，代表着维持这一稳态平衡的"关键点"。

如果这个"关键点"向左或向右发生了偏移，"阴平阳秘"和谐平衡的稳态即被打破，此时人体就处于"偏阴偏阳谓之疾"的状态了。

---

① 范文澜.中国通史·第一册[M].北京：人民出版社，1978.

若"关键点"向左偏移，即出现图34所示的"阳盛阴虚"，就会发生性质属阳、热、实，病位在表的病症。

同样的道理，如"关键点"向右偏移，即出现图35所示的"阴盛阳虚"，就会导致性质属阴、寒、虚，病位在里的病症。

因此，中医治疗疾病的高明之处即在于：只要辨别清楚疾病的阴阳、表里、寒热、虚实的属性——对疾病的性质判断准确，所用药物的寒热属性能够与病症对应，据此施治，不仅不会有大错，而且任何疾病都有治愈的可能，不用去、也用不着探讨每个疾病发生的具体原因。西医学针对每一个疾病先追究病因、再针对病因研制特异性治疗药物的做法，虽然被现代绝大多数人认为是最"科学"的，但其实是最"笨拙"的办法——不仅许多古老疾病的原因至今尚未搞清楚，而且新的疾病还在不断涌现，真可谓"与天斗，与病斗，永远也没有尽头"！

既然任何疾病的发生都是阴阳偏盛偏衰的结果，那么"谨察阴阳所在而调之，以平为期"就成为中医的最高治疗原则。而要使阴阳恢复和谐平衡的稳态，最重要的是要寻找出那个维系其"平衡"的"关

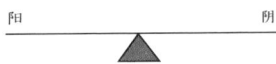

图 33：阴平阳秘

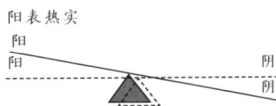

阳表热实

图 34：阳盛阴虚

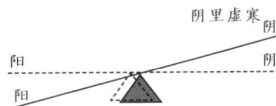

阴里虚寒

图 35：阴盛阳虚

键点"。绝顶聪明的中国先哲，将这一"关键点"命名为"病机"——疾病的根本与关键之处，并依据"病机"立法、处方、用药，这是中医治疗疾病的基本原理和方法，也是其巧妙过人之处。

更为巧妙的是，运用阴阳、表里、寒热、虚实这些"病机"概念建立了一套相互衔接的体系。以"虚实"为例，病属"虚"者，是因为"缺少"了什么，治疗自然应该"补其不足"，能够治疗的药物相应地便具有"补虚"的功能；同样的，病为"实"者，是缘于"多余"了什么，应该采取"泻其有余"的原则进行治疗，相应的治疗药物便赋予"泻实"的功效。如此一来，初步形成了贯通一体的理、法、方、药体系。

更令人叫绝的是，又将阴阳、表里、寒热、虚实与五行、脏腑、经络、气血、津液等理论相互联系和络属，打造了更为完整、自洽、实用的一整套体系。正因为中医治疗疾病是针对疾病的根本与关键之处——病机，来进行施治，所以当面对新出现的艾滋病、SARS、H_1N_1甲流感、H_5N_1禽流感、H_7N_9禽流感的时候，可以不根据直接或间接的经验，简便易行地辨别出寒热虚实等属性，便能够处方用药。这不仅证明中医学绝对不是"经验医学"，而是能够根据疾病的表现，运用自身的理论与药物处理问题的成熟理论体系，更是迄今为止西医学尚难以望其项背的高明与巧妙之处。

不仅如此，中医学认为同一种疾病不仅有或属阴或属阳、或在表或在里，或为寒或为热，或是虚或是实的两种可能性，甚至还有虚实夹杂、上寒下热、半表半里等第三种可能的存在。这就更是中医的先进与高超之处。以失眠为例，中医学认为至少有虚、实两端，分别采用"补气补血"与"清热泻火"两种治疗原则，而现代医学则只有"失眠——安眠药"这样一种疾病对应一种治疗药物的模式。对于神经亢奋者（中医认为属"实"）来说，由于安眠药能使向左偏移的"△"（图34）向中间运动，所以是适宜与合理的；但对于神经衰弱者（中医认为属"虚"）而言，则会使已经向右偏移的"△"（图

35）继续向右移动,岂不是雪上添霜？再以西医学最为拿手的细菌感染为例，也只有"细菌——抗生素"一种模式，而中医认为细菌感染也至少有属热、属寒两种截然不同的病机，对属寒者而言，再用抗生素，岂不是火上浇油？

总之，综合运用阴阳五行、脏腑经络、气血津液等理论，四诊合参，窥测、捕捉、审察、判断、验证出"病机"——阴阳、表里、寒热、虚实，再以相应的药物与手段补偏救弊，使其恢复和谐平衡的稳态，就是中医治疗疾病的基本原理。

正是因为以上两点，中医理论体系至今尚不能接纳王清任的"解剖学成就"。同样的原因，即使在今天，中医学也难以全盘接受比王清任更为正确的现代解剖学。

（张效霞　山东中医药大学）

困境中求生存：记民国中央国医馆

◎ 姚璐　徐建云

建馆背景及原由

我国医术由轩岐至今已有四千余年历史，迭代先哲苦心研究，各有特长并笔之于书以传后世。然时至清朝末年，西医东渐，中西医论争开始成为近现代社会卫生争论的核心焦点。时间发展至民国，其政权也经历着中华民国军政府与南京临时政府、北京政府（即北洋军阀政府）和南京政府三个时期的演变，期间也掺杂着许多地方政权。1927年国民政府定鼎南京，民国的历史从此进入南京政府时期。1929年由余云岫为代表提出的"废止旧医案"也令中西医之争达到高峰。蒋介石这样靠招降纳叛收买军阀而建立的国民政府，内部看似风平浪静，实则波涛汹涌，派系斗争激烈。1931年3月17日，中央国医馆的出现为这次论争暂时画上了句号。各省市县分支馆也积极响应中央国医馆号召次第成立。在中西医论争的过程中，中医的"废"与"存"无形之中成为国民党派系斗争的工具，中西医论争也从纯粹的学术问题上升到了政治问题，这使得中西医对立的鸿沟越来越大。自1931年"九·一八"事变开始，长达14年的抗日战争拉开了序幕。日寇侵华不仅破坏了我国主权的完整，更是打断了经济建设的步伐，全国上下民不聊生，抗日战争对中央国医馆的生存与发展形成外部阻力，中央国医馆的运营曾一度被迫中断。

当时国内民众对于西医的接纳和信仰也是毫无边际。清朝末年，随着鸦片战争的爆发，中国的大门也随之向世界敞开，西方文化的传入一度高涨，西医也伴随着西方文化进入到我国。起初，西医并没有得到广大民众的认可，鸦片战争前夕，西医的传入便是和教会、商业三位一体先在底层民众间开了花，而后逐步渗入到社会的各个阶层。西医这一新鲜事物的进入对古老的中医造成极大冲击，反中医的声音也是此消彼长。曾经站在时代最前列的著名思想家和学者严复认为中医学植根于臆造、梁启超以中医学理为耻辱，并于1924年发表《阴阳五行之来历》一文，认为学术界之耻辱，莫此为甚矣；鲁迅从1918年《狂人日记》到1936年《花边文学读书忌》，著作中至少有40多处贬低中医；陈独秀认为中医是迷信，科学与迷信，中医与西医水火不相容等等。这些有留洋背景的学者社会精英们不少都对中医持否定态度，当时的社会，对西医的崇拜毫无边际。然而，中医在现代化的道路上也并非一无所为。1830年，王清任的《医林改错》问世，其中对于人体解剖学的阐述已经接近于现今整个医学界对人体解剖的认识，这是中国医学思想史上的一次质的飞跃。时至1928年，以余云岫为代表提出的废止中医的议案使得中西医的撞击达到顶峰，这场论争也催生了中央国医馆的诞生，并且深刻影响着中央国医馆的发展。

经济方面，1927年，南京政府政权刚刚建立，虽没有百废待兴之势，但无论是政权还是经济都需要巩固。当时一切经济政策都是围绕如何巩固南京政府初期政权而制定。江浙资本财团和蒋介石达成一致，只要蒋介石答应反共灭共，就给他提供财政援助，并于新政府建立初期认购了一千八百万元国库券。在党内各部门运作都走向正轨后，1936年的国民经济成为近代发展较好时期之一。1937年进入抗战后，日本经济封锁、战时经济困难，通货膨胀日益严重。1945年抗战胜利后，国民党并没有采取切实有效的政策来遏制通货膨胀，而是集中精力消灭共产党，最终导致经济崩溃。兵马未动粮草先行，经济上的捉襟见肘极大程度限制了中央国医馆的发展。

从提案到建馆

1929年2月23～26日，在第一届中央卫生委员会会议上，余云岫提出的"废止旧医以扫除医事卫生之障碍案"获得通过，提案内容包括旧医登记行医、禁止登报介绍旧医、禁止成立旧医学校等。这令全国中医界愤慨万分，各地医药团体、中医医士纷纷为之奔走呼号。同年3月17日，全国医药团体总联合会就在抗议"废止旧医案"的浪潮中横空出世，总联合会主席团由陆仲安、随翰英、蔡济平、陈调平、张梅庵组成，在上海总商会会所举行了盛大的开幕仪式。

全国医药团体总联合会成立之后，几次为中医药请愿，但屡屡受挫并且其合法性还受到政府质疑。这样就使他们开始清醒地认识到，中医药要想求生存、图发展，就必须要有一定的政治地位和法律地位，要有一个合法的机构来对其实施管理。于是，1930年1月，裘吉生、蒋文芳提议仿"中央国术馆"建中央国医馆。

最初，提案的发起人也是真诚希望中央国医馆能够直属于行政院或者隶属于内政部，因为这样的从属关系才能使中央国医馆的地位与当时的卫生部平级，真正做到中西医地位平等。提案附呈的中央国医馆简章第二条也明确规定："改进国医、研究国药、管理国医药事务。"然而，国民党内支持中医派元老谭延闿去世的当际，该提案被辗转至卫生部，卫生部核办时竟将"管理国医药事务"这一中医药界最为热切期盼的行政管理权完全删除。中央国医馆在后来成立之时也只是一个政府允许开办的"以采用科学方式整理中国医药，改善疗病及制药方法为宗旨"的全国性中医药学术研究机构，并没有行政管理权。

1930年5月7日，中央委员谭延闿、胡汉民、陈肇英、朱培德、邵元冲、焦易堂七人于国民党中执委会政治会议第226次会议上提议设立中央国医馆，以便用科学的方法整理中医学术，并将具体工作分为四类：学说的整理、诊断法之整理、药品的研究、针灸法的整理。后该提案经国府第七十六次国务会议决议交由行政院办理，由现有医学团体整理完善后予以立案。焦易堂等邀同南京上海汉口医药团体代表讨论一切进行事宜，并函请其他各地医药团体及著名国医。百余人复函，遂定于1930年10月19日开会商议筹备中央国医馆一事，筹备地点暂时借八府塘女子讲习所为用。当天会议还确定了焦易堂、陈立夫、彭养光、周仲良、施今墨、陈奠圻、陈郁七人为筹备委员，陈郁为主任委员，汤庆麟为秘书，定于1930年10月21日开第一次筹备会议，会议决议除已加入各地医药团体代表外，仍先行调查各地名医各医药团体及热心国医人员由筹备委员函请加入并推定调查员赴各地切实调查。

同年11月11日，中央国医馆筹备委员会召开第二次筹备会议，决定于1931年1月15日开筹备大会讨论一切组织规程及施行细则，俟大会通过。根据后期《国医公报》记载，筹备会议总计开过十几次，但是详细记录在案的只有以上几次。

1931年3月17日上午九时许，中央国医馆成立大会准时召开，地点选在了南京市头条巷中央国术馆竞武场内，主席团公推陈郁为主席。在行政院关于筹备大会的备案中"现此项筹备大会已于十七日举行计发起人及各省市代表到会者共二百一十七人"，可见邀请函发出后，在全国中医界起到了很

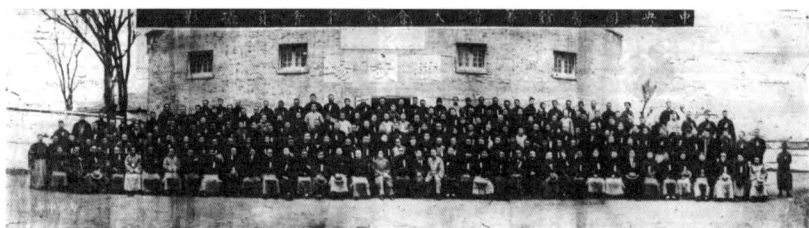

图 36：中央国医馆筹备大会全体会员摄影

大的反响,这样的反响给筹备委员们极大的鼓舞和信心。会议当天通过了《中央国医馆整理国医药学术标准大纲草案》。至此,中央国医馆这一中医学术机构在"废止旧医案"的浪潮中逆行诞生,举国中医为之欢呼雀跃。

为了庆祝这一盛事,上海《医界春秋》出版纪念特刊,上海《中医世界》杂志第三卷第十三期出版"中央国医馆成立纪念号"专刊,《中华医药报》当天出了纪念刊,这一天也被确定为"国医节"。

1931年3月17日中央国医馆成立之后,一直到7月1日才开始正式办公,其组织架构如下图。未正式办公之前4月17日馆内选举产生理事长、常务理事、正副馆长,推举焦易堂为馆长,施今墨、陈郁为副馆长,并通过《中央国医馆理事会章程》。理事会首任理事四十七人,分别为焦易堂、邵元冲、邵力子、陈立夫、王用宾、杨杰、陈郁、彭养光、周仲良、陈奠圻、吕芯筹、陆仲安、施今墨、郭受天、冯霖若、陈无咎、张宗成、殷受田、夏应堂、陈松坪、唐尧钦、葛养民、随翰英、程调之、谢利恒、陆渊雷、王和安、曾少达、王硕如、韦格六、范更生、匡山、牛载坤、蔡干卿、梁少甫、范耀雯、周伟呈、杨小川、余华龛、陈观光、陈任枚、李树壂、包一虚、郑伯禹、陈宜诚、刘辅亭、杨杨村,候补理事二十五人,分别为徐相任、王葆真、杨立三、王仲奇、丁仲英、顾渭川、施济群、汤庆麟、朱文中、龚醒斋、邱啸天、张子畅、周维藩、龙九经、冯端生、陆甸孙、梁子和、朱永昇、高虚生、宋大仁、朱廉夫、胡优丞、岑靖、刘岳仑、李芝亭。5月3日召开过一次全体理事大会。

中央国医馆的创建离不开一手孵化它的领袖人物,其创建主要依靠焦易堂、陈立夫、彭养光、周仲良、施今墨、陈奠圻、陈郁等人物,大体又可将他们分为政治人物与中医药界人物。

在民国的那场废止中医浪潮中,中医的存亡与政治人物也有着紧密的关联。国民党内部政客中分为废止派和保守派,再加上外部中医界人士,这三股力量形成三方制衡。废止派以褚民谊、伍连德、余云岫等为代表,他们大多有留洋背景,受现代科学熏陶,认为自身是科学至上主义,是真理的化身,具有创新精神。保守派以焦易堂、陈立夫为代表,他们固守民族文化,有浓厚的民族情节,对中医药怀有一份挚爱。中西医的论争逐渐演变成了废止派与保守派、中医界人士的斗争,形成三方制衡的局面。最终中医界拉拢了保守派,变成两方抗衡,并建成了中央国医馆。在中央国医馆存在的期间内,焦易堂作为贯穿始终的馆长可以算是馆内灵魂人物,他殚精竭虑的维系着中央国医馆的运营、致力国医药之革新、与林炳炎先生商议成立炳炎基金委员会奖励国医药学术研究、设立中医救护医院、设立中国制药厂、设立首都国医院等等,一步步推进着中医药的保存与发展,这一点在后文中都有所提及。

副馆长施今墨属中医药界人物,施氏自幼从父习医,辛亥革命后开业于北京,后来往于各大城市,于20世纪30年代名声大噪。其在中央国医馆内主要负责学术工作。1932年6月,施今墨在《国医公报》上发表《中央国医馆学术整理委员会统一病名建议书》,此后开始主持统一病名案。1932年10月,他与陆渊雷共同起草国医国药学术标准大纲初稿,并向全国中医药界征求意见。次年4月29日,学术整理委员会会议通过《中央国医馆整理国医国药学术标准大纲》。

建馆后的波折

中央国医馆开办之初，中医界颇怀希望，但馆内并未有大的作为，这曾一度受到中医界的尖锐批评。同年 7 月 21 日，中央国医馆正式启用所有职馆议定组织章程。8 月 31 日，国府核准《中央国医馆组织章程》及《中央国医馆各省市国医分馆组织大纲》。11 月 13 日通过《中央国医馆筹募基金委员会章程》和《中央国医馆基金保管委员会章程》。

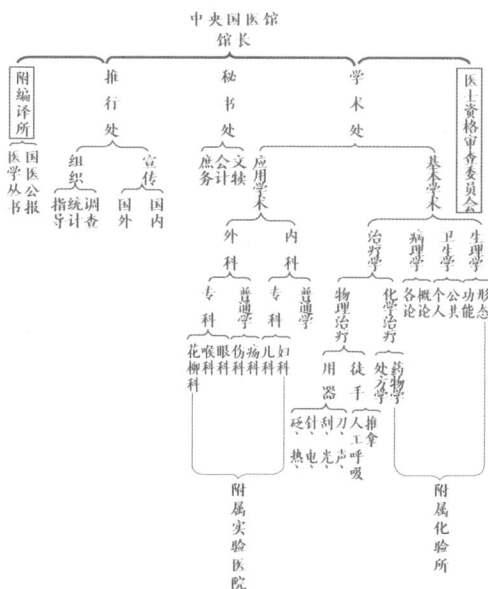

图 37：中央国医馆组织架构

值得一提的是 1931 年"九·一八事变"和"八·一三事变"爆发，中央国医馆职员多半离岗避难，馆内正常馆务一度停顿。直至 1932 年 7 月 11 日，中央国医馆恢复办公。1932 年 10 月创办《国医公报》，发布馆令、交换智识、宣传中医动态。1935年4月，中央国医馆召开第二届代表大会，会议共收到各类提案60余条，《国医公报》为此在第二卷第六期出版第二届代表大会特刊，并在第二卷第七期回答了提案的相关问题。1932年至1937年，是中央国医馆发展相对平稳的时期，整理学术、开办分馆支馆、筹建医院学校等等都在有条不紊地进行。

1937年7月7日，卢沟桥事变爆发，举国上下也进入了全面抗日战争时期。1937年11月，日军逼近当时的首都南京，国民政府随即决定将首都迁往重庆。当月26日，国民政府主席林森抵达重庆。12月1日，政府内各个行政机构开始在重庆正常运作。中央国医馆遵令迁址重庆。

迁址重庆后，由于人员变动较大，中央国医馆重新改选了常务理事，焦易堂和陈郁依旧为馆长和副馆长，理事长与副理事长依旧为陈立夫与彭养光，理事为王太䴕、李伯英、刘伯瀛、陈空如、张简斋、陈逊斋、张锡君、邱啸天、周仲良。在重庆办公期间，中央国医馆继续开办分支馆、编辑食疗等书籍、建立新中医疗养病院，进行战时伤员救护、贫苦病民救助、捐款支援等等。那一时期的工作也围绕着当时对外抗战的时代主题开展。

中央国医馆的创建，不单单立项的时候艰辛，就连馆址选择都一波多折。初起筹备时中央国医馆筹备委员会暂借南京八府塘女子法政讲习所办公，后1931年1月21日函请南京市政府拨地作为正式馆址。20天后，南京市政府回复目前并无公地可拨，再设法寻觅，并呈请行政院可否由国医馆自行勘觅适宜地址。同年6月27日，中央国医馆觅得位于头道高井〔头道高井：街巷（废）。位于新街口西南。南自建邺路，北至小王府巷口南侧的丰富路上。境内有三个高井，而此处为头道高井，巷因近井而以井名，后并入丰富路。〕的前黄埔同学会房屋，遂呈请行政院指拨，行政院鉴核后拨该处为中央国医馆馆址。8月25日，中央国医馆搬入南京市大中桥太平里办公。

然而好景不长，"九·一八事变"后馆内职员多半离岗，国医馆陷入停

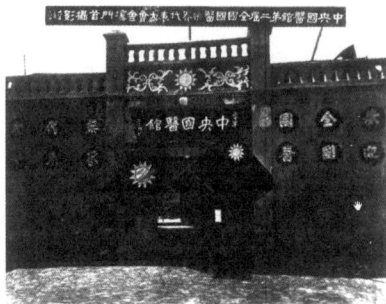

图 38：中央国医馆门面

顿，该处房屋逐渐废置。1932 年，中央国医馆又函请内政部指拨三皇庙地产为用，后因三皇庙地产的产权纠纷而作罢。1932年 7 月 11 日，中央国医馆恢复办公。当年10 月 5 日，中央国医馆函请南京市国医公会暂借长生祠常川办公，原文："贵公会应允不日即派工匠前往修葺以便早日迁移至，本馆正式馆址尚未决定，一时未能着手建筑，拟于三年内暂借该处常川办公，庶免多所纷更诸感不便，相应函达即希查照见覆为荷，此致南京市国医公会。"

2 天后，因当时的卫生队还占驻着长生祠中央国医馆无法搬入，于是中央国医馆又函南京市政府请催饬卫生队迁让长生祠以便本馆移入办公文。原文："迳启者本馆借用长生祠为办公处经本市国医公会允照拨用并经函请贵府饬令现驻之卫生队迁让在案现急待迁入办公应请催饬该队即行另觅驻所赶日腾让以应要需至级公谊此致南京市政府"。至此，中央国医馆终于有了一个稳定的落脚地——长生祠（长生祠：街巷。位于长乐路中段北侧，来燕路中段东侧，白鹭洲公园之西。东起槽坊巷，西至琵琶。今西止点改至来燕路。清同治年间，因巷口之东建天喜（即天花）长生祠，巷以祠得名。"文革"中曾改名长生巷）。

由此可见，中央国医馆在开馆以来历经四次搬迁，这四次搬迁的原因一来确实是当时时局动荡；二来也体现出行政院对中央国医馆的不重视，对中医的不重视，这也是主要原因。一个机构若是连办公场所都没有不就成了一座空中楼台，政府的公房纵使再紧张一处地方腾一腾总也还是有的。

经济活动决定其他一切社会活动，中央国医馆这一非营利性机构倘若没有财政支持其正常运营很难开展。在开办经费方面，1931 年 1 月 21 日，中央国医馆成立初期，国府在第九二号政府指令中拨开办费五千大洋，馆址由南京市政府酌为指拨，不够费用由馆长焦易堂另行筹集。次月 6 日，国府言中央国医馆尚无核定预算而不能拨款，须呈预算书四份。两个月后，中央国医馆呈上开办费临时预算五千九，国府减至五千，由财政部发放。平日经常费预算亦须先交至国府。当年 8 月 12 日，国民政府第六十七次国务会议议决给予中央国医馆如国术馆之补助每月五千元，自七月起每月先行预借，预算核准后再由应领补助费扣抵以应急需。在这条政令行使了三个月后，1931 年 11 月 10 日，中央国医馆上书行政院："因国医馆与国术馆性质不同，一切医书资料不在需款之列，每月至少八千余元。"国府并未做出回应。后中央国医馆自谋出路，设立"筹募基金委员会"，每位委员至少认捐五百元，目标二十万元。在中央国医馆搬至重庆后，第四次理事会工作概况报告中写道："秘书处办理日常事务自三十年五月半以后迄今计已三年半时间，共收文一千零八十四件，发文一千五百八十六件，工作颇为紧张而经费有限，业务进行困难，自三十三年度起政府每月补助费仅增至一万二千元，寔有杯水车薪之感，兹将本馆每年会计报告表附上。"由此可见，中央国医馆从筹建开始就一直饱受经济问题困扰，经费上的限制也制约了国医馆的日常运作和发展。

中央国医馆的主要职能

中央国医馆在成立之时只是一个官方承认的学术研究机构，并未被赋予管理中医的权力，但在后期的运营过程中，却一直在行使着管理中医的权力，是当时整个中医人心里的最高行政机构，是整个中医界的管理中心。这种对中医的管理主要体现在行政管理方面。行政管理是管理的一个重要组成部分，中央国医馆对中医的管理主要又分为对分支馆的管理、中医药团体的管理、审定国医资格和对外籍医院的管理这四方面。

1931 年 8 月 31 日，《中央国医馆各省市国医分馆组织大纲》出台，大纲规定各分馆组织内容、章程、董事会、具体事务须上报中央国医馆，馆长由中央国医馆派定，董事推定后须向中央国医馆报备，经费方面各分馆向所在地政府寻求补助，不足之数由董事会募集。后中央国医馆搬至重庆，又出台过《中央国医馆各省市分馆组织补充办法》。《补充办法》解释了职业团体的具体内涵、扩充了馆长人选的范围、将国医分馆的组织设为事务医务和药务三科等，可以说《补充办法》与《组织大纲》比起来内容更加明确、更加具体、更加细致了。两大法规出台后，各分支馆也大多按照大纲内容向中央国医馆呈报资料，开办医院学校，寻求帮助等。中央国医馆按月向各省市分馆寄送《国医公报》，审批并修改各分馆呈送的章程，河北、澳门、江西，管理馆长董事长级别的考勤。中央国医馆还在《国医公报》上附国医馆调查表来对分支馆进行统计管理。

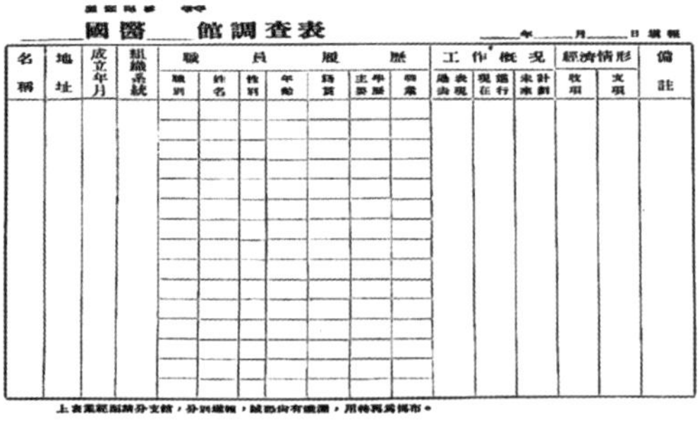
____國醫____館調查表

____年____月____日填報

名稱	地址	成立年月	組織系統	職員履歷							工作概況			經濟情形		備註
				職別	姓名	性別	年齡	籍貫	主要學歷	職業	過去表現	現在進行	未來計劃	收項	支項	

图 39：国医分支馆调查表

在支馆管理方面，中央国医馆于 1932 年 11 月 6 日第十二次理事会常会通过了《各县市设立国医支馆暂行办法》。《办法》规定，支馆须在重要县市建设，支馆归该省分馆直接管理，每月工作情况须上报该省分馆及中央国医馆。从中央国医馆到省市分馆再到县市支馆，这样的三级卫生管理体系在民国时期就已经建立，并在中央国医馆得以体现。

此外，分支馆内部出现矛盾也常常向中央国医馆或省市分馆寻求帮助。例如当时广东省顺德县国医支馆馆长及董事曾垫付支馆常费及职员薪金二十九万余元，老馆长卸任，新馆长上任，老馆长杨继云要求如数填还，新馆长迟迟不批复而向广东省国医分馆求助希望给予行政压力。

中央国医馆除了对各省市县国医分支馆进行管理，还约束着中医药团体的行为。这里的中医药团体又分为两类，一类为各地方的国医公会、国药公会、中医公会这样的带有行政性质的中医药团体，一类为山西中医改进研究会、南京甲戌医学社、沂水乡村医药研究社、苏州国医学校设立国医研究院这样的学术研究团体。中央国医馆对后者学术研究团体有一定的威慑力，对于前者偏于行政的团体管理则心有余而力不足。国医公会这样的医药团体多在中央国医馆及各省市县分支馆之前成立，是一个已经很成熟的机构，也具有深刻的群众基础。因此，各分支馆易与当地医药团体会因彼此管辖范围及内容相互妒忌而争执至业。例如 1933 年湖北省国医分馆就曾检发汉口市医药学社简章及各表等仰即切实查明详复核办。汉口市政府以属社成立未有成例可援而不予处理。张忍庵也曾在《国医公报》第三卷第 11 期上发表《国医馆与国医公会之关系》一文，并绘制图表来阐述中央国医馆、各省市县分馆及国医公会三者之间的关系。图表显示，各省市国医公会接受中央国医馆及当地政府双重领导，还和各分馆互交政务与经费供给。这种从属关系的不明确直接导致权利与义务上的错位，看似有两个领导管理，实则无异于无人管理的状态，反而造成管理上的混乱。

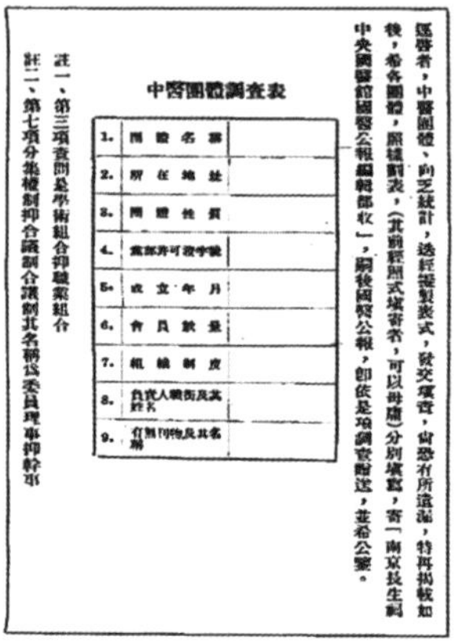

逕啓者，中醫團體，向乏統計，茲經擬製表式，發交填寄，尚恐有所遺漏，特再揭載如後，希各團體，照樣製表，(其簡便照式填寄者，可以毋庸)分別填寫，寄「南京長生祠中央國醫館國醫公報編輯部收」，嗣後國醫公報，卽依是項調查附送，並希公鑒。

中醫團體調查表

1.	團體名稱	
2.	所在地址	
3.	團體性質	
4.	黨部許可證字號	
5.	成立年月	
6.	會員數量	
7.	組織制度	
8.	負責人職銜及其姓名	
9.	有無刊物及其名稱	

註一、第三項查明是學術組合抑職業組合

註二、第七項分集權制抑合議制合議制其名稱爲委員理事抑幹事

图 40：中医团体调查表

中央国医馆及各省市县国医分支馆成立以前，中医一直没有一个专门的机构来统筹管理，尤其是清末医政废殆，许多地方没有跟师学过中医的也滥竽充数，药店的伙计仅靠熟记的几张方子就给病人抓药，整个中医市场乱象百出，泛滥无纪。针对这些现象，1931 年末，中央国医馆令各省市国医分馆及海外华侨医药团体医士药商填注表格呈报以资统计国医数目。1933 年间，上海市卫生局出台《管理医士暂行章程》。安徽歙县中医公会仿照上海市的章程对医士进行管理并拟具考试登记医士。后 1936 年由中央国医馆牵头拟定的《中医条例》出台，其中对中医医士的登记有四条规定，这四条规定与 1922 年北京政府时期颁布的《管理医士暂行规则》相比要求明显放宽，它为行医多年的老中医争取了合法行医的权力。这些管理中医医士的命令对于推进中医人员专业化、医师管理制度规范化有着非常积极的意义。

1933 年 4 月四川成都曾发生这样一起医疗事故：二十四军军官袁尚脚部受枪伤半年，怀疑子弹仍在脚部而赴英国仁济医院就诊，医生胡祖贻检查后言子弹仍在脚部需手术取出，然而术中并未发现子弹。

一两天后脚背完全溃烂，该医生又言要将脚锯除，锯除后一二日又下肢溃烂，该医生又言要从上腿部锯除。袁氏求生心切，然锯除后次日，袁氏一命呜呼矣。家属上书中央国医馆言英国仁济医院医生非法设院庸医杀人，要中央国医馆帮助其讨公道。中央国医馆商讨后通令各省将医药两项交由国医馆管理，封闭英国仁济医院、赔偿袁尚家人。此外，四川成都美国存仁医院、法国圣修医院初始打着慈善的牌实则借慈善之名行其敛财之计，治愈一病甚至收费一百元或数百元，收费之高毫无道理可言，当地百姓也均向中央国医馆求助。可见，中央国医馆在外籍医院管理方面也是有着一小番作为的。

中央国医馆的重大作为

⊙ 学术整理

中央国医馆成立的目的之一便是以科学的方法研究国医国药，因此，学术研究与整理也是馆内工作的重中之重。1931年成立之初中央国医馆便成立学术整理委员会，并在1931年11月13日第五次理事会常会通过《中央国医馆学术整理委员会章程》，兹将章程原文摘录如下：

第一条、本会定名为中央国医馆学术整理委员会专任中国医药学术之整理事宜，前项医药学术整理大纲由专任委员会议定之。

第二条、本会委员分左列二种：（1）专任委员。（2）名誉委员。

第三条：本会会议分左列二种：（1）专任委员会议。（2）全体委员会议。

第四条：本会专任委员定为五人至十一人，由中央国医馆聘请医药专家充任，并由各专任委员互推一人为主任委员。

第五条：本会名誉委员须经各省市国医分馆及医药团体正式推举由中央国医馆择优聘任但以具有左列资格之一者为限：（1）于医药界素有众望者。（2）

青囊 菊天下

101

有医药学术之著作者。（3）愿以研究资料供给本会者。

第六条：本会专任委员会议全体委员会议均以主任委员为主席，主任委员因事缺席临时推定一人代理主席。

第七条：本会得由中央国医馆调派职员一人至二人担任文书缮校及会议记录事项。

第八条：本会办事规则议事规则由专任委员会议定之。

第九条：本章程由理事会议决施行。

在后来的中央国医馆常务理事会第十次会议上议决了《中央国医馆学术整理委员会分期工作计划书》，该计划书将学术整理工作分为三期。

第一期工作为草定学术标准大纲并征集公评和签注，全体学术整理委员会委员通过草案后由中央国医馆公布。这一期工作计划八个月完成，1932年10月，由施今墨、陆渊雷起草的初稿向全国中医药界征求意见。次年4月29日，学术整理委员会会议通过《中央国医馆整理国医国药学术标准大纲》。5月1日，该大纲在第十六次常务理事会议上经修正议决通过。

第二期工作为统一疾病名词并整理成表格，拟于十四个月内完成。施今墨在《国医公报》第一卷第七期上发表《中央国医馆学术整理委员会统一病名建议书》，建议按科整理统计，例如内科、外科、妇人科、小儿科等，内科之中又科细分为甲、传染病，乙、消化、呼吸、循环、泌尿、神经、无管腺诸系统病。病名依照古今重要医书统计，如张机、巢元方、孙思邈、王焘、刘完素、李杲、张从正、朱震亨等医家之书籍。但是学术整理委员会于1933年6月草拟的统一病名却以西医病名为主，由于统一病名是以西医病名为主还是中医并未在中医内部达成一致意见，而导致了这一期任务时间被拖延。《医界春秋》杂志还特别出版了"统一病名讨论号"，建议以中医病名为主，保持中医药学术的系统性。中央国医馆采纳了《医界春秋》的意见，于1934年3月成立编审委员会重新编写，并于1934年11月对外公布，征求意见。

第三期为新辑标准作品与各种专籍。中央国医馆认为统一国医教育,首先是教材问题,成立伊始便向各分馆及医药团体征集国医教材,并由编审委员会来从事内科、外科、妇科、儿科、针灸科、系统学、生理学教材编审事宜。编审委员会,推选陈无咎为主席,聘黄谦、周柳亭、郭令之、随翰英、张忍庵、何季海、萧君绛、陈逊斋、杨华亭、吕柱周、罗哲初、郭受天为委员。至 1936 年,已编成《内经》《伤寒论》等教材十余种。审定出版书籍《药物图考》《针灸经穴图考》《伤寒杂病论集注》等,书籍在医界春秋杂志社、光华医药杂志社、周柳亭医寓、中华书局、西京针灸社代售。

1932 ~ 1933 年,学术整理委员会各位委员聘书也陆续下达,名誉委员有陈泽东、钱宗煌、翟冷仙、张治河、龚醒斋、沈子英,专任委员有施今墨、随翰英、陆渊雷、郭受天、冯端生、谢利恒、刘古恒、袁吉生、杨伯雅、张山雷、周伟呈、叶古红、张忍庵、陈逊斋、范更生、刘群士、时逸人、吴佩衡、张允中。湖北省国医分馆拟在 1933 年 7 月设湖北医药学术整理委员会,中央国医馆对其章程进行修改后批准设立。

1935 年 10 月,为了处理法院委托鉴定的案件,中央国医馆成立处方鉴定委员会,推选周柳亭为主席委员,杨伯雅、随翰英、邱啸天、张简斋、郭受天、张栋梁、黄竹斋、陈逊斋为委员,并于 1936 年设立处方鉴定委员会章程。

在重庆办公期间,中央国医馆于 1942—43 年重新设立编审委员会及处方鉴定委员会。编审委员会派潘国贤、薛正清、陈逊斋、赵峰焦、黄坚白、王语高、唐阳春、张乐天、曹燮阳、胡书城、宦世安、沈康侯、沈炎南、沈中圭、胡光慈、古以立、王继云、周百川、徐庶遥、薛立侯、龚霖霏、李阆君、李裕轩、许觉园、董立侯、严廼孚等共二十六人为委员,主要办理关于审查医药丛书事宜并撰办民族医药周刊事宜。处方鉴定委员会聘张理事简斋、陈理事逊斋、宦世安、薛炎公、潘国贤、邹云翔、唐阳春等七人为委员,主要办理关于各法院检察处送请鉴定医师被控之药方等案件。历来鉴定各案均以正确判断不枉不纵，甚得社会好评。

⊙ 中医教育

在教育方面，中央国医馆做了大胆的革新，在保存师带徒形式的同时，与时俱进的大规模创办了中医学校，为了培养中医药骨干人才，还在南京、重庆、浙江等地创办医务人员训练班。

民国以前，中医一直遵循着师带徒的传承方式。中央国医馆成立后，规定在各省市须设立中医学校以培养中医后继人才。1932年10月6日，行政院训令中央国医馆所有医药学校一律改为学社不准立案不得列入学校系统。各地医校无形顿挫数月。各省市县国医分馆、国医支馆闻讯后并未消极对待，而是积极筹建学社或将原有学校改组，中医传习所、讲习所如雨后春笋般建立起来。如中国针灸学研究社讲习所、南京市国医传习所、上海中医专门学校、新中国医学院、北平华北国医学院、北平中药讲习所、广东中医专门学校、湖南国医专科学校、湖北国医专科学校、浙江兰谿中医专门学校、四川高等国医学校、华南国医学院（香港）、甘肃国医学校、福州中医专校、福建省建瓯县国医传习所、大竹县国医学校、梅县中医学院、国立西康技艺专校、中国女医学社、广东私立华夏中医专科学校、湖南私立中华医学讲习所、上海国医学院、上海中医专门学院、江苏省立医政学院等。此外，多地医校与国医院采取合并的方式建立，例如河南附设国医学院乃医校与医院合并之举。这种方式不仅节约了物质资源与教育资源，更是将教学与临床紧密结合，让学生在实战中获取临证经验，授之以渔。

此外，中央国医馆还在馆内及各分支馆附设国医药研究所，目的在于以科学方法革新国医之奥说，以化学原理炼制有效之方药。研究学员年纪需在25~45岁之间，研究期限定为两年，一年为普通科，半年为专科，半年实习，研究所附设诊疗室供学员使用。

西北地区因地处偏僻，交通不便，信息固塞以致医术日渐消沉，每有疫戾民众常死伤无数，疮痍满地。中央国医馆为了改变当地医疗卫生状况，拟于 1932 年 8 月筹办甘肃国医学校。甘肃省政府当年 8 月 23 日省府第 2501 号指令知照此令，然因本省兵荒旱灾连年，财政艰窘，俟财政稍裕再办。

值得一提的是，南京作为民国首都，在 1934 年 11 月创办了南京国医传习所。传习所于 1932 年由随翰英、杨伯雅、朱子彝、张简斋、冯端生、张栋梁、汪绍生、包农辅、郭受天等共同发起筹建，并选举了董事，创建了《南京市国医传习所董事会简章》。传习所由中央国医馆主办，公推张简斋为所长。其地址选择也是颇费周折。起初在 1932 年 8 月 15 日，传习所函南京市政府请发还本市医药公会地产以便办理国医传习所，即十庙口三皇庙产业。然而市医药公会迟迟未有回应，传习所便于 11 月 5 日再次申请拨十庙口三皇庙地产为国医传习所所用。后 12 月 5 日，市政府令南京市国医公会国药同业公会发还十庙口三皇庙地产以便筹办国医传习所。此后，南

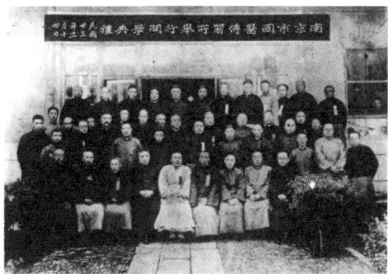

图 41：南京市国医传习所开学典礼

京国医传习所的地址就定在了十庙口三皇庙。学校由陈逊斋主持校务，首届开设五年制本科班，共招收学员 100 人，次年又招收了 29 人。后来又针对中医世家子弟，特开设补习班以继承家学渊源。

1935 年，传习所迁往中央国医馆所在地长生祠办学，该处环境优雅，白墙黑瓦，古韵盎然，是一处宁静优美的读书佳地。1937 年卢沟桥事变，国医传习所惨遭日伪焚烧而夷为平地。时至 1947 年，即抗战胜利后两年，南京国医传习所更名为南京市中医专科学校。德培在《医声通讯（成都）》中言："已被停课旬年之南京国医传习所，经复员后，该所所长张简斋氏年余之筹备，努力中医教育，以及向京中国医国药两业募款，修葺被敌伪焚烧之原址门东长生祠一号，加以建筑，并呈在京市教育局备案，于六月初招考，定于七月一日正式上课。闻该校复员学生男女均有，且已有开业数年之医师，大多数为该所老生，亦为南京唯一中医学府。"至 1950 年，时局剧变，学校财政困难，教职员工自谋生计、各奔前程，南京中医专科学校宣告停办。

1936 年 8 月，中央国医馆浙江省分馆馆长邢熙平提议创办医务人员训练班，采用军事化管理模式，设有军训，学员人数定为一百人，教授党义、国文、政治、卫生行政、医学纲要、药学纲要、战地救护、看护、防毒等课程，时间为三个月，每个月进行一次考核。首次报名一百四十余人，最终录取九十一人。浙江医务人员训练班相当于是试点，焦馆长多次莅临训话。一个半月后，中央国医馆认为国医界时至今日，培养中医药后继骨干人才、发展中医实为不可再缓之大事，于是决议开办国医特训班。开设精神讲话、医学讲话、药学讲话、伤科概要、卫生讲话、党义、政治讲话、宪法要义、国医条例国医馆组织法及国医药团体组织法、公文程式这几门课程，授训期间依旧采用军事化管理模式。特训班于七月期满，七月十五日举行为期四天的毕业考试，考试成绩甲等四十九人、乙等三十四人、丙等三人，合计八十六人。七月十九日举行毕业典礼。组织了特训班同学会，以联络感情、切磋学术、倡导建设国医药事业。主要做以下四件事：①调查各省市县国医药事业之状况。②进行集会研究、通信研究和实施研究。③受中央国医馆及省市分馆暨各国医药机关团体之委托计划国医药实施方案。④提倡灌输社会民众医药卫生常识。

医务人员训练班刚创办不久，中央国医馆便随国民政府迁往重庆。1940 年元月，中央国医馆鉴于抗战期间卫生人员之缺乏，在渝创设医务人员特别训练班，委张锡君为班主任，计划招收学员一百名，训练期间为十周。次年，再次设医务人员训练班，张简斋为班主任，招收在国内中医学校毕业或在各地行医三年以上（有各地国医分支馆或职业团体证明）的学员，人数依旧设定 100 人。此后，医务人员训练班每年开办，培养了大批中医后继人才。在渝期间，训练班还组织旅渝同学会和高级训练班同学会来增强交流、交换智识。此外，中央国医馆还在 1942 年通令各省市医师招收练习生佐理员以期扩大中医师地位。

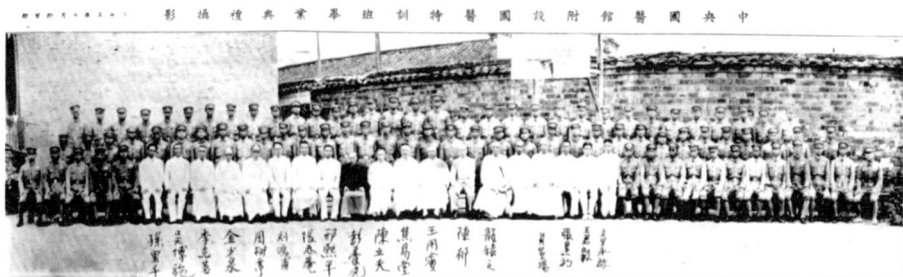

图 42：中央国医馆附设国医特训班毕业典礼摄影

◎ 创办医院

1937 年 4 月，中央国医馆馆长焦易堂提议设立首都国医院，并发起募捐。副馆长陈郁、施今墨，推行主任张钟毓不辞辛劳，奔走于平、津、鲁、察、京、沪、杭、甬之间。至 1937 年五月，已募集到现金七万七千二百八十九元三角六分，七月份收到二次募集款项三万七千四百七十元零八角四分，总计十一万肆仟柒佰陆十元零贰角。院址选定在大光路的一处五十亩基地，中央政治委员会也拨付补助费十万元。然首都国医院最终因战事原因而没能建成。

1940 年，中央国医馆在重庆制订了创办中医院的方案和预算，历经两年始获卫生署及行政院批复。1944 年 5 月，陪都中医院成立，它是我国首个国立中医医院，由卫生署直接管辖，拥有职员 27 人。卫生署中医委员会主任陈郁任院长，高德明任副院长。院内开设内科、外科、妇科和儿科四大科室，设有检验室和护士室。医院仅设门诊，抗战军人家属及军警均可免费就诊，赤贫病人也可视情况免除诊金。1945 年抗战胜利后，陈郁等人随政府返回南京，陪都中医院仍留在重庆直至 1949 年。

⊙ 抗战救灾

1931 年，"九·一八"事变和"八·一三"事变之后，14 年的抗日战争拉开帷幕。中央国医馆积极支持抗战，在抗战救灾方面，与赈济委员会共同在南京创办了中医救护医院，经费来自于赈济委员会、中央国医馆、军政部拨款及社会捐助。总院设于南京市老虎桥 45 号，第一分院位于南京市下关热河路，第二分院位于中山桥。1938 年迁至重庆后，中医救护医院经赈济委员会、中央国医馆商令改名为中医救济医院，并编写了《中医救济医院组织章程》。《中央国医馆廿八年以后工作概况报告书》中说到："在渝继办救护医院并增设诊疗所。本馆自八一三后即在京创办中医救护医院，嗣又迁汉迁渝，前次常务会已有报告后共振委员协商更名为中医救济医院，仍聘饶君凤璜为院长，并设中医临时施诊所施诊难民及贫病市民，公推陈蔼士先生为所长……总所仍在三圣殿。本医院内又附设夫子池等处分所共七处并组织巡回诊疗队，计共诊贫病市民十四万零五百三十二人。"后抗日战争进入了白热化的阶段，敌机狂轰滥炸，且医院毫无经费来源，于是救济医院便呈请赈济委员会与中央国医馆结束施诊日期并发放遣散费。

在支持抗战方面，中央国医馆在 1939 年国医节日当天提倡中医药界各贡一日所得，捐款购药转献前方，国内外分支馆遵办之后所得颇巨。并且中央国医馆还鼓励倡导青年志愿从军，曾于常务会议时提案通令各省市中医药界从军此项通令业经办理寄发以示我国医界当仁不让之义。

四川万县还成立战地后方服务团，该团长程退济对于督率该团工作向甚努力救护伤兵难民医药兼施。中央国医馆又于 1942 年添设北碚宏济医院，委李文彬为院长。该院 1947 年度一至十二月份施药人数二百六十二人，计药费五十六万四千四百元，伤外科免费施诊施药费三十五万元，施诊人数及伤科人数四百一十二名，共计六百七十四名，施药及伤外科等费共计国币九十一万四千四百元整。

各地建立分馆

1931 年 8 月 31 日，《中央国医馆各省市国医分馆组织大纲》经国民政府核准备案后出台，后中央国医馆又出台了《各县市设立国医支馆暂行办法》。这两大纲领一经出台，全国中医药界积极响应，通力合作，各省市国医分馆、各县市国医支馆如星星之火般次第成立。

◉ 大陆各省市国医分馆

在《中国行政区划通史·中华民国卷》中，至 1935 年，全国已建成省份 28 个，直辖市 7 个。据《国医公报》刊载，经整理后，全国各省市 1935 年已成立国医分馆 22 个，占比 62.3%。

表 1　各省市国医分馆筹建概况表

序号	省市分馆名称	筹备时间	建成时间	馆长	副馆长	地点
1	北平市国医分馆	1931.11.6		祁大鹏	萧龙友、左季云	北平
2	天津市国医分馆	1931.5				天津
3	上海市国医分馆	1931.11.12	1933.1.15（馆长宣誓就职）	冯炳南、陆仲安、夏应堂	夏应堂、丁仲英	上海
4	山西省国医分馆	1931.11.12	1932.9.19	时逸人	张学仁、薛一斋	缺
5	广东省国医分馆	1931.12.17	1932.2.8	邹殿邦、霍芝庭、黄焯南	陈绍经、谢香圃	广州
6	江苏省国医分馆	1932.1.8	1932.12.28	陆锡庚、王硕如	王硕如、尤九皋	镇江三区党部
7	河南省国医分馆	1932.7.14	1932.12.19	周伟呈、陈松坪	宋子敬	缺
8	甘肃省国医分馆	1932.7.20	1932.12.21（馆长就任日期）	牛载坤、柯兴参、牛孝威		兰州东大街天齐袖房屋
9	四川省国医分馆	1932.8.2	1939.9.1	蔡干卿、曹叔实、蒋峰成	张放斋	成都
10	江西省国医分馆	1932.8.6		吴琢之	吴公陶、江公铁	南昌
11	陕西省国医分馆	1932.8.27		范紫东		西安
12	贵州省国医分馆	1932.9.17	1936.7.1	王澄莹、唐莆泽	牟贡三、梁少甫	贵阳
13	山东省国医分馆	1932.9.19		王锡如		缺
14	湖南省国医分馆	1932.12.12	1934.1.12	余华鑫、刘忠迈、刘崑湘、仇亦山	刘岳仑、王纡青	长沙市医药建设委员会

续表

序号	省市分馆名称	筹备时间	建成时间	馆长	副馆长	地点
15	福建省国医分馆	1932.12.15		刘通	蔡人奇、陈天尺	缺
16	浙江省国医分馆	1932.12.28		范耀雯、王澄莹、许祖谦、邢熙平	王泽民、应鉴清	杭州
17	河北省国医分馆	1933.1.4		蔡承绪		天津
18	湖北省国医分馆	1933.1.13	1933.4.3	范筱村、孔庚	杨小川	汉口府西一路希昌里
19	安徽省国医分馆	1933.2.13		江肖农		缺
20	广西省国医分馆	1933.6.30				南宁
21	绥远省国医分馆	1935.2.5		安兆麒、郭象伋	杨怀玉	归绥
22	重庆市国医分馆			吕汉群		重庆

注：1.筹备时间为《国医公报》刊载该消息日期。

2.馆长按到任先后顺序排列。

3.上表据《国医公报》1932年10月至1936年12月各期；1931年3月22日《申报》国内要电统计二：各省推设国医分馆；重庆市档案馆《中央国医馆各省市县分支馆一览表》，档号：01620001000050000002统计。

纵览各省市国医分馆筹建之后的格局，各分馆的地区分布很不均衡，首先在东南沿海一带开展，且多位于经济发达地区，而后再在内陆地区建设，除去东北三省沦陷区及云南、西康、宁夏、青海、察哈尔、新疆这些偏远地区，其他省份均已筹建国医分馆。

◎ 海外国医分馆

值得一提的是，香港、澳门在1932年10月与1933年1月分别成立分馆，虽然当时港澳分别为英国和葡萄牙殖民地，从法律上来说，大陆内部法令对其并没有约束力，但是中央国医馆在感情上从未将他们当作外邦之地，在港

111

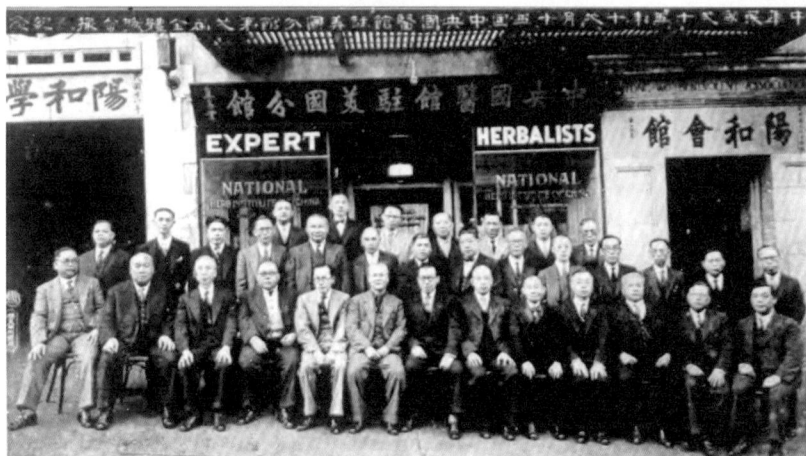

图 43：中央国医馆驻美国分馆

澳建立分馆，也具有主权象征意义。此外，香港的侨港中华国医分馆还在广州设立了中医学校，将学校设在广州一方面为了避免与港英当局发生纠纷与牵扯，防止时间、精力上的耗费，一方面也是密切与大陆联系，以加强进一步交流与合作。

新加坡、马来西亚（北婆罗洲）、菲律宾、泰国（暹罗）、美国旧金山（三藩市）、苏门答腊（印度尼西亚）也在 1934 至 1940 年间陆续建立分馆。正可谓华人之所在，中医之所在。更进一步思考，国医馆的触角往海外拓展一方面扩大了中医的影响力，一方面也是为了迎合西学东渐过程中国人对西方文化的推崇心理，希望中医在国门之外得到某种程度的认可并由外而内来促进国民政府对中医的重视与关注。

表 2　中央国医馆海外分馆

序号	海外国医分馆名称	馆长	副馆长	成立年月
1	侨港中华国医分馆	黄业生	冯其焯、周仲房	1932.1.20
2	澳门国医分馆			1933.1.28

序号	海外国医分馆名称	馆长	副馆长	成立年月
3	北婆罗洲（马来西亚）国医分馆	曹梦尘	游思齐、曹龙庆	1934.1.26
4	菲律宾国医分馆	黄泉笙	苏必辉、庄霖生	1936.7
5	暹罗（泰国）国医分馆			1936 年筹备
6	荷属巴达维亚国医分馆	卢翰如		1936.9 筹备
7	美国旧金山国医分馆			1936.2.3 筹备
8	新加坡国医分馆			1940.4 筹备
9	秘鲁国医分馆			
10	安南（越南）国医分馆			
11	苏门答腊（印度尼西亚）国医分馆			1940.5

注：本表根据《国医公报》第一卷第 2、4、12 期及第三卷 7、12 期；1931 年 3 月 22 日《申报》国内要电二：各省推设国医分馆；《中华医药》第二期《中央国医馆两年来工作之简单报告》39 页；重庆市档案馆《中央国医馆秘书处工作月报表》档案号：01620001000060000003 统计。

⊙ 各县市国医支馆

继各省市分馆相继成立之后，各县市也纷纷按捺不住要效仿成立国医支馆，但由于当时中央国医馆并未考虑在县市设立支馆，支馆如何设立无章可循，故江西余干、福建漳浦县医学协进会、四川省国医分馆对于在县市设立支馆的请求被逐一驳回。1932 年 11 月 6 日，经中央国医馆第十二次理事会常会讨论，《各县市设立国医支馆暂行办法》获得通过。该条文规定，国医支馆须在重要县市设立，且须在各省国医分馆成立之后设立，故一开始各县市支馆设立的并不多。从省份上看，支馆大多在江苏、浙江、福建、广东四省设立，且绝大部分设在一等县。具体各县市已建成国医支馆情况见下表。此外,浙江在建成永嘉、平湖、嘉兴等国医支馆后,1936 年 4 月又陆续有兰溪、东阳、仙居、奉化、象山等 49 个支馆在筹建，筹备员多为当地县长或县政府科员。甘肃在 1936 年 8 月决定在平凉等十二个重要县设立支馆。各县市支馆后因各省市要集其财力兴办国医教学机构与医院，并且各县市支馆纠纷极多而在诸多省份就停止设立了。

表 3　中央国医馆各县市国医支馆

序号	县市国医支馆名称	馆长	成立年月
1	江苏江都县国医支馆	耿耀庭	1933.4.12
2	江苏武进县国医支馆	钱同高	1933.4.12
3	江苏兴化县国医支馆	江蓉轩	1933.4.22
4	江苏泰兴县国医支馆	刘汉钦	1933.7.28
5	江苏南通县国医支馆	冯薇馨、喜望峰	1933.10
6	江苏无锡县国医支馆	侯敬舆、张嘉炳	1936.6
7	江苏吴县县国医支馆	顾福如、王慎轩	1936.8
8	浙江平湖县国医支馆	奚可阶	1935.5.26
9	浙江嘉兴县国医支馆	陈骏八	1936.8.7
10	浙江崇德县国医支馆	李枚臣	1936.8.7
11	浙江平阳县国医支馆	陈士彬	1936.8.7
12	浙江金华县国医支馆	翁文教	1936.8.7
13	浙江萧山县国医支馆	华然青	1936.8.7
14	浙江淳安县国医支馆	方引之	1936.10.6
15	浙江海宁县国医支馆	汪子良	1936.10.6
16	浙江余杭县国医支馆	高松森	1936.10.6
17	浙江安吉县国医支馆	金月龙	1936.10.6
18	浙江新昌县国医支馆	王国芳	1936.10.6
19	浙江诸暨县国医支馆	赵启堂	1936.10.6
20	浙江临海县国医支馆	王作孚	1936.10.6
21	浙江汤溪县国医支馆	盛世英	1936.10.6

序号	县市国医支馆名称	馆长	成立年月
22	浙江义务县国医支馆	张心景	1936.10.6
23	浙江常山县国医支馆	璩耀华	1936.10.6
24	浙江桐庐县国医支馆	章济苍	1936.10.6
25	浙江建德县国医支馆	汪藻文	1936.10.6
26	浙江青田县国医支馆	陈卜琴	1936.10.6
27	浙江武义县国医支馆	张荣福	1936.10.6
28	浙江遂安县国医支馆	姚华青	1936.10.6
29	浙江黄岩县国医支馆	朱笑鸿	
30	浙江临安县国医支馆	程广仁	
31	浙江松阳县国医支馆	蔡 琴	
32	浙江永嘉县国医支馆	陶渭东	
33	四川成都县国医支馆	饶吟周	
34	四川华阳县国医支馆	陈凤梧	
35	四川射洪县国医支馆	蒲松荣	
36	四川大邑县国医支馆	余松琳	
37	四川温江县国医支馆	李仲乐	
38	四川郫县县国医支馆	邓春霆	
39	四川铜梁县国医支馆	唐秉周	
40	四川古宋县国医支馆	黄明安	
41	四川古蔺县国医支馆	许肇初	
42	四川内江县国医支馆	傅瀚文	
43	四川忠县国医支馆	沈骥良	
44	四川彭县国医支馆	游嵩儒	
45	四川广元县国医支馆	刘绍州	
46	四川合江县国医支馆	黄啸山	
47	四川新都县国医支馆		
48	四川什邡县国医支馆	张宝廷	

青囊

菊天下

序号	县市国医支馆名称	馆长	成立年月
49	四川蓬溪县国医支馆	喻湘帆	
50	四川剑阁县国医支馆	张晓东	
51	四川德阳县国医支馆	叶香主	
52	四川平山县国医支馆	阳致文	
53	四川乐至县国医支馆	黄庭玉	
54	四川潼南县国医支馆	侯德敷	
55	四川绵竹县国医支馆	李琴生	
56	四川罗江县国医支馆	石香谷	
57	四川开县国医支馆	唐庶腴	
58	四川金堂县国医支馆	张泽民	
59	四川涪陵县国医支馆	杨圣木	
60	四川广安县国医支馆	龙天波	
61	四川江津县国医支馆	任应秋	
62	四川大竹县国医支馆		
63	四川合川县国医支馆		
64	四川南川县国医支馆		
65	四川叙永县国医支馆		
66	广东潮安县国医支馆	蔡寿祺	
67	广东紫金县国医支馆		
68	广东梅县国医支馆	赖畏吾	
69	广东番禺县国医支馆	江 贞	
70	广东罗定县国医支馆	黄济流	
71	广东顺德县国医支馆	杨纪云	1936.6
72	广东新会县国医支馆		
73	广东揭阳县国医支馆		
74	广东汕头县国医支馆		
75	广东潮阳县国医支馆	郑少梅	

序号	县市国医支馆名称	馆长	成立年月
76	广东东莞县国医支馆		
77	福建仙游县国医支馆	温敬修、左光岳	1933.6
78	福建福清县国医支馆	唐应玑	1933.7.18
79	福建思明县国医支馆	吴瑞甫	1933.8.17
80	福建莆田县国医支馆	张 琴、温敬修	1933.11.29
81	福建建瓯县国医支馆	余耀宗	1935.8
82	福建漳浦县国医支馆		
83	福建平潭县国医支馆		
84	福建同安县国医支馆		
85	福建厦门县国医支馆		
86	福建浦城县国医支馆	祝贺三	
87	上海新成区国医支馆		
88	河南郑县国医支馆	闻甫宸	1935.9.1
89	河南杞县国医支馆	李稳青	1937.6
90	绥远包头县国医支馆	王慎五等为筹备员	1936.11.12 筹备
91	绥远归绥县国医支馆	王炳元等为筹备员	1936.12.26 筹备
92	广西梧州市国医支馆		
93	西康会理县国医支馆	左光岳	
94	江西九江国医支馆		1931.5
95	贵州安顺县国医支馆	邹慧希	
96	泗水县国医支馆（印度尼西亚）		1940.7

注：本表根据《国医公报》1932 年 10 月至 1936 年 12 月各期；1931 年 3 月 22 日《申报》国内要电二：各省推设国医分馆；1948 年 3 月 26 日《申报》本市简讯：上海新成区支馆；重庆市档案馆《中央国医馆各省市县分支馆一览表》档案号：0162000100050000002；重庆市档案馆《中央国医馆秘书处工作月报表五月份》档案号：0162000100060000003 统计。

青囊
菊天下

中央国医馆的历史评价

⊙ 政治方面

民国时期中医虽然已经形成了三级卫生行政管理体系，并且为中医从业人员合法化、医师管理制度规范化、卫生行政组织系统化做出了积极的贡献，然而这种体系是不完善的，这种不完善并非中医人不想努力去完善，而是当时内忧外患的战时动荡的社会使得政治环境与社会秩序极不安定，战时颓废的经济也不能给中医行政管理提供充裕的经济基础，刚刚从封建社会走出来的民众亦不能很快适应新式的中医卫生行政管理。此外，没有实际独立的行政管理权让中央国医馆及各省市县分支馆处境尴尬，只能中医治中医，行使自治权，这使得各政令下达后往往收不到预期成效。

中医药行政管理权的缺失，直接影响了中医药管理的常态化。但是从反面来看，暴露出的问题恰恰又促使了中医对行政管理权的竭力争取。纵观中医药界对于行政管理权的三次争取，首次失败，后面两次胜利。可以说，中医药界的三次争取还是卓有成效的，其结果是走上升路线的，中医药的行政管理权最终在卫生署中医委员会得到了落实。虽然当时中医委员会隶属于卫生署，是卫生署的下属机构，比卫生署要低一级，但是中央国医馆的成立标志着中医药政治地位和法律地位的确立，标志着中医药合法的行政管理权的确立。这种行政管理权的确立在一定程度上保存了中医，发展了中医，也从根本上挽救了中医。中医药界与西医以及政府的抗争过程，对于资产阶级新文化运动中盲目西化、全盘否定祖国传统文化的错误倾向起到了有效的纠正。中医参与卫生行政对于引领中医人及民众形成稳定的中医秩序观，带领中医走向规范化、标准化、现代化起到积极作用。

⊙ 学术方面

民国时期中央国医馆对中医药学术的整理也是中医药历史上的一次集大成。中央国医馆召集了全国各大著名医家，向各分馆征集以往中医药教材，在现有基础上编著了中医药理论教材，内容不仅涉及中医内科、外科、妇科、儿科，还涉及西医的解剖学、生理学等学科，是一项中西医合璧之举，也是现代中医引入西医教育的开端。同时，中央国医馆创办报刊杂志、编审书籍，以期传达政令、学术百家争鸣。各地成立学术社团一定程度上促进了中医药的发展、丰富了中医药的理论研究。整理国药和续办中国制药厂是保存中药的一项重要举措。学术理论是中医药的根基，失去学术理论的支持中医药将不复存在。中央国医馆在民国战时这样纷乱的环境中还能力求保存与发展中医药学术是十分不易的，其作用是积极有效的，与时俱进的接纳与吸收西医智识也是一项创新之举。可以说，中央国医馆的成立也标志着中医药现代化的开端。

⊙ 教育方面

中医的发展离不开教育，现在各省的中医药大学、中医学院便是民国时期开创的各中医学校、中医传习所的自然延续。这种对中医院校传承的新培养模式的探索，为新中国成立后中医教育做了积极铺垫，积累了一定的经验，并培养了大批杰出的中医人才。建医校的创举，是中医教育改革进程的重要起点，是中医教育现代化的开端，是中医薪火不断、医灯续焰的保障。

⊙ 不足之处

各省市县国医分支馆为中医做出的贡献是不可磨灭的，然而，在分支馆陆续建立起来之后，绝大多数经济困顿、处境艰难，有的只是中医人的一腔热血，故而政令下达之后往往雷声大，雨点小，真正能落在实处的比较少，究其原因，不外乎以下两点：第一，战时经济凋敝，各省财政捉襟见肘，财政赤字在江苏这样的鱼米之乡都要达到七八百万，况且国医国药尚属文化范畴，处于上层建筑层面，虽然分馆组织大纲第五条规定："各省市国医分馆经费得呈请所在地省市政府补助，不足之数得由分馆董事会募集。"但是地方财力在自身温饱还未解决的阶段实在无暇顾及，并且中央国医馆尚没有实际独立的行政管理权，这也使得这些法律条文形同虚设。

1932 至 1933 年间，湖南、上海、陕西、江西、浙江、四川、江苏、河南、福建、湖北、甘肃、山东、山西这些省份纷纷上书中央国医馆，请求中央国医馆给当地省政府施压拨款补助各省国医分馆以便正常运营。然而这些请求收效甚微，各省市分馆每月 100 ~ 500 元省政府补助迟迟不能到位。例如江西国医分馆仅靠每月 10 元维持。上海国医分馆则自谋出路，馆长冯炳南捐巨款解决开馆的燃眉之急，后续场馆维系由国医馆各董事处方中收取，每张处方收取一分钱。经济活动亦决定着其他一切社会活动，缺乏必要的经济基础对于国医馆的运营来说是十分棘手的难题，没有足够的经费支持使得国医馆发展举步维艰。

第二，人力资源是生产力中最活跃的因素，是第一宝贵的资源，也是一个机构生存和发展的关键。大陆各省市分馆的馆员虽多，但是诸多省市都出现了馆长纷纷辞职或者未到任就职的现象。例如山西、河北、上海、江苏、福建、甘肃、湖北、广东、浙江、湖南等省市。领导人的频繁更迭、工作的频繁交接对国医分馆的日常运作造成极大的负面影响。从馆长身份上来看，祁大鹏、许祖谦、范耀雯、安兆麒属于文化界人物；冯炳南、邹殿邦、陆锡庚、吴琢之、霍芝庭属于商界人物；牛载坤、刘通、蔡干卿、王澄莹、孔庚、孔象仅为政界人物；陆仲安、时逸人、陈松坪等 11 人为中医界人物。在 30 位馆长中，非中医界人士占 50%，中医界人士仅占 36.7%。由此可见，管理中医的大部分并不是中医界人士，中医素非其所习，虽然他们可以利用自身的名望为国医馆增添声势与名气，引来资金援助，但是从管理上来看，他们首先专业性不够，其次这类人士平日庶务繁忙，根本无暇顾及国医馆的管理，况且由外行来领导内行，中医医士们也心有不服，彼此间的信任很难建立，工作难以顺利开展，国医馆之顿挫也就成了必然。其次，《国医公报》第三卷第六期曾记载各县市支馆纠纷极多。福建分馆曾因乱停顿，北平分馆的纠纷需要焦馆长去视察馆情来平定，广东汕头市国医支馆馆长的人选纠纷《光华医药杂志》都进行了刊载。可见，中医界的内斗造成中医力量的大量消耗。因此，加强团结，整顿队伍，凝聚人心依然是中医药界人士面临的严峻课题，只有着手有效地解决存在的问题，才能展现出中医队伍真正的力量，才能发挥中医人应有的作用。

第三、在国医支馆与国医公会并存的地区，两者隶属关系混乱。例如在一个市里面，国医支馆代表的是全市国医，而国医公会代表的是全市国医团体，两者行使的职能相近，却无条文清晰规定二者的关系，以致这一新一旧的两个组织常常发生冲突，广东省潮阳国医公会更是以该地国医支馆馆长郑秀梅逼收登记费为由要求其下台。两个组织势不两立，这对于中医的发展来说并非好事。

此外，国医馆行政管理权的缺失也影响着国医馆乃至中医药的发展，国医馆学术整理委员会存在三大派保守派急进派折衷派造成大量力量内耗，中央国医馆性质、权限不清也难以发挥管理职能。

民国中央国医馆及各省市县国医分支馆的成立，给整个中医界所带来的新气象是非常明显的，这场改革风潮是对中医几千年来的洗礼，是对中医的大整顿。中医药的救亡图存也与中华民族的救亡图存具有极高的一致性。中央国医馆对行政管理权的争取在一定程度上保存了中医，发展了中医，也从根本上挽救了中医。中医药界与西医以及政府的抗争过程，对于资产阶级新文化运动中盲目西化、全盘否定祖国传统文化的错误倾向起到了有效的纠正。

中医参与卫生行政也对于引领中医人及民众形成稳定的中医秩序观，带领中医走向规范化、标准化、现代化起到积极作用。

现今，国家中医药管理局从卫生与计划生育委员会中独立出来，从方针政策方面可以看出中医药的自主权越来越大，政治地位、法律地位得到了充分保障。2016年，国家中医药管理局发布《中医药发展"十三五"规划》，计划到2020年，实现人人基本享有中医药服务，各项指标达到平均5％的增长。《中医药法》也将于2017年7月1日正式施行。这标志着中医药无论行政管理权还是话语权都已逐步拥有，实现了近百年来中医药人孜孜以求的目标，加深了中医药界的道路自信、制度自信和文化自信。

（姚　璐　南京市建邺区莲花社区卫生服务中心

徐建云　南京中医药大学）

历史上的女医

◉ 沈　劼

中国医学史的长河里，群星璀璨，曾涌现出无数著名医家，但女性医生却屈指可数。在史册寥寥数语的记载中细细捕捉，才能发现她们留下的模糊身影和浅浅足迹。但正是这些零散的只字片语，从另一个角度点染勾画，向我们展开了一幅历史上女医的群体画卷。

◉ 西汉

巾帼医家第一人——义姁

义姁是西汉武帝年间的女名医，河东人（今山西永济市东南），是我国历史上最早见于记载的女医。她自幼聪明伶俐，对药草十分感兴趣，十几岁便能上山采药，捣烂后给乡亲们敷治外伤。平时只要有郎中走村串户看病，她总是在边上跟着学，虚心请教，久而久之就学到了许多医药知识，积累了

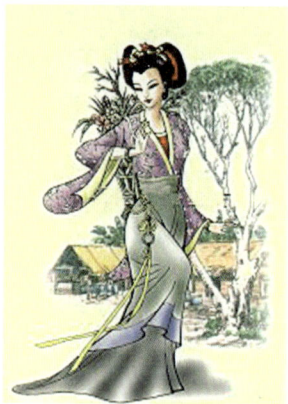

图44：西汉武帝年间的女名医义姁

丰富的临床经验。

有一次，从外地抬来了一位病人，腹大如鼓，脐眼突出，气息奄奄，病情十分危急。义姁仔细诊视后，先在他的腹部、大腿部施以针灸，接着又取出一包药粉敷在病人的肚脐上，用绢帛包裹起来，再开了方药让他服用。几天后，病人的腹胀慢慢消退，呼吸变得均匀，不到10天的工夫，病人就可以起床活动并渐渐痊愈了。

汉武帝的母亲王太后年老多病，汉武帝听说义姁的医术高明，便暗中探访，得知她不仅善于治疗各种内科疾病，且兼通外科、针灸，所用药物只是山间的草木藤叶，但疗效极好。于是，汉武帝征召义姁入宫，并封她为王太后的特别侍医。后来，义姁治好了太后的病，还得到了太后的器重和喜爱。《史记》记载："王太后问：'有子兄弟为官者乎？'姊曰：'有弟无行，不可。'太后乃告上，拜义姁弟纵为中郎，补上党郡中令。"从这段文字的叙述中可以看到，当王太后问义姁有没有儿子和兄弟可以做官时，义姁说有个弟弟义纵，但品行不好，不可以入朝为官，直接回绝了王太后的好意。因为义纵在少年时曾与同伴一起抢劫，结为强盗团伙。但是王太后十分喜爱义姁，还是告诉汉武帝任义纵为中郎，不久任上党郡的县令。义纵敢作敢为，执法严酷，不回避贵族和皇亲，受到汉武帝赞赏，后升任河内都尉。由此可见，义姁不仅医术精湛高超，而且品德真诚纯朴，并不因为义纵是自己的亲弟弟就包庇隐瞒其不良行为，才会真正获得王太后的信任和喜欢。

侍医：指为帝王及皇室成员治病的宫廷医师，相当于后世的御医。中国专职宫廷医生自周代开始，而宫廷女侍医的设置，直到汉代的"少府"机构中才出现。女侍医的主要职责是负责宫廷妇女的医疗保健。汉以后各朝都有宫廷女医，一般以"女医"简称，宋明时亦有"医妇""医婆"之称。宫廷女医很多并非出自专门医学校的培养，而是来自各地精通方脉的民间女医，或应诏受荐，或经考试选入宫中。据明代《长安客话》记载，大多数女医平时不住在宫中，而是经考试合格者注册在案，需要时应召入宫。

后宫用毒毁医名——淳于衍

淳于衍，字少夫，祖籍不详，十分精

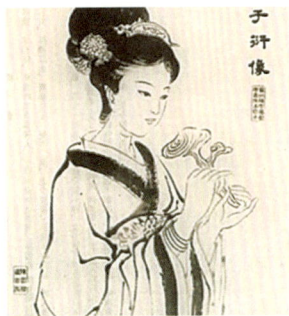

图45：淳于衍画像

通医术。她是西汉宣帝时的一位女侍医，也称之为"乳医"，是史书记载最早的专职妇产科女医生。淳于衍经常出入宫里为嫔妃们接生或治妇科疾病，也常给达官贵人的女眷们看病，尤其与大将军霍光的妻子关系很好。

霍光是西汉历史发展中的重要政治人物，时任大司马、大将军之职，曾受汉武帝之命辅助年幼的汉昭帝执政，执掌汉室最高权力近 20 年。当时，淳于衍的丈夫任宫廷护卫，得知淳于衍和这样一位大人物的妻子关系密切，就想利用这种关系为自己谋求地位，让妻子求霍光帮忙，以使自己升任安池监。霍光的妻子名显，是一位颇有心计的女性，她的小女儿霍成君是汉宣帝的嫔妃，曾经与许皇后许平君争夺过皇后的位置。但汉宣帝不忘旧情，最终还是坚持立了出身低微的许平君为皇后，而出身显贵的霍成君落选，为此霍光的妻子嫉恨在心，一直想伺机谋杀许皇后。霍夫人知道淳于衍经常进宫为当朝的许皇后看病，便决定利用淳于衍想帮丈夫升职的机会收买淳于衍，让她去谋杀许皇后。淳于衍听后问："如何动手呢？"霍夫人说："妇女生育大事，九死一生，今日许皇后正要分娩，可乘机下毒药死，这样成君就可以当皇后了。如果事成，你我姊妹富贵同享。"淳于衍说："药很多，且医生要先尝，那怎好下手呢？"霍夫人说："这就看你的本事了。这件事如果想做就肯定能成，霍将军摄政天下，谁敢说个不字。缓急相护，只怕你不愿鼎力相助罢了！"淳于衍沉思之后说："愿意尽力。"就捣附子配制成丸药，带入长定宫。许皇后分娩后身体虚弱，淳于衍便取出附子丸药，谎称为"大丸"给许平君饮服。不久许皇后就说："我头昏脑胀得厉害，药中不会有毒吧？"淳于衍说："没有。"随后许皇后更加气促，很快就死去了。霍夫人为了对淳于衍表示酬谢，送给她"蒲桃锦二十四匹，散花绫二十五匹……匹值万钱。又与走珠一排，绿绫百端，钱百万。黄金百两，为起宅第，奴仆不可胜数。"后来有人控告诸医对皇后的护理失职，将他们逮捕入狱，并要他们交代罪行。霍夫人怕受牵连就将详情告诉霍光，霍光惊愕之余仍想法奏明汉宣帝，签署了对淳于衍免予问罪之令。然而淳于衍贪欲渐起，反而抱怨说："我为你们立了大功，就只是报答我这么一点点？"霍家的野心也在霍成君成为皇后时更加膨胀，开始想毒杀太子，立霍成君的儿子为太子，后又想废掉汉帝，立霍光的儿子霍禹为帝。最后霍家因政变未遂而被灭族，淳于衍谋害许皇后的事情亦被牵出，一并施行腰斩。

淳于衍天资聪慧，通晓医药，精于切脉，被称为"女中扁鹊"。然而医术虽高，却因为个人的欲望，被宫廷斗争利用成为狠心女医，背弃了医生救死扶伤的天职，最终落得被处死的悲惨下场，既可恨又可悲，让人惋惜。

乳医： 古代医官名。系指专门治疗妇女疾病的医生。训诂学家颜师古注曰："乳医，视产乳之医者。"

附子： 中药名。味辛甘，性大热，归心、肾、脾经，有毒。具有回阳救逆，补火助阳，散寒止痛的功效，被称为"回阳救逆第一品药"。临床常用于亡阳虚脱，脉微肢冷，阳虚宫冷不孕，阳痿早泄，虚寒吐泻，脘腹冷痛，肢寒水肿，胸痹，寒湿痹证等。附子含有多种乌头碱类化合物，具有较强的毒性，尤其表现为心脏的毒性。但经水解后形成的乌头碱，毒性则大大降低。故内服宜炮制后使用，或先煎 0.5 ~ 1 小时，至口尝无麻辣感为度，一般用量 3 ~ 15克。若内服过量，或炮制、煎煮方法不当，会引起中毒。附子中毒后，表现为心律失常、血压下降、体温降低、呼吸抑制，肌肉麻痹和中枢神经功能紊乱等。

大丸： 指类似"泽兰丸"之类的产后调节体内气血的丸药。

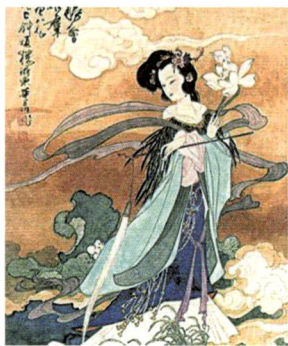

图46：西晋女道医魏华存

精勤修持女道医——魏华存

魏华存（公元252-334年），字贤安，任城（今山东济宁市）人，西晋女道医，司徒文康公魏舒之女。她是道教上清派第一代宗师，民间称之为"二仙奶奶"，是中国民间信仰和道教尊奉的四大女神之一。陶弘景著《真诰》中称其为"魏夫人"，后世习惯称之为"南岳夫人"。宋仁宗赐她"紫虚元君"称号，故又称魏元君。宋哲宗则封她为"高元宸照紫虚元道真君"。相传于东晋咸和九年（334年），魏夫人在黄庭观旁边的一块大石头上白日飞升，其石尚在，称"飞升石"。后世李白《送女道士褚三清往南岳诗》中有"倦寻向南岳，应见魏夫人"，杜甫《望岳》中有"恭闻魏夫人，群仙夹翱翔"等诗句的描述，而民间关于魏夫人的传说也十分多。

魏夫人生于官宦人家，自幼博览百家，精通儒学五经，受到了良好的文化教育。时值老庄学说大行其道，她也深受影响，因此有志于神仙冲举之术，常服气辟谷，摄生修静，并沉浸于道学研究。她向往与茂林佳木为伍，同麋鹿和鸣的独身修仙生活，便要求离开家庭，住到一个清静的地方，但是遭到了父母的反对，只能在家中找了一处偏僻的住室读书修炼。她从不考虑自己的终身大事，直到 24 岁才在家人的强迫下嫁给了南阳太保掾刘文，生了两个儿子刘璞、刘瑕。但是她的内心一直期待修真成仙，所以儿子一长大，便和丈夫分居，斋戒别寝，谨修道法。西晋建兴五年（318）夏天，魏夫人来到南岳衡山集贤峰下紫虚阁修道。后来，得到高人指点传授医学知识成为医学名家。

由魏夫人撰写定本的《太上黄庭内景玉经》（又称《上清黄庭内景玉经》《黄庭内景经》《黄庭经》）为著名道经。该书在中医理论的基础上，以七言诗的形式描述人体脏腑功能，并以此论述养生，对后世中医药学的发展产生了重要影响，不少后世医家对此书推崇备至。但有现代学者考证，此书初作并非魏夫人，早在汉武帝之前已经流世，只是不为人所知，魏夫人或仅是加工润饰。无论如何，该书能传世至今，魏夫人是功不可没的。此外，她还擅长书法，黄庭观墙壁上刻有其亲笔所书《上清黄庭内景经》。道家之《元始大洞玉经》三卷、《元始大洞玉经疏要十二义》一卷、《大洞玉经坛仪》一卷和《总论》一卷，亦为她所疏义。

黄庭：道教丹道术语。亦名规中、庐间，一指下丹田。《内景经》卷上梁丘子注曰："黄为中央之色，庭为四方之中，外指天地中人中，内指脑中心中脾中，故称'黄庭'"。陈樱宁先生在《黄庭经讲义》中解释说："'黄'乃土色，土位中央居。'庭'乃阶前空地。名为'黄庭'，即表示中空之意。"

《黄庭经》：为道教修持内丹的重要经典之一，在中国道教史上有极其重要的地位，直接促成了中国道教上清派的产生。其内容包括《黄庭外景玉经》和《黄庭内景玉经》；两晋年间，新增《黄庭中景玉经》。王明先生在《黄庭经考》中曾作详细考证，认为魏晋之际，民间已有私藏七言韵语体《黄庭》

草本。大约在晋武帝太康九年（288），魏华存得到这个《黄庭》草本并加以注述；或有道士口授，华存笔录而写成定本《黄帝内景经》。《黄庭外景经》约在晋成帝咸和九年（334）前后问世，它是在《内经》的基础上撰写而成的，而作者不祥。但历史上也有人认为《内景经》在《黄庭外景经》之后出现的，如欧阳修等。

灸法神奇利民众——鲍姑

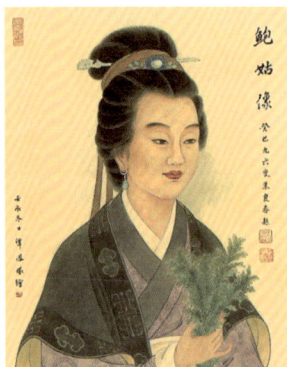

图 47：东晋女灸学家鲍姑

鲍姑（约公元 309–363 年），名潜光，东晋初东海郡（今山东郯城县西南）人，是南海太守鲍靓之女，著名医家葛洪的妻子，我国医学史上第一位女灸学家，岭南一带民众尊称她为"鲍仙姑"。

长期的耳濡目染和家庭熏陶给鲍姑行医创造了良好的条件，她跟随丈夫在广东罗浮山炼丹采药行医，足迹遍及广州、南海、番禺、惠阳、博罗等地，经常出没崇山峻岭，溪涧河畔。她精于医术，一丝不苟，尤其擅长灸法，能用艾灸治人身上的赘瘤和赘疣，一灼即消，效如桴鼓，被后世尊称为神医。而她所采用的长在越秀山脚下的红脚艾，也被后人称为"鲍姑艾"。

千百年来，民间流传着许多关于她的传说。相传有一天，鲍姑在行医采药回归途中，看见一位年轻姑娘在河边照容，边照边淌泪。原来，这位姑娘脸上长了许多黑褐色的赘瘤，十分难看，时常遭到乡里人的鄙视，也无法找到心爱的人，故而对着河水顾影自泣。鲍姑上前问清缘由，就从药囊中取出红脚艾，搓成艾绒，用火点燃，轻轻地在姑娘脸上熏灼。不久，姑娘脸上的疙瘩全部脱落，看不到一点瘢痕，变成了一个美貌的少女。她千恩万谢，欢喜而去。在宋代笔记小说《太平广记·崔炜传》中记载了这样的一则故事，鲍姑成仙后在故事中化为一名讨饭的老妇人，不慎打破了别人的酒瓮，无钱赔偿而受到殴打。崔炜在一旁看到后心生怜悯，脱下自己的外衣来替她抵偿。后来又有一天，鲍姑再次遇到崔炜，为感谢崔炜解救了她的危难，便将灸法传于崔炜。《博罗人物仙释》里，则将她列为神仙一流人物。

遗憾的是，鲍姑没有著作流传下来，但在葛洪的《肘后救卒方》中有数十条有关灸法治疗的记载，并对灸法的作用、效果、操作方法、注意事项等都有较全面的论述。有学者分析，葛洪并不擅长灸法，书中这么多丰富的灸方，可能保留了鲍姑的灸法经验。

在古代女医师中，鲍姑是最有名的一位，她为医学事业做出了巨大贡献，人们为了纪念这位解除了百姓病痛的女名医，还在很多地方凿井、修祠庙以怀念她。

《肘后备急方》与灸法：《肘后备急方》（简称《肘后方》）由晋·葛洪撰，后经梁·陶弘景、金·杨用道两度增补而成。书中共记载灸方99首，远多于针刺方和热熨、蜡疗等。所用灸方涉及猝死、尸厥、卒心腹痛、伤寒、时气、霍乱、中风、发黄、痈疽、疮肿、狂犬咬伤等20多种病症。特别一提的是，书中创用了隔物灸，包括用蒜、盐、椒、面饼、黄蜡、香豉、巴豆、雄黄等

青囊

菊天下

共 10 首隔物灸方，为我国隔物灸法最早的文献记载。

援医入道释黄庭——胡愔

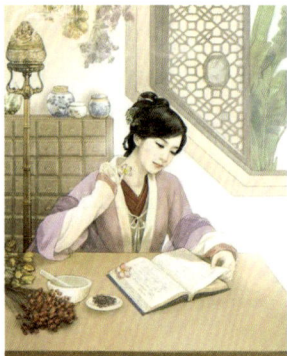

图 48：晚唐女医胡愔

胡愔，道号见素子，晚唐时期女医家，道士，太白山（今陕西太白县）人，一说浙江东阳人。胡愔幼年慕道，喜读《黄庭》，同时又谙熟《内经》，精于医学，著有《黄庭内景五脏六腑补泻图》一卷，刊于 848 年，现存于《道藏》。

《黄庭内景五脏六腑补泻图》是一部将传统医学理论与道教炼养方术融为一体的典型道教医学著作。胡愔纯粹从医学角度出发来研究《黄庭经》，摒弃了其中神秘的因素，强调道教内修必须与医学紧密结合，认为医理是道教内炼养生的理论指导和基础。全书按脏腑分为六节，每节先绘一图，次述脏腑，再述修养法、相病法、处方、行气法、月禁食忌法及导引法等。其中特别以传统医学的脏象学说为理论基础，分别阐明肺、心、肝、脾、肾这五脏和胆腑各自的生理结构、功能，以及与其他脏腑、形体、官窍的关系，五行属性，病理现象等；并且结合中医诊断的理论和方法，依次阐述诸脏腑的养生祛病之术，清晰明白，不杂繁术。从中不难窥见，胡愔援医入道，运用传统医学的脏象、经络、气血津液学说及诊断理论来指导内炼养生，自觉地将道教修炼方术与医学理论紧密结合起来。

此外，胡愔尚著有《黄庭外景图》一卷，《补泻内景方》三卷，惜未见传世。

唐代女医选取制度： 宁波天一阁藏明抄本宋《天圣令·医疾令》中，保存了一则十分珍贵的唐代女医的条文："诸女医，取官户婢年二十以上三十以下、无夫及无男女、性识慧了者五十人，别所安置，内给事四人，并监门守当。医博士教以安胎产难及疮肿、伤折、针灸之法，皆按文口授。每季女医之内业成者试之，年终医监、正试。限五年成。""令"是唐朝重要的法令形式，这说明当时女医已经进入了国家的制度视野。

◉ 宋代

精通外科扬医名——张小娘子

张小娘子，是北宋嘉祐年间的著名民间女医师，擅长外科，为我国古代四大女名医之一。据说，她的医术既非祖传，也不是随夫医病所授，而是从一位游医处偶得。在张小娘子年轻时，有一天，一位郎中云游路过门前，向她讨水喝。张小娘子见是一位银髯老人，便将他请进屋里，热情地用饭菜招待。老郎中见她聪明贤惠，手脚勤快，便将开刀和制膏等外科医术传授给她，还赠她一部秘而不传的《痈疽异方》。后来，张小娘子经过不断学习和实践，终于成为一位精通外科的女医生，善治各种疮疡痈肿，屡见奇效，遂声名大噪，

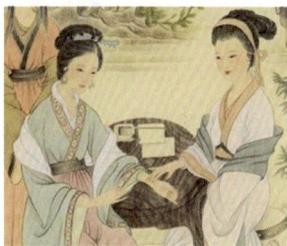
图 49：张小娘子画像

患者应接不暇。她又把外科技术传给丈夫，于是，夫妇俩都成了当地的名医。

宋小娘子成名后，也常为后宫妃子们诊病，并告知养颜美容的秘制调养方，后宫妃子们用后各个变得貌美如花，肤如凝脂，白皙嫩滑。宋仁宗看张小娘子医术高明，且能让女子返老还童，永葆青春美貌，又见其年过三十，仍如十八处子，遂称她为"女医圣"，赐名"张小娘子"，一时传为佳话。可惜《痈疽异方》和宋小娘子的医术、调养方都未见传于后世，人们也只能从故事中得见其高超医术了。

安国夫人冯氏：冯氏为宋代名医郭敬宗的母亲，佚名。建炎年间，孟太后患病昏厥，宋高宗下诏征名医治疗，冯氏入宫诊治，进药一会太后便苏醒，3剂病愈。后冯氏留宫中为皇亲治病，屡立奇功，被封为安国夫人。

◉ 明代
医案传世女卢扁——谈允贤

谈允贤（1461–1556），明代江苏无锡县人。她出身医学世家，其祖父谈复是当地的名医，曾任南京刑部郎中，祖母也对医学十分精通。因允贤的伯父与父亲皆履仕途，其祖父担心"医用弗传"，又看孙女允贤十分聪慧警敏，便决定让她弃女红而习医。

谈允贤15岁的时候已经饱览医典书籍，并开始随着祖父临证看病，但真正对允贤影响较多的则是其祖母茹氏。一开始允贤并不懂祖父母让她学医的用意，祖母就常常给她讲解医书大义；渐渐地有了学习兴趣，但缺少临床实践经验，祖母便鼓励她以身试药。婚后的允贤连得气血失调之病，每次医生来之前，她都先给自己诊断，看是否和医生所言一致；医生开了药方，她也一定要仔细斟酌，看是不是可用；后来自己生了三女一子，凡孩子生病，都不请其他医生，而是请祖母来指导自己用药。从"不知其言之善"，到"已知其言之善而未有所试"，再到"已有所试而未知其验"，允贤通过艰苦的学习和给自己治病的经历来体察用药，为她今后的行医打下了坚实的基础。

允贤真正为人看病是在其祖母亡故之后。祖母在临终前将全部秘方和制药工具

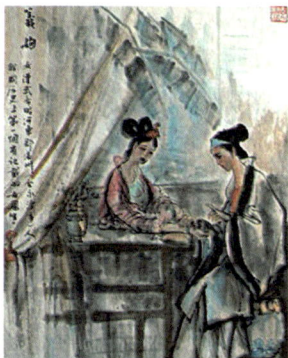

图50：谈允贤画像

传授给她，后来允贤依照祖母的嘱咐，开始为人治病并逐渐以治疗妇科疾病出了名。在封建社会里，女性患者尤其一些闺阁千金和富豪女眷，患了妇科或外科疾病，受封建社会礼教的束缚，不愿让男医生诊视，因而常常贻误病情。谈允贤的医术相当精湛，每每获得奇效，不久便远近闻名，所以女性患者纷纷来找她医治。到了50岁时，谈允贤忽然想到离梦中祖母告诉她的"汝寿七十有三"的期限已经过去了三分之二，便把祖母传授的医理和自己的临证所得整理出来，写成了《女医杂言》一书。

《女医杂言》约首刊于正德六年（1511），共一卷。因为当时女子不便抛头露面，便由其子杨濂抄写付梓。该书是中医史上较早成书的个人医案专著，也是我国古代很少见的专科医案书，更是第一部由女医撰写的医案著作。全书收载病案31例，主要记载的是妇科病案，其中涉及流产、月经病、产后诸疾、腹中结块诸证等，并记载了谈氏对灸法的运用十分娴熟。医案采用追忆的方式撰写，首先讲述病情和病史，其次列治法，再列处方，每一个诊治的过程都很清楚明晰。虽然记录的案例不多，但是从临床治疗角度看，都是十分成功的案例，而且是从女性视角去记述，对妇科疾病的认识和思考不同于其他医案，对于现代临床妇科疾病的诊治仍是很值得借鉴和学习的。

当然，事实上谈允贤享年不止73岁，而是96岁。其侄孙谈修在重刻《女医杂言》时说："祖姑……以女医名邑中……生平治人不可以数计。……目睹其疗妇人病，应手如脱，不称女中卢扁哉！"据说在50岁以后，她的医术更臻精湛。可惜，她没有再写医书。可能是因为她的儿子不幸早亡，她的孙子也因株连获罪而死。一位女子，在晚年遭受如此重创，自然也就无心著述了。

《女医杂言》医案选读：一妇人，年三十二岁，其夫为牙行，夫故商人，以财为欺，妇性素躁，因与大闹，当即吐血二碗，后兼咳嗽，三年不止，服药无效。某先用止血凉血，次用理气煎药，再用补虚丸药。四生丸（出《良方》），去生荷叶，用生地黄、扁柏叶，加黄连、山栀仁、杏仁、贝母各二两。上为末，炼蜜丸如弹子大，薄荷汤食后噙化。八物汤（出《济生拔粹方》），加砂仁、陈皮、香附、贝母各一钱，上每服水二盅，姜三片，食远服。大补阴丸（出《丹溪方》），服之遂得痊愈。

姐妹合作绘本草：周祜、周禧是明代江南的一对姐妹。姐姐周祜号江上女子，妹妹周禧，一作周僖，生平里居未详。她们在其父周荣起所著的《本草图谱》一书中，合作绘制了书中的彩图。

◉ 清代
蜀中女医著述丰——曾懿

曾懿，生于 1853 年，字伯渊，清末四川华阳县人。她的父亲太仆卿曾咏，在她很小的时候就过世了。曾懿从小便和母亲一起居住在乡间，熟读经史诗词。同治年间发生了一场大疫情，许多乡民染病而亡。曾懿看在眼里，心中十分感伤，于是取出家中所藏医书认真研习，几年之间，居然有所心得。她治病的医理兼采仲景以下诸

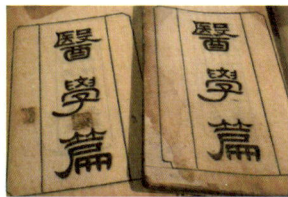

图 51：曾懿医学篇

家，尊崇仲景为医中之圣，认为《伤寒论》为后世医家诊治之准绳，也肯定金元四大家各有所长，应当效法。但同时她又强调临证不可一概拘泥于古方古法，而应"潜心体察，掇其精华，摘其所偏，自能豁然贯通，变化无穷"，才能收到很好的临床疗效。因而她尤其重视叶桂、吴瑭等温病大家，认为他们能细察病情，活用古方治今人之病，值得学习。

曾懿习医数十载，医术日益精湛，便开始著书立说。光绪三十二年（1906），她著成《医学篇》二卷并于次年刻版行世。书中详辨伤寒和温病的病情及治法，并将吴鞠通《温病条辨》中的要方摘录成帙，再附以自己临证所用各种效验古方、时方和自制诸方。后她又著有《女学篇》和《中馈录》，并与《医学篇》合称《古欢室医书三种》。此外，曾懿尚著有《曾女士医学全书六种》，包括《诊病要诀》《杂病秘笈》《幼科指迷》《寒温指迷》《妇科良方》和《外科纂要》，堪称历代女医著书最丰者。

曾懿一生患瘟病4次，均运用清代名医吴鞠通所著《温病条辨》的理论与方药，辨证施治而转危为安，这一方面体现了她善裁古方以治今病，也体现了她学医著书过程中的坚韧和毅力。

清代女医荟萃：王恒其，字贞德，清代江苏嘉定县人，是儒医王珠的长女，著有《女科纂要》三卷，未见梓行。

了然，清代嘉庆年间的一名尼僧，籍贯未详，曾修行于四川酉阳甘溪石家坝的观音阁。据传了然原为江湖绳妓，习拳术于汉口，号称无敌。她精通骨伤科，常施治于贫困者。有记载，当地私塾一名叫冉崇贤的少年，攀援树上嬉戏，不慎坠下折伤了腰，伤势严重，家人以为他活不了了，了然先轻施手法为他接续断骨，然后敷以伤药，竟慢慢治好了他的伤病。从此了然声名大振，以观音阁为医馆，济世救人。

顾德华，字鬘云，清代江苏吴县人。她是世医"七子山顾"第二代传人，近代名医顾允若之太姑母，幼承家学，以妇科著名，著有《花韵楼医案》一卷，今仍存。

越林，又称越林上人，号逸舲，是清末的一名尼僧，挂锡于浙江乌镇的茜泾庵。她精于医理，处方用药轻灵，有叶氏之风。著有《逸舲医案》一书，未见梓行。

◉ 近代

小儿推拿惠百姓——马君淑

马君淑（1889-？），字玉书，自号耕心斋主人，近代江苏无锡县人。马君淑父母早亡，12岁被族祖父马颐之收养，并在其教导下广泛阅读各种医书。14岁时随马颐之迁官北上，行途中患病，数年不愈，后得同邑儿科名医张静莲以推拿法治愈，遂拜在张氏门下，学习推拿。学成后，她先后悬壶于无锡、苏州、上海，专攻小儿推拿，声誉渐盛。1930年，马君淑所著《推拿捷径》一书刊出。书中叙述了人体解剖、脏腑功用、经络腧穴、推拿手法等内容，并附有图解、歌赋，文笔优美，易懂易学。

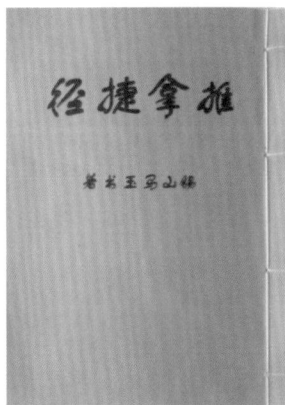

图52：马淑君《推拿捷径》书影

尤其马氏认为小儿身体娇弱，易为药石所误，提出"推拿代药骈言"，主张以推拿代药。她说，小儿不服药有 3 种好处："免损伤小儿脾胃，一也；免误药之害，二也；可恃推拿而不因恃药而放纵，反小心护持，三也。"此外，她认为如果家中小儿病急不能及时就医时，家长可以试着先用提刮的方法来缓解甚至治愈疾病，并详细介绍了提刮的具体操作方法。该书内容通俗易懂，很适合普通家庭学习阅读和掌握，所以对小儿推拿的普及和发展是有一定贡献的。可惜除存世的《推拿捷径》外，在其他的文献中，都没有再查到有关马君淑的记载。

名医之后陆氏姐妹：陆咏媞、陆咏娶姐妹两人，是近代江苏吴县人，名医陆锦燧的女儿。陆咏媞，字珮玢，编《要药选》。陆咏娶，字佩珣，著《鲟溪医案选摘要》四卷。两书均存。

近代女中医教育：1905 年创办的上海女子中西医学院，以"贯通中西各科医学，而专重女科，使女子之病，皆由女医诊治，通悃而达病情"为办学宗旨，招收 14 ~ 23 岁、资质聪明、身体健康、有一定文化基础的女子，为女医学奠基。正科以五年为毕业之期，预科以六年为毕业之期。首批共招收 40 名女生。1909 年改为上海女子医学校，并渐渐西化。

1925 年创办的上海女子中医专门学校，招收 16 岁以上、26 岁以下的女性，国文精通，书法端正，品行纯和者，首届学生 30 余人，学制、课程、教材等与男校同样。1927 年，上海女子中医专门学校与上海中医专门学校合并。

1926 年创办的苏州女科医社，以专授女科为主。1933 年改称为苏州国医学社，并扩大范围添设内外小儿诸科目。1934 年又改为苏州国医学校，同年秋季招收的学生中女性有 20 余人。1937 年因抗战爆发而停办。

1927年，中国医学院在上海创立，首开中医学校男女同校之先河。随后的中医学校、函授中医学校都男女同招。

1932年创办的华北国医学院，学制为4年。第一届学员由北平国医学院转入，第二届学员于1932年入学，共有学生30余人，其中女生6名。因战乱饥荒，毕业时仅剩26人，其中女生1人。这位女学员名冯敬，字崇礼，擅长外科，对儿科和妇科也很有研究。第五届学员冯仰增也是女性，1939年毕业，后又参加了汪逢春先生开办的医学讲习会，参与汪先生的医案整理工作，新中国成立后一直活跃于中医界。

中国女医学社和《中国女医》： 1935年，海门读者魏雪芳在《光华医药杂志》第一卷第六期读者信箱中提出组织中国女医社的提议，之后成立了以钱宝华为社长，张静霞、张嘉因、高鉴如为理事的中国女医学社，并于1939年《国医砥柱月刊》上刊登了征求社员的启事。1941年成立武进女医分社。《中国女医》由中国女医学社于1939年创办。开始以与《国医砥柱月刊》合刊的方式试行，共合刊了6期。1941年元宵节，《中国女医》作为月刊在上海独立发行，共发行了8期。《中国女医》是中国第一种女中医杂志，作为近代女中医主要期刊阵地，影响涉及海内外，深受欢迎。

此外，据史料记载，隋代前后有一位赵婆，著有《赵婆疗潔方》一卷，现已佚。元代山西介休有位韩医妇，四处周游行医，治疗噎病有奇效。明代万历年间皇太后患眼病，久治不愈，有位女医彭氏入宫为她医治，十分见效，因而深受皇太后宠爱。明代江苏名医徐孟容之妻陆氏，也以擅长医术而知名。清初安徽休宁名医程相的妻子方氏，是一位医道精湛的小儿科医师，相传每年救活的儿童不下千余人，世有"女先生胜男先生"之誉。清代浙江名医郭琬的母亲吴氏和妻子毛氏，都能为人诊脉授药。清代名医顾锡之女顾淑昭，亦通医理，协助父亲编纂《银海指南》，有名于当时，等等。

　　相对于男性医师来说，有记载的女医师在古代社会所占的比例的确很少。导致这种情形的出现大致有三方面的因素：一是在中国古代封建社会，以男性为中心的传统长期占据统治地位，在男尊女卑的观念的影响下，女性极少有与男子同等受教育的权利。二是与古代中医的传授方式——主要是师带徒或世医承袭有关。在"重男轻女"思想的影响下，古代社会形成了世医传子不传女的传统习俗，加之医疗技术作为小生产者的一种谋生技能，具有相当的保守性和隐秘性，使得即使是医生世家无子也不传女，更很少有人将医术作为谋生手段传女。三是在古代社会，本身选择从医的女子就少，这与医生的职业特征相关。医生的职业特征具有一定的开放性，要求医生广泛接触患者，面对各色人等，了解他们的病情，倾听他们的诉说，这对于遵从"三从四德"，认为"内外有别""足不出户"的古代女性来说显然是不适宜的。但是，也正是受到"男女授受不亲"思想的影响，古代男性医师在面对女性患者时，往往难以接触和沟通，导致不能正确辨证诊病，甚至耽误病情。这种社会对女性医生的需求，又促使尚有少数妇女在古代为医。这些女医，或为随夫业医或来自世医家庭，或是偶得真传或自学成才，或是女道尼姑，从医过程具有极大的偶然性；行医过程中，多采用针灸及秘术式医技，处于医学体系的边缘地位；加上社会对女性的不重视，更是少有文献对女性医师有所记载，使得有关女医的资料愈加匮乏。

　　总而言之，在中国几千年封建主义的社会制度下，在封建礼教思想的牢牢束缚下，在男尊女卑的社会环境中，中国古代女子无论是想学医、从医和行医，都面临着重重困难。因此，这寥寥数十位女名医的出现，无疑为中国医学史增添了一份别样的色彩，弥足珍贵。

（沈　劼　南京中医药大学）

孙中山与中西医之争

◉ 文 庠

民国时期，中西医论争波澜起伏，从医界、学界一直弥漫到政界，乃至全社会。论争两方相持不下，有趣却是论争双方都打着孙中山先生这面大旗。孙中山出身西医，西医引以为傲，1947年南京西医师公会联合会呈准政府定国父诞辰（十一月十日）为医师节，得到全国各地医师公会的拥护。中医不甘示弱，在为生存而抗争的过程中，言必称"国父""民生"。这如何解释？若要解开这个谜团，还得从孙中山的"三观"入手。

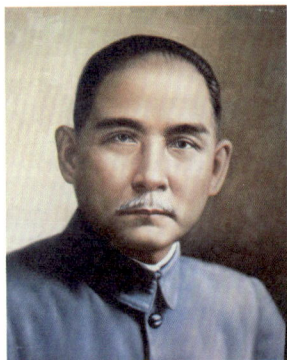

图 53：孙中山像

一、孙中山的医学观

孙中山，1866 年 11 月 12 日诞生于广东省香山县（今中山市）翠亨村。1878 年，12 岁的孙中山追随哥哥到檀香山读书。1886 年 4 月，考取了广州博济医院附设之南华学校，后转到香港西医书院。1892 年毕业后，辗转广州、澳门等地行医。

孙中山学医、行医期间，时值 19 世纪末 20 世纪初，当时中西医之间壁垒森严，凡是受过西式教育的人，均视中医为伪科学，避之唯恐不及。如近代地质学家丁文江，即使病重亦不肯请中医治疗。"他终身不曾请教过中医，正如他终身不肯拿政府干薪，终身不肯因私事旅行用免票坐火车一样的坚决。"而孙中山却是个例外，他从小旅居国外，又受过西医系统教育，却"以非常公正的目光对待中医和西医两种医学，提倡中西医药结合，这也是他先知先觉的灵性所在。"

◉ 提倡并践行中西医学的结合

孙中山在提倡并践行中西医学结合方面，走的是两部曲。一是打破传统，将西医药引入传统的中医治疗机构。孙中山香港西医学院毕业后，主动到澳门镜湖医院工作。镜湖医院创办于 1871 年，是一家中医医院。孙中山学的是西医，为什么会选择到中医院工作呢？据 1935 年广州岭南大学孙逸仙博士纪念医院筹备委员会编印的《总理开始学医与革命运动五十年纪念史料》记载："镜湖医院者，为澳门华人所设立，向用中医中药施赠贫病。中国医药数千年，当有可采取之处，惟缺近世科学之研究，先生屡以此献议于该院值理，率得其接受，一旦破除旧制，兼用西医西药，先生慨然担任义务，不受薪金"。由此，孙中山就成为中西医结合的奠基人。而镜湖医院对孙中山的工作也给予了大力支持。孙中山曾回忆说："予既居于澳门，澳门中国医局之华董所以提携而嘘拂之者无所不至，除给予医室及病房外，更为予购置药材及器械于伦敦。"

二是开设中西药局，兼用中西医药之成果服务于社会。1892 年 12 月 18 日，孙中山在澳门开设了中西药店，作为在澳门西医开业的首位华人。药店除诊病外，还出售冷丸、癣皮肤水、止牙痛水、拔毒生肌膏等中西药物。药店开设之初，"求治者颇众"，后却被迫迁到广州。孙中山在其《伦敦被难记》自序中对此事作了交代，"然亚东闭塞，甫见开通，而欧西之妒焰，已起而相迫。盖萄人定律凡行医于萄境内者，必须持有萄国文凭""始则禁阻予不得为萄人治病，继则饬令药房见有他国医生所定药方，不得为之配合，以是之故，而予医业之进行猝遭顿挫""旋即迁徙至广州焉"。

◉ 以科学态度对待中医学

中医一向认为"药食同源"，注重食疗养生。由于中国饮食从原料到烹饪方法包罗万千，其中的科学性未经总结，屡为诟病。如 1916 年许多报纸刊登了酱油有毒素的报道，纽约市政厅议决禁止华人餐馆使用酱油。然而后经医学专家严格检验，证明酱油不仅不含毒素，而且富含蛋白质，对身体大有裨益。对待这类问题，孙中山不是以当时西医的视域一概否定，而是用西医学知识科学分析，发扬光大中医食疗养生学。有一次，他在广州见有外国人鄙视中国人吃猪（鸡）血，以为粗恶野蛮。孙中山对此进行了阐释，猪（鸡）血富含有机铁质，较之无机体之炼化铁剂，更易于人体吸收，适用于病后、产后及一切贫血患者，并且经济实惠。此后，孙中山还撰写了《饮食养生乃医道之革命》一文，开宗明义地提出，"病由饮食不节""嗜好邪僻"而得，若要规避病的侵袭，则要"顺其自然之性，即纯听先天之节制"。基本认同了中医学之食疗养生观。

为践行食疗养生观，孙中山融会贯通中西医理，发明了新的"四物汤"。

中医有一补血、养血的经典药方"四物汤"，是用当归、川芎、芍药、生地四味药组成。孙中山借鉴这一形式，将中医食疗理论与西医营养学理论结合起来，发明了新"四物汤"，即由黄花菜、木耳、豆腐、豆芽4种素食组成。新"四物汤"中的黄花菜，含有丰富的维生素A、纤维素及铁，有利水、凉血等功效；木耳在《神农本草经》中列为中品，具有养血、活血、收敛等作用；豆腐与豆芽是我国发明的豆制品，具有价廉物美、营养丰富的特点。孙中山巧借中医名方传播了西医营养学理论，推广了中医食疗养生学说。

⊙ 尊重中医，信任中医

孙中山尽管是西医出身，但他却十分敬重祖国的传统医学，自诩岐黄后人。他在澳门行医受到赞誉之时，特在报纸上登载鸣谢启事，开篇之处的一句则是"孙逸仙先生学宗孔孟，业绍岐黄"。他朋友的后辈因科举废除，想学习中医，特别请教孙先生：中西医孰优孰劣？先生谓："中西医各有千秋，但看学医者是否精益求精。你既学习中医，只问自己学得精不精，勿问孰优孰劣。"他对中医怀有深厚的感情。据何香凝回忆：1922年6月16日，陈炯明炮轰孙中山所在的总统府，孙中山在紧急之中化装成中医，离开了总统府，登上了永丰舰（后来改名为中山舰）。情急之下的应变，可想潜意识中他对中医的热爱。

他十分尊重名中医。1916年他同胡汉民到浙江，胡汉民患痢疾，浙江的名中医裘吉生为之治愈后，孙中山题写了"救民疾苦"四字以示敬重。金诵盘出生于名医世家，从小就从父习中医，长大后又学了西医，当时被誉为"中西合璧，一代名医"。1923年，孙中山在广州重组大元帅府时，金诵盘受邀担任孙中山的保健医生。1923年孙中山一度病重，金诵盘不分昼夜，守在孙的身旁，使孙中山转危为安。孙中山病愈后，派邓彦华和陈耀祖送来一块大匾，上书"是医国手"四个烫金大字，落款是一行小字："书赠金诵盘，孙文，中华民国十三年"。他曾患顽固性失眠，就是服用章太炎先生开的礞石滚痰丸后痊愈。1925 年孙中山病危后，在西医束手无策之际，有人建议孙中山采用中医疗法，这引起了政界医界激烈地争论，孙中山力排众议，"请陆仲安、萧龙友、孔伯华三名中医共同诊治，服两剂后病情一度缓解，治疗一周后在争论中停用中药至逝世。"用行动表现了他对中医的信任。尽管中医也乏回天之术，但孙中山的行动给予中医巨大的鼓励。

二、孙中山的医政观

孙中山不仅以科学的态度对待中西医学，而且以首创的精神，在广州大元帅府期间，将中西医并列纳入到政府行政管理之下，开制度创新之先河[①]。

近代以来，随着西医的传播，中医的地位江河日下。1908 年，清民政部颁布了"取缔医生（中医）规则"，太医院自院使以下全部革职。从此，太医院作为旧时代医政机构的象征永远地成为历史，中医"落草为寇"，被刬出在政府卫生行政管理体制之外。

1912 年，孙中山在南京宣誓就任中华民国（南京）临时大总统。南京临时政府时期的国家卫生行政组织称卫生局，隶属内务部。由于南京临时政府仅存 3 个月，其卫生局虽有建制，但局长职位却一直空缺。1912 年 9 月，袁世凯主政下的北京政府教育部正式公布《中华民国教育新法令》，该法令"漏列中医"。1913 年 12 月 29 日，教育部总长汪大燮在接见北京中医学会

---

① 这段史实几近湮没。笔者多年来一直从事民国中医医政的研究，却从未发现有相关的史料及论述。一个偶然的机会，读了《徐绍桢集》，才从中得到有关的一手资料。这些史料不仅进一步加深了对孙中山中西医观、文化观的认识，并足以颠覆长期以来人们形成的国民党政府一贯主张"废止"中医的论断。

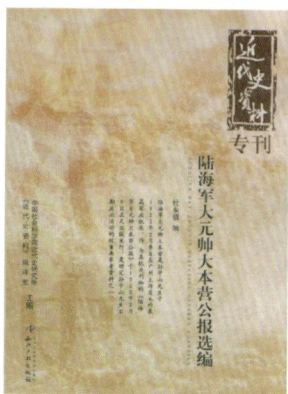

图54：陆海军大元帅大本营公报

的代表时拒绝了中医界要求加入学制的要求，他说："余决意今后废去中医，不用中药。所谓立案一节，难以照准。"无独有偶，1922年3月，内务部相继出台了《管理医士暂行规则》《管理医师医士暂行规则实施手续》①。这两个文件，尽管又将中医纳入到"体制"之中，但文件中不乏对中医的歧视性条款。即使这样两个文件，当时军阀割据，内乱不断，也未能得以实施。

与北京政府做法相反，孙中山在南方，却中西医并重，将中西医一并纳入到卫生行政管理之内，中西医共同担负起"国家"卫生保健的重任。1912年4月，孙中山辞去临时大总统后，为维护民国，与北洋军阀进行了不屈不挠的斗争。1923年2月，孙中山第三次在广州建立政权，建立了大元帅大本营，自任陆海军大元帅。在此期间，徐绍桢②一度任大本营内政部部长。

---

① 根据以上两个文件，"医士"一般指中医，医师指西医。陈明光.中国卫生法规史料选编（1912-1949.9）[G].上海：上海医科大学出版社,1996:620-627

② 徐绍桢（1861-1936），字固卿，原籍浙江，居广东番禺。举人，因博览群书，深研兵法，先后任福建武备学堂总办、江西常备军统领、两江总督兵备处总办。武昌起义后，任江浙联军总司令。1921年后任总统府参军长、大元帅大本营内政部长等职。南京政府成立后，任国民政府委员。

徐绍桢在任期间，撰写了大量呈文、规章、命令等文稿，发布在《陆海军大元帅大本营公报》上，其后人将之汇编成《徐绍桢集》。在《徐绍桢集》中，收录的部分卫生行政管理方面的文件，展示了孙中山中西医管理实践过程。相关文件见下表。

表 4　《徐绍桢集》收录相关卫生行政管理文件[①]

文件发布时间	文件名
1923 年 9 月 13 日	大本营内政部公布管理医生暂行规则令（附：管理医生暂行规则）
1923 年 9 月	呈孙中山制定管理医生暂行规则文（附：管理医生暂行规则施行细则）
1923 年 12 月 11 日	大本营内政部为征集医生救护伤员启事
1924 年 1 月 17 日	大本营内政部请速办理医生开业执照布告
1924 年 1 月 18 日	大本营内政部公布检查医生执照专员简章令（附：检查医生执照专员简章）
1924 年 1 月 22 日	批顺德中西医学会准予设立注册文
1924 年 1 月 25 日	大本营内政部通知产科医生须遵章注册领照布告
1924 年 2 月 1 日	批黎季衮志愿组织救护团文
1924 年 5 月 3 日	呈孙中山制定管理药品营业规则等文（附：管理药品营业规则）
1924 年 8 月 27 日	呈孙中山将医生注册领照费转拨部费文
1924 年 11 月 4 日	呈孙中山报告医生注册给照收费实额文
总计	11

---

① 陈正卿,徐家阜.徐绍桢集（内部资料）[G]. 252-254,257,266-267,288,289-290,290-291,292,304-308,335,345-346

综合以上这些文件的内容，孙中山在医政管理实践中，体现了以下几个特点。

⊙ 中、西医管理并重

近代以来，随着西潮对中国影响的日渐深入，西医的地位不断地提高，相形之下中医的地位却每况愈下。在北京政府的文件中，"医生""医师"特指西医，中医只能被称为"医士"。孙中山领导下的大元帅府却对中、西医一视同仁，统称为"医生"。在大元帅府颁布的《管理医生暂行规则》的第二条中规定，"凡具有医生资格者，应由内政部分别中医、西医，发给医生开业执照"，以法规形式保证了中、西医的平等地位。为此，在此后颁发的有关卫生管理的文件中，均中、西医生并列。如《检查医生执照专员简章》"第一条，凡未领部颁中西医生开业执照而擅自执行医生业务者，按照本部管理医生暂行规则第十六条处罚之"。"第四条，检查专员应详细调查现在执业之中西医生"，"第六条，凡已领照之中西医生业经次第公布有案可稽"等等。

由于西医大多数毕业于正规学校，而中医大多数是跟师学习，为此，大元帅府在实施中、西医管理中，考虑到了中、西医之间的差别，以区别管理代替简单的一刀切。如在"医生"资格认定上，"其西医资格审查尤属綦严"，而针对中医的特殊性，《管理医生暂行规则》第三条第五款规定，"曾经各地方该管官厅考试及格，领有证明文件者"；第六款"在经部认可之中医学校或中医传习所肄业三年以上，领有毕业文凭者"；第八款"有医术知识经验，在本规则施行前行医五年以上，有确实证明并取具给照医生三人以上之保证者。"以上三款的内容表现了孙中山领导的大元帅尊重历史、尊重现状的务实作风，体现了对中、西医真正的平等管理。

⊙ 中西药品管理并重

由于"医药与人民生命攸关",若不加以管理将"贻毒社会,有碍卫生亦非浅鲜",故大本营内政部呈文孙中山,提出在加强对"医"的管理同时,管理药品。由于20世纪20年代初存在着中医药与西医药之争,故当时药品管理有四种模板:一是清"新政"前模式,以管理中药为主;二是清"新政"后的模式,实行中药与西药管理的双轨制;三是西方模式,以管理西药为主;四是北京政府模式,对中药的管理主要以税收管理为主。大元帅府借鉴了西方模式,"近今东西各国关于医师、药剂师之取缔,售制药品之检查,规定至为详密",故"参考现行各国法令,拟定管理药品营业规则及检查药品规则",但又有所创新,将西方模式中的"药品"的内涵扩大为"中西药品"。如,《管理药品营业规则》第二条,"卖药商不拘另卖整卖,系指贩卖国内各省区生熟药材膏丹丸散,或输入外国药品而经理卖之营业者而言。"第三条,"制药商系照向来成方或独自秘传之处方,配合药料制造而成之药品,以之出售。不拘用何名称,凡膏丹丸散等有医治疾病之效能者皆属之",可见文题所指的"药品"为"中西药品"。大本营将中西药品纳入统一的管理轨道,从另一侧面反映了大本营平等对待中西医、中西药的态度。

⊙ 医药管理卓有成效

由于大本营在中西医药管理上表现的客观、务实的作风,使医药管理成效显著。一是加强了对执业中西医师的管理。根据《管理医生暂行规则》"第五条,凡具领医生执照,应备执照费二十元,印花税二元"。"计自十二年九月二十六日公布起,截止十三年六月底,共收过中医生注册费毫银一万七千二百三十六元,西医生注册领照费毫银三千五百八十元","兹查十三年七月一日起至十月底止,第六期中医生注册领照共收入照费毫银一千另七十九元,第六期西医生注册领照费共收入照费毫银二百八十元",以此推算，在一年多的时间里，以广州为中心的大本营所辖区域共有915名中医生注册，193名西医生领照，使这一区域的医生基本上纳入政府管理之中，体现了"慎重人民生命，杜绝滥竽"卫生行政的管理理念。执业管理从一个侧面来说，应是加重了被管理者的负担，但有趣的是，未被大本营纳入"医生"管理的"产科医生"却认为"产科师等学成问世，具有专长，操术济人，为业亦属正当，自宜同受国家法令保护，未便独令向隅"，故要求"援例以此为请"。由此可见，大本营在医药管理方面，能公平施政，管理适当，使"医生"自愿接受管理，取得管理双赢。二是鼓励医生积极主动地承担政府责任。一方面是主动引导，如在1923年12月11日公布的《大本营内政部为征集医生救护伤员启事》一文中称，"本部现接广东地方善后委员会咨请征集市内中西医生、救护生救治伤病兵士一案"，"特此通告市内中西医生"，"本仁心仁术之施，为爱国爱乡之举"，义务为伤病兵士服务；另一方面是充分支持，如顺德刘荣东呈报大本营内政部，申请建立"顺德中西医学会"，"联合中西医生共同研究，交换智识"，以"促进学术"。在此之前"顺德一邑之地，而医生团体先后设有两处之多"，大本营在明确"彼此组织"，"不因此发生争执"后，从鼓励医药学术发展起见，准予注册。又如，黎季衮"有志服务救护事业，自是热心公益"，批复其组织救护团，等等。

三、孙中山中医观

南京国民政府建立后，1929年3月，中央卫生委员会正式通过了《取消旧医以扫除医学障碍案》决议。这一议决案在中医界引起了巨大的反响，为争取自己的生存与发展权利，中医界高举着孙中山这面大旗，与政府进行抗争。

◉ 孙中山提倡保持传统文化精华的思想，成为中医界求生存的保护伞

中国传统文化对孙中山影响至深，他说："一般醉心新文化的人，便排斥旧道德，以为有了新文化，便可以不要旧道德，不知道我们固有的东西，如果是好的，当然是要保存，不好的才可以放弃。"他除了经常宣讲中国传统文化外，还常常手书《礼运·大同篇》或"大道之行，天下为公"等传统名句馈赠友朋。对于中国传统文化的组成部分——中医学，孙中山也非常尊重，为此，孙中山成为中医界求生存的保护伞。

1916年，孙中山曾给浙江名中医裘吉生题词"救民疾苦"。裘吉生的后人裘诗路回忆道："1929年3月，国民党卫生委员会正式通过关于《取消旧医以扫除医学障碍案》决议，旧医指的就是中医。此举一出，全国中医界人士纷纷抗议，上海《申报》还专门在一版刊登了孙中山送给裘吉生的题词，意指国父都如此推崇中医，现行的政府怎么可以背叛国父，背叛革命。最后，这一决议没有得到执行。中医的命运因此峰回路转。"[1] 在这段回忆中，孙中山题词的作用显然被夸大了。但它反映了当时中医界的一个思路，即充分运用孙中山推崇中国传统文化精华的思想，保护自己的权益。随后，针对教育部将中医学校改为传习所，卫生部将中医院改为医室，又禁止中医参用西械西药一事，1929年12月13日，全国医药团体总联合会请愿团在给国民政府文官处的请愿报告上直接写道："中国医药事业无由进展，殊违总理保持固有智能、发扬光大之遗训。应交行政院分饬各部，将前项布告与命令撤销，以资维护。"[2]

---

① 孙中山的四物汤 [Z].http://www.china.org.cn
② 全国医药团体总联合会会务汇编 [G]. 该会铅印本,1931:159

菊天下

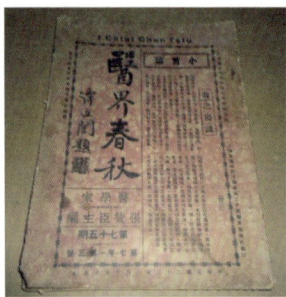

图 55：《医界春秋》杂志

⊙ 孙中山的"三民主义"成为中医界争利权图发展的强大思想武器

"三民主义"是孙中山思想的精髓，其主旨是："把中国有史以来的政治制度根本推翻"[1]，"以我五千年文明优秀民族，应世界之潮流，而建设一政治修明、人民最安乐之国家，为民所有、为民所治、为民所享者也。"

由于中医本系本土文化，事关民族、民生。为此，在中西对抗处于弱势的中医界，牢牢把握着"三民主义"这面旗帜，维护自身的生存权利。1929 年 3 月 11 日，上海《医界春秋》主编张赞臣等联合 8 个医学团体发表了"医药团体对中卫会取缔之通电"，声称中医是"极端之民族主义"，"极端之极端的民生主义"，"我中医之功在民族民生，无背于先总理三民主义"，而废医派则是"间接违背三民主义"。他们列举了废医派违背"三民主义"之三大罪状，以"三民主义"为利器，进行绝地反击：

"一曰民族主义，西医主张废置中医中

---

[1] 中山大学历史系孙中山研究室等编. 孙中山全集，第 6 卷 [G]. 北京：中华书局，1985.

药，尽改西医西药，使我全民民族之生命，操于西医西药之手，他日西医之技，不传吾国，西方之药不输吾国，此时中医中药已绝迹，西医西药又告穷，则吾全民民族的生命，将何所托命？太阿倒持，授人以柄，此亡族主义也。二曰民权主义，西医以极少数之意见，乃处心积虑，利用时机，欲以压迫数百万之中医中药界，不顾民权，莫此为甚。三曰民生主义，吾国业国医国药者数百万，西医竟欲尽以西医西药养其席，招致外宾，为座上客，挥使同胞无啖饭地，民生主义之谓何也！"

针对中医中药涉及数以百万计从业人员的生计问题，中医界更是认为"事关国计民生，不仅中医局部问题"。中华民国商会联合会在《电南京国民政府各部院文》中提出，"以民生论，全国中医人数几何，全国中药产品几何，全国中药行店职工数量几何，全国中药税厘捐务数量几何，其附带于中医中药者，以医以食者，其数量几何，一日悉行废除，流离失所，何止数千万，经济窘迫，何止数万万，即此二端，足以亡国而有余，遑论其他。"

上海国货维持会在《请愿维持中医中药致国民政府电》中声称："查中西医药各有短长，未可厚彼薄此，况我国产药之区，各省均有，第年为数非细，不独全国人民依此有生者何止千万，即全国人民之疾病，亦赖以救治，且现时豫陕甘灾象极重，无非失于耕种所及，目下补救为难，今若再将中医取缔，中国药材势必减少出品，恐全国人民之经济更形困乏，生计更绝，关于国家安危，至为重大。"而 1929 年 12 月 13 日，全国医药团体总联合会请愿团给国民政府文官处的请愿报告题名即为《为请愿撤销禁锢中国医药之法令，摒绝消灭中国医药之策略以维护民族而保民生一案奉》。为此，中医界以"三民主义"为号召，提出了"提倡中医，以防文化侵略；提倡中药，富裕民生。"主张，为中医药的生存发展谋求空间。

◉ 孙中山的卫生管理实践，为民国政府提供了医政管理模板

民国中医医政体制与政策，萌于北京政府晚期，形于南京政府中期。反观民国中医医政，就会发现有着孙中山卫生管理实践的影子。如，对照1923年9月大本营内政部公布的《管理医生暂行规则》与1936年9月国民政府颁布的《中医条例》，其中相同相似的条款达80%以上，有的连句子都一模一样，其中的承继性可想象而知。再如，孙中山南京临时政府建立起的内政部管理卫生行政的模式，北京政府照搬了下来，南京政府几经变动，但大的模式均未突破，即或内政部管理、或将卫生部独立出来。

总之，由于孙中山特殊的政治地位，对民国中医医政产生了深远的影响，促使南京民国政府形成了从组织机构到政策法规较为完整的中医医政体系，对现代中医医政也具有一定的借鉴意义。

（文库　南京中医药大学）

唐代孙思邈的养生大法

◉ 陈仁寿

孙思邈,京兆华原(现陕西省铜川市耀州区)人,一般认为,生于隋开皇元年(公元五八一年),卒于唐永淳元年(公元六八二年),活了一百零二岁,也有考证孙思邈活到一百四十一岁。历史上高寿的医家有很多,但如此高寿之人实属罕见,与他不仅治病救人,且有一颗高尚之心及深谙养生之道不无关系。

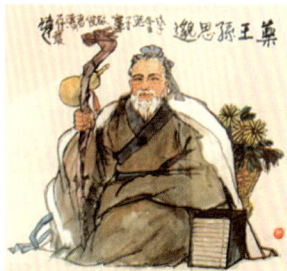

图 56:药王孙思邈

孙思邈从小勤奋好学,七岁读书,每日背诵一千多字,有"圣童"之称。到了二十岁,已精通诸子百家学说,既"善谈庄、老",又"兼好释典",学问非常渊博。隋唐两代帝王屡次请他做官,他都"固辞

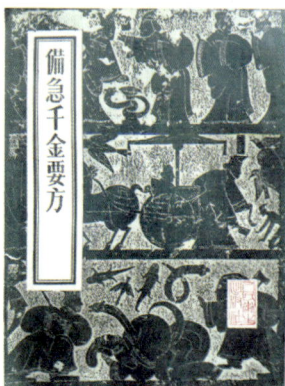

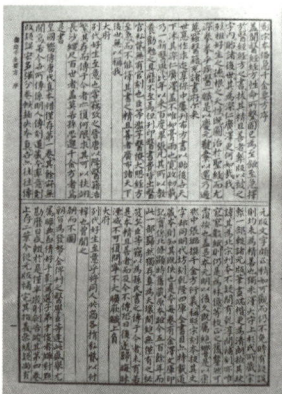

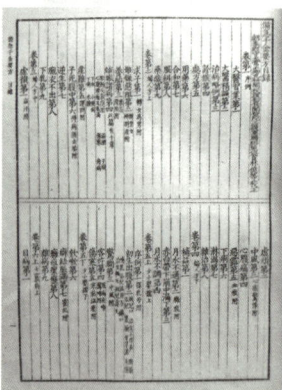

图 57：《备急千金要方》书影

不受"，而立志学医，他的这种认识，是从切身体验中得来的。他小时候，体弱多病，要经常请医生诊治，"汤药之资，罄尽家产"。周围贫苦百姓，也跟他一样，因为患病弄得穷困不堪，有的竟得不到治疗而悲惨死去这些事，使他感到："人命至重，有贵千金。一方济之，德逾于此"（《千金要方》自序）。因此，他十八岁开始，就"志于学医"，并下了很大的苦功，所谓"青衿（古学子所穿的衣，后称入学的生员）之岁，高尚兹典。白首之年，未尝释卷"（《千金要方》自序）。经过这样长期刻苦的钻研，他的医学造诣很深，成为隋唐时期医药界的佼佼者。宋代文献学家林亿称道："唐世孙思邈出，诚一代之良医也。"

孙思邈曾在太白山研究道教经典，探索养生术，同时也博览众家医书，研究古人医疗方剂。他选择了"济世活人"作为他的终生事业，为了解中草药的特性，他走遍了深山老林。孙思邈还十分重视民间的医疗经验，不断积累走访，及时记录下来，在永徽三年（652年）完成了他的不朽著作《备急千金要方》30卷，简称《千金要方》。

《千金要方》是我国古代中医学经典著作之一，被誉为中国最早的临床百科全书，共 30 卷，是综合性临床医著。卷 1 是医学总论及本草、制药等；卷 2 ～ 4 妇科病；卷 5 儿科病；卷 6 七窍病；卷 7 ～ 10 诸风、脚气、伤寒；卷 11 ～ 20 系按脏腑顺序排列的一些内科杂病；卷 21 消渴、淋闭等症；卷 22 疔肿痈疽；卷 23 痔漏；卷 24 解毒并杂治；卷 25 备急诸术；卷 26 ～ 27 食治并养性；卷 28 平脉；卷 29 ～ 30 针灸孔穴主治。总计 233 门，合方论 5300 首。书中所载医论、医方较系统地总结了自《内经》以后至唐初的医学成就，是一部科学价值较高的著作。

孙思邈的养生之术在书中处处显现，并有专门篇幅介绍养生知识，如卷 26、27 专论食治与养性，内容涉及心养、动养、静养、食养、房养、居养等多个方面，对现代人的养生保健、延年益寿有很大的指导作用。

心养

心者，神明之主也。

人的一切皆有心所主宰，身体健康是身心共同愉悦和谐的一种状态，这种健康状态，不是看病吃药才能达到的，而是必须通过修身养心方达到的境界。

孙思邈《千金要方》的"养性"观是"心养"之高度概括，孙氏谓："夫养性者，欲所习以成性，性自为善，不习无不利也。性既自善，内外百病皆悉不生，祸乱灾害亦无由作，此养性之大经也。善养性者，则治未病之病，是其义也。故养性者，不但饵药餐霞，其在兼于百行。百行周备，虽绝药饵，足以遐年。德行不克，纵服玉液金丹，未能延寿。"以上文字既是孙思邈的养生总则，也是他认为"修性养心"是养身最高境界的观点。

孙思邈认为，养生大法应以修养和德行为主，一个人如果有善良的性格、良好的品德，高尚的情操，无须服药也不必进补即可延年益寿。反之，如果内心阴暗、个性自私、随心所欲、恣意寻欢、行为龌龊者，即使服用灵丹妙药，也不可以终其寿命，更是百病之根源。此所谓"纵情恣欲，心所欲得，则便为之，不拘禁忌，欺罔幽明，无所不作，自言适性，不知过后，一一皆为病本"。

◉ 养性"十二少"

对于具体的养性，孙思邈提出了"十二少"，即"少思、少念、少欲、少事、少语、少笑、少愁、少乐、少喜、少怒、少好、少恶。行此十二少，乃养生之都契也"。这里的"少"，意思是不要太过，要节制。具体的"十二少"可以这样理解：

少思虑，不要思虑过度；

少怀念，不要念念不忘；

少欲望，不要贪得无厌；

少劳逸，不要过分操劳，而要劳逸结合；

少说话，不要喋喋不休；

少大笑，不要笑声不断；

少忧愁，不要愁肠百结；

少狂欢，以免乐极生悲；

少过喜，以免得意忘形；

少愤怒，以免伤肝气，以免影响与他人交往；

少偏好，以免执迷不悟；

少憎恶，以免伤己害人。

孙思邈认为凡事不能过，遇事要淡然，无论思念欲望与喜怒哀乐皆不可过度，要做到"十二少"，并将之看成是养生的关键。这里养性"十二少"中，很多与"心养"有关，如少思、少念、少欲、少笑、少怒等。

⊙ 养性"十二多"

在要求十二少的同时，孙思邈也提倡忌讳"十二多"，曰：

"多思则神殆，多念则志散，多欲则志昏，多事则形劳，多语则气乏，多笑则脏伤，多愁则心摄，多乐则意溢，多喜则忘错混乱，多怒则百脉不定，多好则专迷不理，多恶则憔悴无欢"。

意思就是多思虑则精神不振，多思念则意志涣散，多欲求则昏沉，多劳事则身体疲倦，多说话则气耗乏力，多笑大笑则伤内脏，多愁思则心生恐惧，多快乐则意志外溢，多欢喜则神志错乱，多愤怒则气血紊乱，多恶意则面色晦暗无光泽。

"十二少"与"十二多"都是心有关，两者相辅相成而有关联的，故要有机地结合在一起去理解并遵守。人有七情六欲，这是很正常的，但是要适度，不能太过，特别是不能沉湎其中，所以"心养"可以认为是养生中的首要之务。

以上"十二少"与"十二多"，不仅关乎人的身体健康，更体现一个人的素质。孙思邈的"心养"法则将内心思想和情操与人的健康联系在一起，对今天的我们很有指导意义。如果做到了，不仅身体健康了，而且我们的素质与修养也上去了。

动养

生命在于运动，只有保持机体气血通畅，才能做到身体健康无恙。

孙思邈曰："养性之道，常欲小劳，但莫大疲及强所不堪耳。且流水不腐，户枢不蠹（dù），以其运动故也。"保持机体气血流畅，运动是最好的方法，其效果甚至好于服药。

运动有各种类型，有"大动"和"小动"，也有"主动"和"被动"，以上孙思邈提出来的"常欲小劳"，即为"小动""主动"。孙氏还指出，运动不可过量，要做到适度，在身体所允许的范围之内，切莫"大疲及强所不堪也"，并强调"不动则气郁，动极则气耗"。

孙思邈一生都过着平民百姓的生活，所以他的养生方法也平民化。不需要苛刻的条件，经济、实用，能融入日常生活中。他推崇使用功法养生，还建议人们要学会自我按摩法，或寻求他人帮助而按摩，从而做到"动养"。

◉ 养生功法

古代的保健运动方法有多种，如五禽戏、天竺国按摩法、老子按摩法等，这些都是今天所谓的有氧运动，孙思邈特别推崇后两者，这些属于主动性运动，随时可以做到。

（1）天竺国按摩法

天竺国按摩法是一套由 18 节动功组成的保健功法，主要通过一系列导引动作，达到理气活血、疏通经络、祛病强身之效。通常认为本功法最早见于孙思邈的《千金要方》，名为"天竺国按摩"，以后宋代《云笈七签》《圣济总录》和明代《遵生八笺》等均收录本法，但名称与基本内容略有出入。《云笈七签》名为"按摩法"；《圣济总录》和《遵生八笺》仍名"天竺国按摩法"。

"天竺"是古印度国名，本法是否源于印度，尚无确据。观其内容，各节操练动作与中国古代导引法似同出一源，并无明显异国色彩，故冠以"天竺"，恐系托名。

《千金要方·卷二十七养性·按摩法第四·天竺国按摩法》

原文：

两手相捉扭捩，如洗手法。

两手浅相叉，翻覆向胸。

两手相捉共按胜，左右同。

两手相重按按胜，徐徐捩身，左右同。

以手如挽五石力弓，左右同。

作拳向前筑，左右同。

如拓石法，左右同。

作拳却顿，此是开胸，左右同。

大坐斜身偏欹如排山，左右同。

两手抱头宛转胫上，此是抽胁。

两手据地，缩身曲脊，

两手据地缩身曲脊，向上三举。

以手反捶背上，左右同。

大坐伸两脚，即以一脚向前虚掣，左右同。

两手拒地回顾，此虎视法，左右同。

立地反拗身三举。

两手急相叉，以脚踏手中，左右同。

起立以脚前后虚踏，左右同。

大坐伸两脚，用当相手勾所伸脚着膝中，以手按之，左右同。

上十八势，但是老人日别能，以此三遍者，一月后百病除，行及奔马，补益延年，能食，眼明轻健，不复疲乏。

译文：

1.站式，两手交替互握，并摩擦扭捏，如洗手状。本式主要活动上肢，尤以腕、指关式为主。

2.两手十指交叉，按向胸部，掌心朝前推出，再反转掌心向胸收回。本式主要活动上肢和肩、胸部。

3.站式，两手相握，按向一侧小腿，左右交替进行。本式主要拉伸腰背和腿后侧。

4.坐式，两手重叠，按于一侧腿上，身体慢慢向另一侧扭转，左右交替进行。本式主要转动腰背。

5.两手如拉硬弓状，左右交替。本式主要运动上肢，强壮肩背及胸部。

6.两手握拳，左右交替向前击出。本式意同上式，但运动肌群不同。

7.单手如托石上举，左右交替。本式意同第五、六式，但运动肌群不同。

8.两手握拳，左右手同时向后摆动，以拉开胸部。

9. 坐式，上身如排山般向左右两侧后方交替倾斜。本式主要拉伸腰胁。

10. 坐式，两手抱头，俯身贴近腿上，然后使头身向左右交替扭转，以牵引两肋。

11. 站立，两手按地，俯身弯背（同时曲肘），然后使身躯向上挺举（同时伸肘）。本式主要活动肩背，强壮腰脊。

12. 两手左右轮流反捶背上。本式可活动上肢各关节，强壮背脊。

13. 坐式，两脚交替前伸。

14. 站立，两手着地，转头向左右两侧交替怒目后视，称之为"虎视法"。

15. 站立，身躯后仰再挺直为一次，连作 3 次。

16. 两手紧紧交叉，同时以一脚踏手中，然后放开手脚；再叉手，以另一脚踏手中，两脚交替进行。

17. 起立，两脚轮流向前后空踏步。

18. 坐式，伸两脚，一手钩住对侧脚置另一腿膝上，以另一手按压同侧腿膝。

以上各式动作通常连做 30 次。

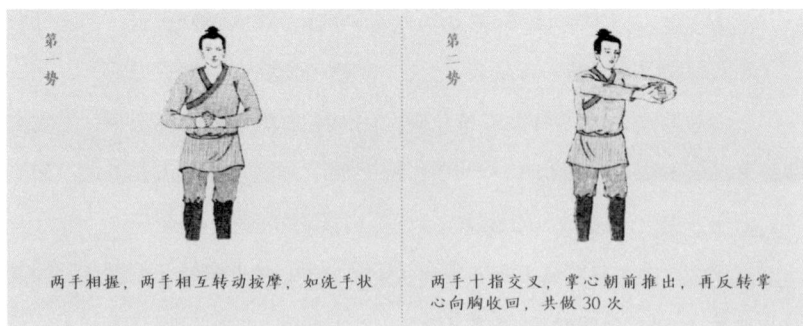

第一势　两手相握，两手相互转动按摩，如洗手状

第二势　两手十指交叉，掌心朝前推出，再反转掌心向胸收回，共做 30 次

第三势

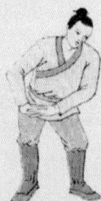

先将两掌心搓热，再用掌心快速搓摩右腿及内外两侧共 30 次，然后再用同样的方法快速搓摩左腿及内外两侧 30 次

第四势

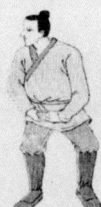

先用两手搓摩左右大腿内外侧各 30 次，再将两手撑在床上或地面做挺身运动 30 次

第五势

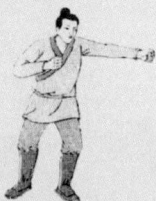

左手前伸如挽弓，右手用力做拉弓姿势，连做 30 次；然后以右手在前，左手用力做拉弓姿势，也连做 30 次

第六势

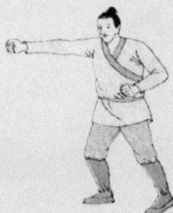

左右手握拳，向前伸臂做捣空运动 30 次；然后左右轮换，再做 30 次

第七势

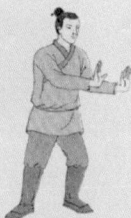

先将左臂向上伸直做托天状，连做托天动作 30 次；然后左右轮换，再做 30 次

第八势

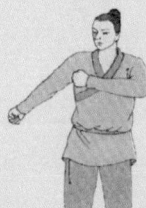

左手握拳，向左伸臂，做顿击动作 30 次；然后左右轮换，再用右手顿拳 30 次

第九势

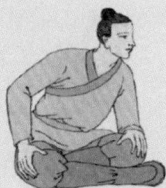

盘腿平坐，身体向左倾斜，做出周肩推山的动作，再恢复正坐，一正一斜，连做 30 次，然后以同样的方法做右斜身 30 次

第十势

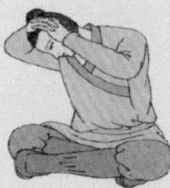

两手抱头，向左右大腿俯转 30 次

第十一势

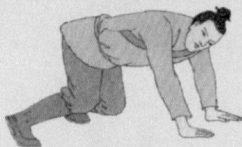

两手按地，缩身区脊，向上挺身30次

第十二势

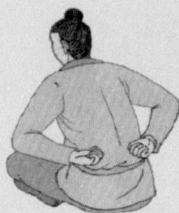

两手握拳，用虎口部连续捶背各30次

第十三势

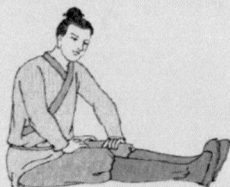

平坐，两脚向前伸直，先将一脚向前虚拉，连续做30次，左右姿势相同

第十四势

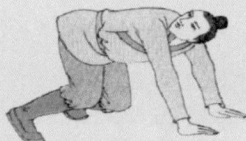

弯腰，两手据干地或床上，向右扭颈，回视右后方约1分钟，这叫虎视法，左右姿势相同

第十五势

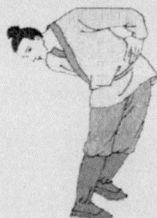

正身直立，分别向左、右侧后下方转动上身，做3次

第十六势

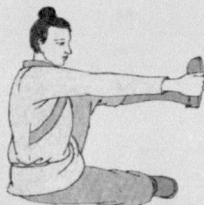

平坐，两手十指交叉，先用左脚蹈掌指9次，然后将左脚收回，再换右脚

第十七势

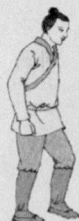

直立，双手叉腰，左右脚分别向前做蹈空动作9次

第十八势

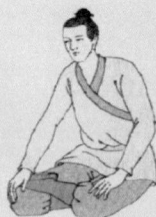

平坐，伸两脚，用左手钩住左脚并置于右膝上，用左手按住，左右姿势相同

图58：天竺国按摩法示意图

（2）老子按摩法

老子按摩法，又名太上混元按摩法，相传是春秋时期老子所创，但一般认为是托名老子。属于动功法，通过一系列肢体的运动以及拍击、按摩等动作，可以理气活血，疏通经络，从而产生防病治病的功。共有35式。

《千金要方·卷二十七养性·按摩法第四·老子按摩法》

原文：

两手捺腿，左右掀身二七遍。

两手捻腿，左右扭肩二七遍。

两手抱头，左右扭腰二七遍。

左右挑头二七遍。

一手抱头，一手托膝，三折，左右同。

两手托头，三举之。

一手托头，一手托膝，从下向上三遍，左右同。

两手攀头下向，三顿足。

两手相捉头上过，左右三遍。

两手相叉，托心前，推却挽三遍。

两手相叉，着心三遍。

曲腕筑肋挽肘，左右三遍。

左右挽，前右拔，各三遍。

舒手挽项，左右三遍。

反手着膝，手挽肘，覆手着膝上，左右亦三遍。

译文：

1.坐式，将两手按在大腿上，左右扭转身躯14次。

2.坐式，两手相搓至热后，快速摩擦两膝，同时左右扭转两肩14次。

3.坐或立式，两手抱头，同时左右扭转腰部14次。

4.坐或立式，分别用左右手掌心摩擦颈项，随后左右摇头各7次。

5.坐或立式，一手抱头，一手托膝，弯腰伸直3次，左右姿势相同。

6.坐或立式，两手托头，向上推举3次。

7.坐式，一手托头，一手托同侧膝关节，向上抬3次，左右相同。

8.立式，两手挽头向下，同时双足用力跺地3次。

手摸肩，从上至下使遍，左右同。

两手空拳筑三遍。

外振手三遍，内振三遍，覆手振亦三遍。

两手相叉反复搅，各七遍。

摩扭指三遍。

两手反摇三遍。

两手反叉，上下扭肘无数，单用十呼。

两手上耸三遍。

两手下顿三遍。

两手相叉头上过，左右伸肋十遍。

两手拳反背上，掘脊上下三遍。（掘，揩之也。）

两手反捉，上下直脊三遍。

覆掌搦腕，内外振三遍。

覆掌前耸三遍。

覆掌两手相叉，交横三遍。

覆掌横直，即耸三遍。

若有手患冷，从上打至下，得热便休。

舒左足，右手承之，左手捺脚耸上至下，直脚三遍，右手捺脚亦尔。

前后掀足三遍。

左掀足，右掀足，各三遍。

9. 坐或立式，两手交叉相握，抬头过头顶，向左右转动身体3次。

10. 坐或立式，两手交叉掌心向外，朝前推3次。

11. 坐或立式，两手交叉，用掌心摩擦胸前3次。

12. 坐或立式，曲腕、肘，以肘部击肋部，左右交替3次。

13. 坐或立式，左手向左前方，右手向右后方，或左手向左后方，右手向右前方尽力伸拔，左右交替3次。

14. 坐或立式，单手轻拉颈项3次。

15. 坐式，先将右手背至同侧膝上，左手拉右肘部，使右手反转，以掌心覆左膝上，再翻回原状，反复3次，左右换手亦做3次。

16. 坐或立式，以一手上下摩擦对侧肩部，左右相同。

17. 坐或立式，两手握空全，交替向前击3次。

18. 坐或立式，将两手向两

前后却掀足三遍。

直脚三遍。

扭胜三遍。

内外振脚三遍。

若有脚患冷者，打热便休。

扭胜以意多少，顿脚三遍。

却直脚三遍。

虎据左右，扭肩三遍。

推天托地，左右三遍。

左右排山负山拔木，各三遍。

舒手直前，顿伸手三遍。

舒两手两膝亦各三遍。

舒脚直反，顿申手三遍。

掀内脊外脊，各三遍。

侧振抖 3 次，再掌心向前，两臂向内抖动 3 次，最后掌心向外，两臂向后抖动 3 次。

19. 坐或立式，两手交叉，反复绕转左右手腕关节各 7 次。

20. 坐或立式，两手相扣反复绕转十指关节各 3 次。

21. 坐或立式，两手向后晃动 3 次。

22. 坐或立式，两手交叉于腹前，使肘关节上下反复扭转，同时配合呼气，以呼气 10 次为度。

23. 坐或立式，两手向上抬举 3 次。

24. 坐或立式，两手向后下拉扯 3 次。

25. 坐或立式，两手十指交叉，举过头顶，左右交替伸展胁肋 10 次。

26. 坐或立式，两手握拳，一首握另一手腕部，使腕关节内收、外展各 3 次，左右交替进行。

27. 坐或立式，两手互握于背后，前俯、挺直脊背各 3 次。

28. 坐或立式，一手掌握另

一手腕，使腕关节内收、外展各 3 次，左右交替进行。

29. 坐或立式，两手掌心向下，平放在前，再向上耸肩 3 次。

30. 坐或立式，两臂抬起，十指交叉，掌心向下，再横向分开两手，分别向左和向右横扫 3 次。

31. 坐或立式，两臂外展伸直，掌心向下，抬臂向上回落各 3 次。

32. 坐或立式，以一手自上而下拍打另一手至热，用以治疗手臂寒冷。

33. 坐式，右手托左脚放松，以左手自上而下按压左腿脚，然后伸脚 3 次，换对侧同样操练。

34. 坐或立式，两脚交替前后转动各 3 次。

35. 坐或立式，两脚交替左右转动各 3 次。

36. 坐或立式，两脚再交替前后转动各 3 次。

37. 立或坐式，两腿交替伸直 3 次。

38. 坐或立式，左右交替扭转大腿各 3 次。

39. 立式，两腿向外、内各振腿 3 次。

40. 坐式，以手拍打腿脚至热，用以治疗腿脚寒冷。

41. 坐或立式，扭转大腿数十次，然后跺脚 3 次，左右交替进行。

42. 立式，两脚交替前伸 3 次。

43. 立式，两手按地，像虎一样蹲踞在地上，并左右扭肩各 3 次。

44. 坐或立式，一手上托，同时另一手下按，左右交替各 3 次。

45. 坐或立式，以双手及肩背做如推山、负重、拔树木的动作，左右各 3 次。

46. 坐或立式，放松两手，前后交替伸直各 3 次。

47. 舒展两手及两膝各 3 次。

48. 坐式，伸直放松双脚，双手向后伸拉 3 次。

49. 坐或立式，脊背内外扭转各 3 次。

第一势

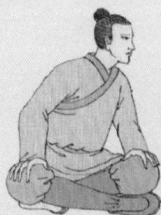

坐式，将两手按在大腿上，左右扭转身躯
14 次

第二势

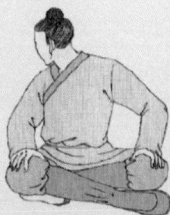

坐式，两手相搓至热后，快速摩擦两膝，
同时左右扭转两肩 14 次

第三势

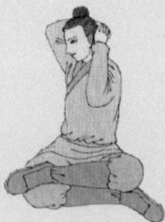

坐或立式，两手抱头，同时扭转腰部
14 次

第四势

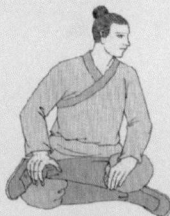

坐或立式，分别用左、右手掌心摩擦颈椎，
随后左、右摇头各 7 次

第五势

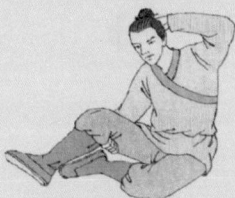

坐或立式，一手抱头，另一手托膝，弯
腰伸直 3 次，左右姿势相同

第六势

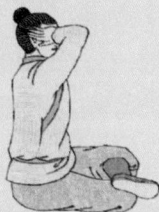

坐或立式，两手托头，向上推举 3 次

第七势

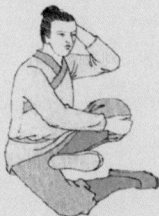

坐式，一手托头，另一手托同侧膝关节
向上抬 3 次，左右相同

第八势

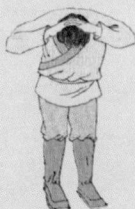

立式，两手挽头向下，同时双足用力踩地
3 次

第九势

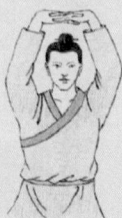

坐或立式，双手交叉，抬手过头顶，向左右转动身体3次

第十势

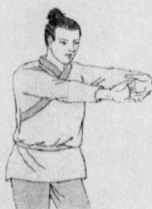

坐或立式，两手交叉掌心向外，朝前连推3次

第十一势

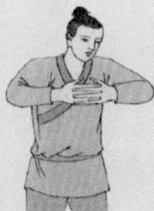

坐或立式，两手交叉，用掌心摩擦胸前3次

第十二势

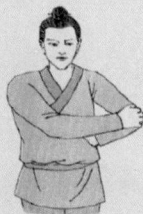

坐或立式，曲腕、肘，以肘部击肋部，左右交替3次

第十三势

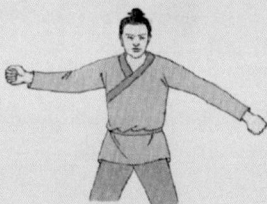

坐或立式，左手向左前方，右手向右后方，或左手向左后方、右手向右前方尽力伸拔，左右交替3次

第十四势

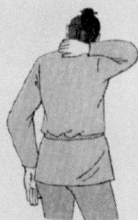

坐或立式，单手轻拉颈项3次，左右相同

第十五势

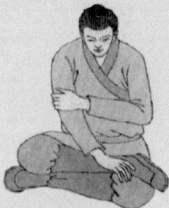

坐式，先将右手背置于同侧膝上，左手拉右肘部，使右手翻转，以掌心覆左膝上，再翻回原状，反复3次，左右换手亦做3次

第十六势

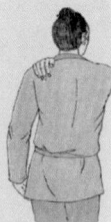

坐或立式，以一手上下摩擦对侧肩部，左右相同

第十七势

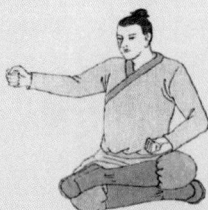

坐或立式，两手握空拳，交替各向前击3次

第十八势

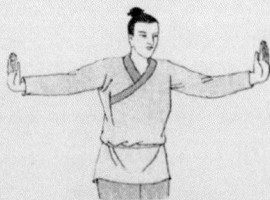

坐或立式，将两手向两侧振抖3次，再掌心向前，两臂向内抖动3次，最后掌心向外，两臂向后抖动3次

第十九势

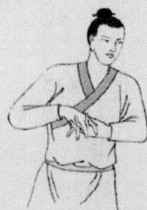

坐或立式，两手交叉，反复绕转左右手腕关节各7次

第二十势

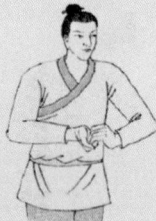

坐或立式，两手相扣反复绕转十指关节各3次

第二十一势

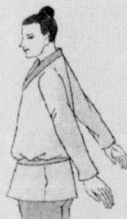

坐或立式，两手向后晃动3次

第二十二势

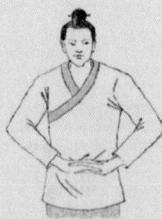

坐或立式，两手交叉于腹前，使肘关节上下反复扭转，同时配合呼气，以呼气10次为度

第二十三势

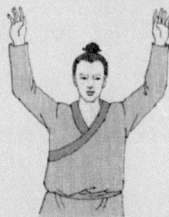

坐或立式，两手向上抬举3次

第二十四势

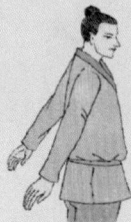

坐或立式，两手向后拉扯3次

第二十五势

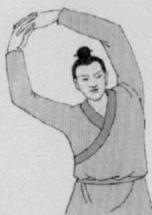

坐或立式，两手十指交叉，举过头顶，左右交替伸展胁肋 10 次

第二十六势

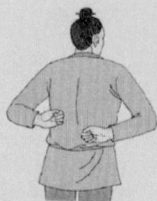

坐或立式，两手握拳，一首握另一手腕部，使腕关节内收、外展各 3 次，左右交替进行

第二十七势

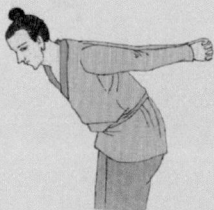

坐或立式，两手互握于背后，前俯、挺直脊背各 3 次

第二十八势

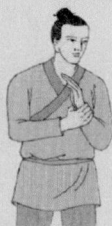

坐或立式，一手掌握另一手腕部，使腕关节内收、外展各 3 次，左右交替进行

第二十九势

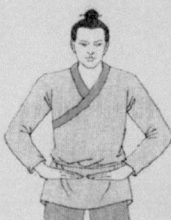

坐或立式，两手掌心向下，平放在前，再向上耸肩 3 次

第三十势

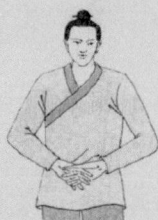

坐或立式，两臂抬起，十指交叉，掌心向下，再横向分开两手，分别向左和向右横扫 3 次

第三十一势

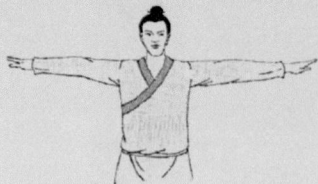

坐或立式，两臂外展伸直，掌心向下，抬臂向上回落各 3 次

第三十二势

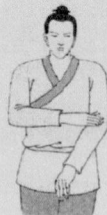

坐或立式，以一手自上而下拍打另一手至热，用以治疗手臂寒冷

第三十三势

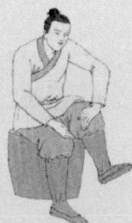

坐式，右手托左脚放松，以左手自上而下按压左腿脚，然后伸脚3次，换对侧同样操练

第三十四势

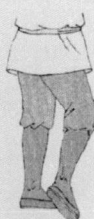

坐或立式，两脚交替前后转动各3次

第三十五势

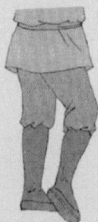

坐或立式，两脚交替左右转动各3次

第三十六势

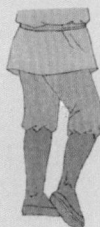

坐或立式，两脚再交替前后转动各3次

第三十七势

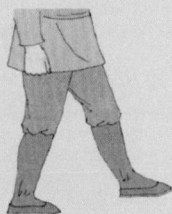

立或坐式，两腿交替伸直3次

第三十八势

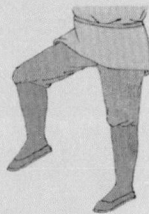

坐或立式，左右交替扭转大腿各3次

第三十九势

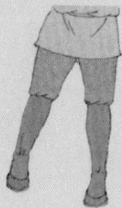

立式，两腿向外、内各振腿3次

第四十势

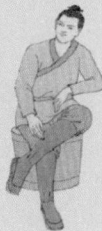

坐式，以手拍打腿脚至热，用以治疗腿脚寒冷

第四十一势

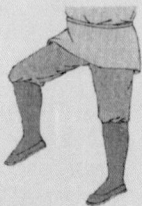

坐或立式，扭转大腿数十次，然后跺脚
3次，左右交替进行

第四十二势

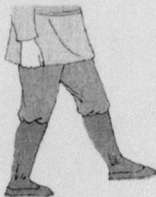

立式，两脚交替前伸3次

第四十三势

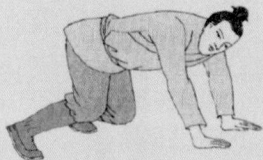

立式，两手按地，像虎一样蹲踞在地上，
并左右扭肩各3次

第四十四势

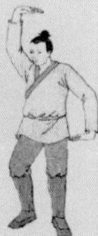

坐或立式，一手上托，同时另一手下按，
左右交替各3次

第四十五势

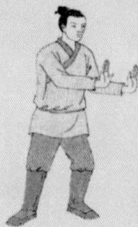

坐或立式，以双手及肩背做如推山、负重、
拔树木的动作，左右各3次

第四十六势

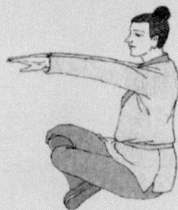

坐或立式，放松两手，前后交替伸直各3
次

第四十七势

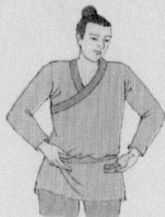

舒展两手及两膝各3次

第四十八势

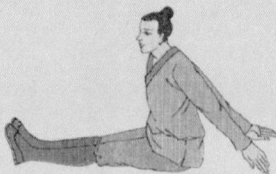

坐式，伸直放松双脚，双手向后伸拉3次

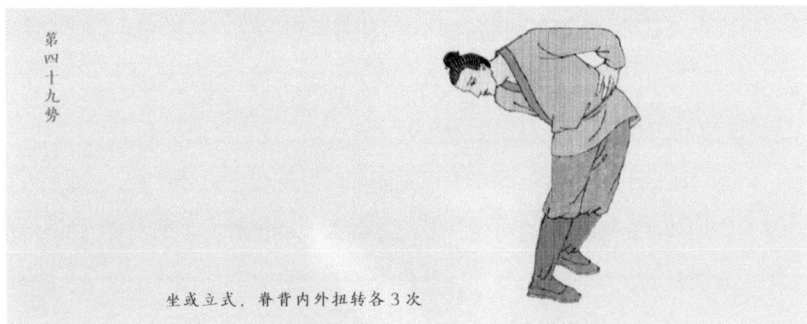

第四十九势

坐或立式，脊背内外扭转各 3 次

图 59：老子按摩法示意图

⊙ 保健按摩

以上所说天竺国按摩和老子按摩都属于传统功法，而现代意义上我们熟知的保健按摩（简称"按摩"），主要是通过自己或他人之手在人体身上进行推、按、捏、揉，以促进血液循环，疏通经络穴位，调整神经功能的一种方法。孙思邈认为这种保健按摩方法具有通利关节、疏泄邪气的作用，曰："小有不好，即按摩捋捺，令百节通利，泄其邪气。"直到今天，人们都认为适当做自我按摩或请人按摩，对身体均十分有益。

进行按摩时，有的部位双手能触及，可以自我按摩，而有的部位就很难触及，只能依赖他人帮助按摩。如胸腹及四肢部分，自己可以随时按摩，而头颈、肩背等部分则需让别人代为按摩。但无论如何，按摩是一种方便易行的保健方法。

除了用手按摩之外，还可以借助他人脚踩的方法，达到按摩的目的。孙思邈曰："凡人无问有事无事，常须踏脊背四肢一度，头项苦令熟踏，即风气时行不能着人，此大要妙，不可具论"，这种"踩背法"同样能起到疏通血脉的作用。当然，踩背法是需要一定的技术、技巧和经验的，不能盲目，由于脚掌力度比较大，所以受力点要均匀，以免引起疼痛，甚至脊柱损伤。

孙思邈还认为，每日必须"调气补泻，按摩导引为佳"，这提醒我们现代人，使用保健按摩的方法，不能想到就做，想不到就不做，贵在坚持去做，如果不能坚持则起不到对健康有益的效果。

　　运动对健康有益，这样的理念早在唐代孙思邈就已充分认识，也已成为当今人们的共识。但必须注意到，孙思邈提倡的"动养"主要是通过保健功法和按摩来做到，属于有氧运动。他特别强调运动量要适度，不造成大消耗量的运动，提出切莫因为运动引起"大疲"。现在很多人特别是年轻人运动时追求大汗淋漓，这样对身体十分不利，容易引起疲劳，不仅起不到好的作用，反而会对身体产生危害。

静养

　　运动对身体有益，但如果能做到动静结合，是为养生之要。孙思邈认为人需要运动，同时也需要安静，其"心养"之"十二少"的观点，认为凡事不过则能安体，只有及时将身心安静下来，才能做到"不过"。

　　孙思邈对如何安静有专门的论述："当得密室闭户，安床暖席，枕高二寸半，正身偃卧，瞑目，闭气自止于胸膈，以鸿毛著鼻上，毛不动，经三百息，耳无所闻，目无所见，心无所思，当以渐除之耳。"这是一种传统的调息静养闭气法，能起到安神定志、舒缓肢体的作用。

　　注："闭气法"，指的是一种逐渐延长闭息时间的呼吸锻炼方法，和佛教密宗的宝瓶气功十分相似，修习以闭气为要。一般认为，闭气法源于先秦的"行"功，所以又称作"行""闭息"等。属于古代道家的修炼术，它是用特殊的呼吸方法达到养生的目的。

修学闭气法，一定要松静自然，神定气和。练功时间，要选择半夜至中午气生之时。练功环境，要选择清静之处，最好能独处密室。练功时，仰卧于床，瞑目握固，全身放松，摒弃思想，注意力集中于呼吸上。鼻中缓缓吸气，吸气时一定要做到深、细、绵、密，以听不到自己的呼吸声音及鸿毛安于鼻前不为气吹动为度。气吸入后，要坚持较长时间不呼出，心中默数，每天逐渐增加闭息的次数。这时脉搏跳动与常人不同，通常以一息间跳动六次为度。闭息到忍不住时，便将气从口中徐徐吐出。吸、闭、吐一个循环，称作"一息"。随后再吸、闭、吐，周而复始，每次以练习三百息为度。功夫修习到一闭息能数到一千，就是"胎息"了。这时便能入水不溺、延年益寿。

闭气法的练习，必须是循序渐进，切不可勉强闭息，急于求成。陶弘景在《养性延命录》中强调："欲学行，皆当以渐"，如果强行闭遏，容易诱发疮疖等疾病。由于闭气法练得不好，会起副作用，所以唐代以来遭到不少人的反对，如《王说山人眼气新诀》就指出："大都不得闭气，若闭气则疾生。"这种功法虽然利弊兼有，但毕竟利大于弊，所以宋代内丹南宗开山祖师张伯端，对闭气法颇为推崇，称之为内丹以外的最佳功法。

除此而外，孙氏还认为当常习"黄帝内视法"："存想思念，令见五脏如悬磬，五色了了分明……每旦初起面向午，展两手于膝上，心眼观气，上入顶下达涌泉，旦旦如此，名曰迎气。常以鼻引气，口吐气，小微吐之。"这种一早起床就调息意守，静心养神，对迎接一天的劳作能起到很好的作用。

附：内视法

内视，又有不动心，即心不为外物所扰的意思。《庄子·列御寇》云："贼莫大乎德有心而心有睫，及其有睫也而内视，内视而败矣。"俞樾注曰："心有睫，谓以心为睫也。内视者，非谓收视返听也，谓不以目视而以心视也。"

对此,《太上老君内观经》论之甚详,曰:"心者,禁也,一身之主,禁制形神使不邪也";"人常能清静其心,则道自来居,道自来居,则神明存身,神明存身,则生不亡也";"内观之道,静神定心,乱想不起,邪妄不侵,周身及物,闭目思寻,表里虚寂,神道微深,外观万境,内察一心,了然明静,静乱俱息,念念相系,深根宁极。湛然常住,窈冥难测,忧患永消,是非莫识。"这里,道教的内观修心已引进了佛教义理,颇具理论色彩,由此"内观形容"的内视术即演变为"静神定心"的修心术,当是此术的高层境界。内视作为静心止念的方术,不失为气功入静的有效方法。

内视法于唐末以后被内丹术所吸收,成为其重要成分之一而被继续运用。

孙思邈曰:"调气补泻是静,静中寓有动;按摩导引为动,又以安神静志为前提,动中寓有静。"可见,孙氏既重视动养,也强调静调,其核心是静中寓动,动中寓静,二者相辅相成、相互为用。

动静结合,一方面是指在练功方式上强调静功与动功的密切结合,另一方面是指在练动功时要掌握"动中有静",在练静功时要体会"静中有动"。动,指形体外部和体内"气息"(感觉)的运动,前者可视为"外动",而后者可视为"内动"。静,指形体与精神的宁静,前者可视为"外静",后者可视为"内静"。

这种动静结合的主张,较之片面主静或主动的观点显然更为合理。在现代的视野里,运动有益健康已为许多人接受,但静养同样是健康长寿之本,恐怕很多人还没有意识到。故应当时时提醒别人和自己,要保持一个平常心,经常性地独处,抛开一切杂念,有意识地想象美好的事、人、物,做到意守丹田、深深呼吸、吐故纳新,对身体会起到意想不到的效果。

食养

食物是人的生存之根本，孙思邈认为"安身之本，必资于食"。食物是人体后天之本，气血生长之源，人体不仅以此生肌长肉，且能排邪安脏，孙氏谓之"能排邪而安脏腑，悦神爽志以资血气"，故饮食对人体十分重要。然而凡事皆有双重性，对人体有益的食物也不是想吃就吃，必须考虑宜忌与多少，对此孙思邈总结了一系列的食物养生之法，提出了许多食物养生的观点，如应少食多餐、常带饥饿感、保持好心情、食后运动等。

孙思邈认为"善养性者，先饥而食，先渴而饮。食欲数而少，不欲顿而多，则难消也。当欲令如饱中饥，饥中饱耳"。故饮食最好少食多餐，不宜过饱，否则难以消化，最好要有"饱中饥，饥中饱"之感。这一点提醒我们，不应"好食""贪食"，而动不动就想吃，应当有了饥饿感的时候才去饮食。而且每次饮食不应以"饱感"为满足，通常提倡的七、八分包是有一定道理的，对健康是有益处的。

孙氏还引嵇康①曰："穰（ráng）岁多病，饥年少疾，信哉不虚。是以关中土地，俗好俭啬，厨膳肴馐，不过菹酱而已，其人少病而寿。江南岭表，其处饶足，海陆鲑肴，无所不备，土俗多疾而人早夭。"是谓饱食者易得病，饥饿者则不易生病，因而提出"厨膳勿使脯肉丰盈，当令俭约为佳""食勿精思"的观点。现代的一些富贵病即去由于我们的物质条件提高，不注意节食引起的，古代就已认识到的"穰岁多病"，与我们现在生活富裕了，而且疾病反而就多了，是相吻合的。

---

① 嵇康（公元224—263年，一作223—262年），字叔夜，谯国铚县（今安徽省濉溪县）人。三国曹魏时著名思想家、音乐家、文学家。倡玄学新风，主张"越名教而任自然""审贵贱而通物情"，为"竹林七贤"的精神领袖。嵇康善文，工于诗，重养生，著《养生论》，里面有丰富的养生理论，至今都有价值。

人的情绪与食欲有很大的关系，心情好则有助于饮食消化，反之则食物难消。故孙思邈曰："人之当食，须去烦恼（ 暴数为烦，侵触为恼）。如食五味必不得暴嗔，多令人神气惊，夜梦飞扬。"这就提醒我们，饮食时要有一个好的心情，这样才能帮助消化，避免引起消化不良或急病性胃病。反之，由于临床遇到的消化不良、急慢性胃病多与情绪不佳有关，治疗上要从疏肝解郁入手。

　　孙思邈还认为，食后就卧睡则易致消化不良，谓"饱食即卧，乃生百病，不消成积聚。饱食仰卧成气痞，作头风。触寒来者，寒未解食热食，成刺风"。因此建议："每食讫，以手摩面及腹，令津液通流。食毕当行步踌躇，计使中数里来，行毕使人以粉摩腹上数百遍，则食易消，大益人，令人能饮食无百病，然后有所修为快也。"尽管饭后不宜做大的运动，但孙思邈也告诉我们，饭后不可马上卧睡，可以做轻轻按摩腹部和面部的运动，以帮助肠道蠕动，气血通畅，促进消化。孙思邈还特别指出，受凉后不能吃热食，宜驱寒后再饮食。

　　孙思邈的《千金要方》中记载了很多食物具有"不老""神仙""长生""不老""延年"等养生作用，如大枣，味甘辛，热，滑，无毒……"久食轻身不老，神仙"。"藕实，味甘寒，无毒，食之令人心欢止渴，去热，补中，养神，益气力，除百病。久服轻身耐老，不饥延年。一名水芝"。"鸡头实，无毒。味甘平，无毒……益精气，强志意，耳目聪明，久服轻身不饥，耐老神仙。"这些都是我们今天研究食疗和食养的重要素材，并为民间广为流传和采用。

　　孙思邈关于食物养生的观点在今天依然有指导意义，如为了预防一些因营养过剩引起的心血管疾病，"吃饭七分饱，常带三分饥"是有好处的；吃完饭后，应适当运动，俗话说"饭后百步走，能活九十九"，这是均有文献与理论根据的。孙氏的饮食养生观点还指导我们，饮食时应当丢掉所有烦恼，保持一个好的心情，很多时候为了应酬而就餐对身体是没有益处的。此外，饭后如果能做一些自我腹部和面部按摩运动，对促进消化能起到帮助作用。

房养

房养，指房室养生，又谓房中术，也即现代所谓的性保健，孙思邈《备急千金要方》中妇人、求子、养性、居处、虚损等篇均有论述与讨论，特别是"房室补益"篇，是记载唐代房室养生的重要文献。

孙思邈认为性要求是人的生理本能，他不赞成禁欲，云："男不可无女，女不可无男，无女则意动，意动则神劳，神劳则损寿。"并认为如果强忍性欲，则有"漏精、尿浊"等后患，曰："强抑郁闭之，难持易失，使人漏精尿浊，以致鬼交之病，损一而当百也。"

虽然尽管孙思邈不赞成禁欲，也提倡节欲保精，避免早殒，曰："非欲务于淫佚，苟求快意，务存节欲，以广养生也。非苟欲强身力，幸女色，以纵情，意在补益以遣疾也。"特别是提出不可疲劳后同房，年轻人对此尤须注意，曰："倍力行房，不过半年，精髓枯竭，惟向死亡，年少极须慎之。"

孙思邈还认为，生气发怒及疲劳后不宜同房交欢，否则生气发怒易生热毒疾病，疲劳引起五劳虚损，并提出了行房时不可强忍小便，谓："人有所怒，血气未定，因以交合，令人发痈疽。又不可忍小便交合，使人淋、茎中痛，面失血色。及远行疲乏来入房，为五劳虚损，少子。"

孙思邈还建议，酒醉后也尽量不要同房，否则后果严重，曰："醉不可以接房，醉饮交接，小者面暗咳喘，大者伤绝脏脉损命。"

在房室养生方面，孙思邈在《千金要方》的妇人门、求子篇中还创制了许多治疗阳痿、性欲低下、不孕不育的古方。

在现代人的生活中，房室养生十分重要，这是一个不可回避的话题。在房室养生方面，中医有许多理论和经验值得现代人学习和借鉴，特别是孙思邈的房室养生观点，诸如以上性生活不可缺少、不宜过早有性生活、性生活不可过频以及生气、疲劳、酒后不宜同房等等，这些观点对现代人保持正确的性观念和性生活方式有指导意义。

居养

孙思邈指出"衣食寝处皆适，能顺时气者，始尽养生之道。""故善摄生者，无犯日月之忌，无失岁时之和。"说的是，善养生者，能顺应四时变化规律，调整自己的起居，且不违反自然规律的人能健康长寿。起居养生包括以下几个方面。

◉ 睡眠

人的一生中有三分之一的时间在睡觉，因此睡眠也是人一生中非常重要的部分，拥有良好的睡眠是人更好工作与学习的保障。孙思邈认为睡眠要根据四时气候变化作出不同的调整，春夏应早卧早起，与秋应早卧晚起。他在《备急千金要方·道林养性》中说："春欲早晏早起，夏及秋欲侵夜乃卧早起，冬欲早卧而晏起……"但早起"莫在鸡鸣前"，晏起"莫在日出后"。

除睡眠时间要顺应四时气候的变化外，孙思邈还提出睡眠要注意的几个问题。首先要注意床的方位。"人卧，春夏向东，秋冬向西，头勿北卧，及墙北亦勿安床"。第二，睡眠应先安定神志。"先卧心，后卧眼"。第三，睡眠要避火避风，并保持呼吸畅通"人头边勿安炉""夏不用露而卧""冬夜勿覆其头""不欲眠中用扇"。第四，睡眠应有正确睡姿。"屈膝侧卧益人气力，胜正偃卧"。第五，睡眠守应注意翻身。"人卧一夜当作五度反复"。

现代人大多睡眠不规律，也不注重房屋内家具的摆放。虽然跟现今社会的大环境有关，工作压力大，生活节奏快，很难做到规律睡眠。因此拥有良好的睡眠就愈显重要，人们应在条件允许的情况下尽可能按四时规律睡眠。

⊙ 居处

孙思邈认为，人居住的房屋也十分重要，因为人的一生中有很大一部分时间是在家中度过的。孙思邈在《千金要方》中提出："凡人居止之室，必须周密，勿令有细隙，致有风气得入。小觉有风，勿强忍，久坐必须急急避之，久居不觉，使人中风。古来忽得偏风，四肢不随，或如角弓反张，或失音不语者，皆由忽此耳。身既中风，诸病总集邪气得便遭此致卒者，十中有九，是以大须周密，无得轻之，慎焉慎焉。所居之室，勿塞井及水渎，令人聋盲。"中医认为，风为百病之长，许多疾病就是因为感受风邪而酿成的。因此，孙思邈说"凡人居止之室，必须周密……"他还提出："凡在家及外行，卒逢大飘风豪雨震电昏暗大雾，此皆是诸龙鬼神行动经过所致，宜入室闭户，烧香静坐，安心以避之，待过后乃出，不尔损人。或当时虽未苦，于后不佳矣。又阴雾中亦不可远行。"

现代人对房屋的装修、设计往往只注重美观和新潮，对房屋最基本的功能遮风避雨淡化不重视。这就是为什么，人们即使十分注重养生，有时待在家中依然会感受外邪生病的原因。

⊙ 沐浴

孙氏对沐浴的环境十分讲究，他认为："若沐浴必须密室，不得大热，亦不得大冷。"并提倡沐浴后不要当风，不要湿头去睡，以免受寒受湿。沐浴时间的安排应注意"饥忌浴，饱忌沐"，即要求人们饭后或饥饿时不能沐浴，这种观点基本已为现代人所接受。

孙思邈还认为："沐讫，须进少许食饮乃出，夜沐发，不食即卧，令人心虚，饶汗多梦。"这种提倡沐浴后，不要马上睡觉，而是少量饮食以填饥的做法，其实也是值得我们现代人借鉴的。

（陈仁寿　南京中医药大学）

雷火神针的起源与流变

◈ 薛 昊

　　很多人见到"雷火神针"，都会望文生义地认为雷火神针是某种特殊的"针"具。然而，事实上它并不是针，而是一种灸法。现在常见的"雷火神针"灸法，是特制的药艾条和实按灸法的二位一体：先将加入特殊配方的药艾条点燃后，隔数层棉布点按于患者的患处，刺激量较之一般的温和灸要大，擅治各类外科阴疽、筋骨疼痛。现在两广地区十分流行，其他各省也有临床实践开展。但最初雷火神针并不是现在看到的这个形象，回溯历史，它的起源和流变，经历了一个并不简单的过程。灸具几经更易，配方、制法、操作更是各家不同。它的源头，要从元末明初的灸法变革开始说起。

灸法的变革

　　灸法是中医学的重要组成部分。早期操作多为直接着肤灸。南宋以后，逐渐出现了隔物的间接灸法。至明代初期出现了至今使用广泛的艾卷，不久又有点燃艾条卷隔纸施灸的方法问世，即隔物实按灸。据唐宜春、张建斌《实按灸源流考》，实按灸操作的起源，与熨法、隔物灸法、熏法等有密切关系。熨法，最早可追溯到《内经》时代。《灵枢·寿夭刚柔》记载：用蜀椒、干姜、桂心、酒等浸制复层布巾，生桑炭加热熨敷患处，以治疗寒痹。即用热药液浸渍布巾敷于病灶外，用液体的温度和汤液中所含的药物成分达到治疗的目的。熨法对于雷火神针的意义，不仅在于促进实按操作的产生，还包括所用药物对雷火神针药艾条配方的启发。隔物灸法首载于晋代《肘后方》中，是直接着肤艾灸操作的革新，即在保证灸效的前提下尽可能减少伤痛。艾火间接作用于肌肤的操作特点，也被实按灸所接受。此外，艾卷的诞生，为实按灸的最终出现提供了工具原型。唐孙思邈《备急千金要方》中出现了划时代的艾灸工具——艾卷。虽然起初它仅作为熏法的基本工具，悬于皮肤上方施术。最终，上述实践被明代初期的《寿域神方》汇至一处，明确出现了实按灸的操作——"用纸实卷艾，以纸隔之点穴，于隔纸上用力实按之，待腹内觉热，汗出即差"。至此，实按灸的操作基本成型。后至明代中期，雷火神针发展成熟，至清代还发展出了太乙神针。确切地说，太乙神针也是在雷火神针基础上的进一步发展。

雷火之名

成书于元末明初道教著作《法海遗珠》记载的"雷霆燄火针法"被认为是雷火神针之滥觞。就《法海遗珠》而言，它是一部关于道教雷法的书，道教讲究"山医命相卜"五术，又有"十道九医"之说，故法术著作中常有些和祈禳治病相关的内容。而自道法繁盛的宋代传习下来的雷法派系，自然概莫能外。"雷霆燄火针法"便牵出了一直流传至后世的雷火神针。

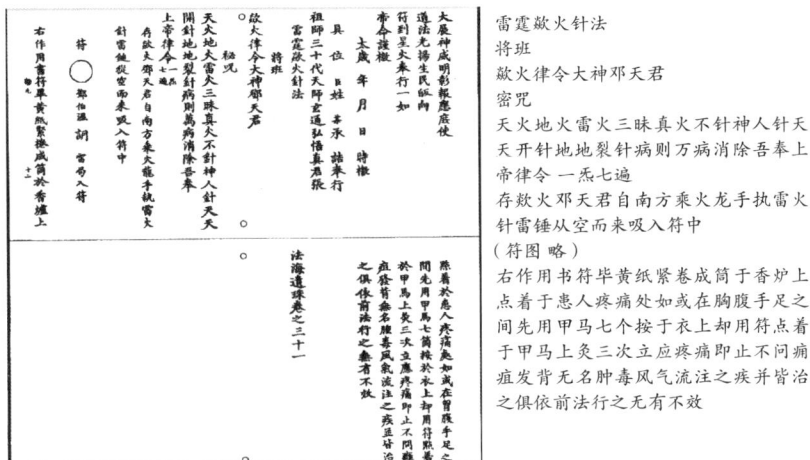

大凡神成明影报应底使
遵法先扬生民助帅
行□吴太奉行一如
帝令奉行一如

其位 曰姓 幸承 接奉行
祖师三十代天师玄通弘悟真君张
富窗燄火针法
太岁 年 月 日 时值
持班

天火地火雷火三昧真火不针神人针天天
天开针地地裂针病则万病消除吾奉
故大律令大神邓天君
存火邓天君自南方乘火龙手执雷火
针雷锤从空而来吸入符中

符 ○ 郑伯温 调 官写入符
咒

右作用雷符拜黄纸紧卷成筒于香炉上
□□

法海遗珠卷之三十一

照着於患人疼痛处如或在胸腹手足之
间先用甲马七个按於衣上却用符点着
於甲马上灸三次立应疼痛即止不问痛
疽发背无名肿毒风气流注之疾且甘治
之俱依前法行之彝者不效

雷霆燄火针法
将班
燄火律令大神邓天君
密咒
天火地火雷火三昧真火不针神人针天
天开针地地裂针病则万病消除吾奉上
帝律令 一炁七遍
存燄火邓天君自南方乘火龙手执雷火
针雷锤从空而来吸入符中
（符图略）
右作用书符毕黄纸紧卷成筒于香炉上
点着于患人疼痛处如或在胸腹手足之
间先用甲马七个按于衣上却用符点着
于甲马上灸三次立应疼痛即止不问痛
疽发背无名肿毒风气流注之疾并皆治
之俱依前法行之无有不效

图 60 :《法海遗珠》"雷霆燄火针法"书影及文字

雷法是道教发展到两宋，结合内丹、符箓形成的一种法术。施法时，要求道士存思运气，以符箓作为召唤神仙的凭信，结合咒语、手印、罡步等要素来共同完成。《法海遗珠》"雷霆燄火针法"的操作方法，首先是存想、画符；其次，将符绘制完成后，紧卷成筒，"用甲马七个按于衣上却用符点着于甲马上灸三次"，此时的施法方式，与日后成熟的实按灸法已有些接近。因为"雷霆燄火针法"具备了"雷火"之名、隔物之法、艾卷之形（此时还是符纸卷）、药物之意等完整的要素（至少是雏形）。

书中所请"天将"，为"燄火律令大神邓天君"。邓天君，原名邓伯温，是九天应元雷声普化天尊麾下雷部诸师之首，掌管雷火，他所持的法器即是"雷火针、雷锤"。由此推测，雷火神针的名称，可能是以法术所请神仙的法器为依据而命名。

189

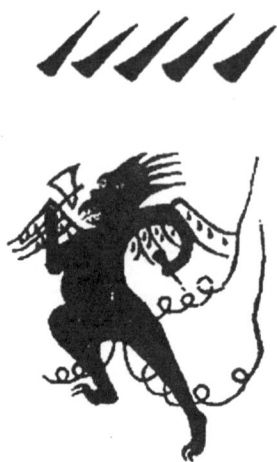

图 61 :《法海遗珠》"大神真形符"符图

同样成书于元末明初《道法会元》有"左手持雷钻，右手持雷鎚"的记载，提示"雷火针"可能源于"雷钻"，"钻"和"针"都应是细长形尖头物。具体形象可以参考《法海遗珠》卷二十三"邓帅大神九变燚火符法"章的各张符图上所绘形象或卷二十九"大神真形符"的符图（图 2）。

文中施法部分中提到"书毕符黄纸紧卷成筒"。"紧卷成筒"能够提高纸捻的硬度和降低燃烧的速度。所用隔物为"甲马七个"，"甲马"即绘有神像或传说中仙界兵马的纸张，在宋代日常生活中很普及。甚至北宋《清明上河图》中可以都寻到王家纸马铺的招牌。而隔纸施灸之法从临床方面来说，活用了熨法和隔物灸，达到减少病人痛苦，增强治疗效果的目的，这与于赓哲教授所述宋代的灸法演变趋势是相符的。

此法在施法时的动作形态，手中持有燃着的符卷，向病患处点灸，似天君下凡，驱使甲马所绘兵将驱魔降妖，与后代成熟的雷火神针灸法动作非常相似，二者关系可见一斑。由此,最初的灸具符纸卷至后世，虽形态、制法几经更易，产生了如"雷火针""火雷针""神针火""雷火神针"等名称。

但始终脱不了"雷火"之意。

药艾之祖

雷火神针的雏形最初以雷法的形式存在，与艾条并无关系，但艾条的创制直接促成了雷火神针的成熟。明初朱权所著《延寿神方》首次记载了艾卷的使用。艾卷的创制过程和将艾卷用于实按灸，为雷火神针最终成型和广泛流传埋下了伏笔。

但雷火神针以药艾条形式出现，是在一个世纪以后的明代中期。成书于1539年的《神农皇帝真传针灸图》，第一次记载了用于实按灸的掺药艾条，并有配方、制作方法等：

火雷针灸制法

一名火雷针，一名神圣针，一名麝火针。

艾三两 沉香五钱 乳香五钱 苍术一两 麝香五钱 没药七钱 茵陈一两 干姜五钱 羌活一两 广木香五钱 穿山甲五钱

上为极细末，用皮纸褙成贴，将艾铺在纸上，将药掺入艾内，方卷成针糊之，阴干。凡遇病，点出病穴，用纸摺三层，将穴盖足，方用前针于清油灯火上燃烧灸之。

此方以艾绒为主，配以沉香等温性药物，奠定雷火神针用药的基调和应用范围。虽然名称叫"火雷针"，但其主要用药和制法用法，却被之后几乎所有使用药艾条的雷火神针所继承发扬。可谓后世以药艾条为灸具的雷火神针之祖。

道俗两支

《神农皇帝真传针灸图》刊行十七年后，《古今医统大全》问世。徐春甫在这部著作中，同时收录了两种"雷火针"，名称一样，但灸具完全不同：分别出现在第五十八卷"腰痛门"的"针灸法"中和第九十七卷"造雷火针法"中。前法用桃树枝取代了最初的符纸捻子，形成了独特的桃枝灸。由纸捻点灸进化到桃枝灸，保留了道教法术的特点（即"道法系"）。后法与《神农皇帝真传针灸图经》基本一致，药味有所增加；在制法、操作方面，有了更多的细节（即"俗医系"）。两支从此并行传世，直到《景岳全书》（1640年）中最后一次并列记载为止。明亡清兴后，道法系罕见记载；而俗医系继续发展，不仅《种福堂公选良方》《春脚集》《喻选古方试验》等著作依旧保持着药艾条雷火神针的传承，而且还分化出几乎成为清代实按灸主流的太乙神针，并一直发展延伸到民国乃至当代。

◉ 道门流变——从符纸到桃枝

雷火神针自"雷霆欻火针法"以降，有一支独特的流变始终没有使用药艾条，并且基本上都保有和最初的《法海遗珠》非常接近的咒语。因其具备道教特色以及相关医家多少具备道教背景，我们称之为"道法系"。

《古今医统大全》中所载"雷火针"，与《法海遗珠》本源最为接近：

> 五月五日东引桃枝削去皮尖，两头如鸡子样，长寸用尖。针时，以针向灯上点着，随后念咒三遍，用纸三层或五层贴在患处，以针按纸上。患深者再燃立愈。

> 咒曰：天火地火，三昧真火，针天天开，针地地裂。针鬼鬼灭，针人人得长生。百病消除，万病消灭。吾奉太上老君急急如律令。（《古今医统大全》卷之五十八"腰痛门"）

《法海遗珠》一百多年后的明代中期,《古今医统大全》中所载"雷火针"的差别, 首先在于灸具的变化。用桃树枝取代符纸, 没有使用掺药艾条卷。桃枝在民间有辟邪的功能, 而五月五日的东引桃枝历来是辟邪佳品。单从实用来说, 用桃树枝有以下好处:①省去了画符施术的麻烦, 制作相也较艾条卷简单方便, 利于推广和流传;②桃树枝燃烧比纸张缓慢得多, 可以延长刺激时间;③桃枝硬度、弹性优于纸捻, 除了温热刺激, 还能额外提供类似按揉穴位的机械刺激, 有助于提高舒适度和疗效。

其次, 保留了咒语。《古今医统大全》中的咒语和《法海遗珠》的咒语有很高的相似度:

天火地火雷火 三昧真火 不针神人 针天天开 针地地裂 针病则万病消除吾奉上帝律令。(《法海遗珠》)

天火地火, 三昧真火, 针天天开, 针地地裂。针鬼鬼灭, 针人人得长生。百病消除, 万病消灭。吾奉太上老君急急如律令。(《古今医统大全》)

从咒的结构和用词来看, 应该是"雷霆欻火针法"的正统后裔。对于咒的不同之处, 可能是传习中产生一定的词句演变、讹误、脱落等。此外, 也有其他道教流派传承、转录的可能, 从而造成咒语的变化。

《本草纲目》(1590年)也收录了用"桃枝"的雷火针法:

神针火者, 五月五日取东引桃枝, 削为木针, 如鸡子大, 长五、六寸, 干之。用时以绵纸三、五层衬于患处, 将针蘸麻油点着, 吹灭, 乘热针之。(《本草纲目》卷六"神针火")

从选材、制作到应用, 都与《古今医统大全》的描述基本一致。只是增加了一些制作细节, 比如"干之""绵纸"。此外, 没有咒语, 操作方法里特别写到"吹灭, 乘热针之"。综合以上三点, 此法看似与雷火针极为相似, 实则并不相同。可能是雷火针在流传时, 咒、燃着状态下施灸等元素被淘汰, 只留下了最易被接受和推广的部分;也可能是李时珍主观舍弃了这些, 择而录之。

值得注意的是，李时珍用"神针火"之名而非雷火针，可能重点在火不在针。"凡在筋骨隐痛者，针之，火气直达病所"的记载，也强调起效的关键在于"火气"。另外，"乘热针之"，直接以"针"字称之，与之前"灸""按"等不同，提示李时珍对该法的理解，强调操作方法形似针刺而不是它本身的宗教意义，也可能在当时原本的宗教意义已经失传。

但是，《本草纲目》记载的方法虽与《古今医统大全》有所不同，但文献相似程度依然很高，二者的渊源可能颇深。

用"桃枝"的雷火神针，最后出现在的《景岳全书》（1640 年）：

治风寒湿毒之气留滞经络，而为痛为肿不能散者。

五月五日取东引桃枝，去皮，两头削如鸡子尖样，长一、二寸许。针时以针向灯上点着，随用纸三、五层，或布亦可，贴盖患处，将热针按于纸上，随即念咒三遍，病深者再燃再刺之，立愈。咒曰：天火地火，三昧真火，针天天开，针地地裂，针鬼鬼灭，针人人得长生，百病消除，万病消灭。吾奉太上老君急急如律令。（《景岳全书》卷五十一）

原文记述与《古今医统大全》几乎一模一样，唯一的不同在于念咒的时机和所隔之物。《古今医统大全》念咒的时间在点燃后、施灸前，所隔之物，仅纸而已。《景岳全书》念咒的时间在施灸的同时，所隔之物或纸或布，但层数与《古今医统大全》所记载的完全一样。相隔八十四年的两段文字，出现微小差异不足为奇。可能是《景岳全书》对《古今医统大全》的继承和传抄。到此，这条不使用艾条的雷火神针传承路线就此终了。《景岳全书》之后，除了晚清《灸法秘传》的作者按语中有所提及，就再无出现了。

◉ 俗家选择——多样的药艾条

与道法系相对，另一支流变上承自《真传图》中的"火雷针"，始终以药艾条为灸具，且大多没有咒语等道教色彩浓厚的元素，因此称之为"俗医系"。俗医系的流变，种类花样繁多，路径错综复杂，但大体上有五种能找出各自特点的主要流变分支。

第一支：从《古今医统大全》卷之九十七"造雷火针法"开始，以"牙皂"这味药为特征。原文如下：

用猪牙皂角、威灵仙、细辛、羌活、白芷、川芎、草乌、白蒺藜、藁本、天麻、苍术、独活、良姜、官桂、雄黄、乳香、没药、麝香少许，余各等份为末，用熟艾薄铺绵纸上，少以药末掺艾上卷做条子，如筋大长五寸。遇痛针痛，奇效如神。女人隔衣，衣上用纸三层，将火针灯上烧燃，竟就纸上蒸之，良久火熄痛止，不欲发泄，只蒸一壮；欲发泄者，任蒸三壮五壮，自然药气冲入经络，如着肉灸火一同。（《古今医统大全》卷之九十七）

方中，艾、乳香、苍术、麝香、没药、羌活六味与《真传图》记载相同，并在这基础上增加了药味。尤其"猪牙皂角"一味，为这一路的特征性药物。此后见于《景岳全书》"又雷火针新方"中，药艾条配方是在《大全》的基础上有了增减化裁，特点是仍然有牙皂，而之前的《本草纲目》《针灸大成》《外科正宗》等书配方中都没有这味药物。清代，含有牙皂的配方，见于《种福堂公选良方》卷二的"三气合痹针"和"消癖神火针"方中，而没有出现在雷火针正方里。

第二支：以桃树皮末及特殊的贮藏法为特征。首次出现在《本草纲目》卷六"又有雷火神针法"条目中。原文如下：

又有雷火针法，用熟蕲艾末一两，乳香、没药、穿山甲、硫黄、雄黄、草乌头、川乌头、桃树皮末各一钱，麝香五分，为末，拌艾，以浓纸裁成条，铺药艾于内，紧卷如纸大，长三、四寸，收贮瓶内，埋地中七七日，取出。用时，与灯上点着，吹灭，隔纸十层，趁热蒸于患处，热气直入病处，其效更速。并忌冷水。（《本草纲目》卷六）

原文方药中加入了桃树皮末，其余药味似乎与第一路并无多大区别。更重要的特征在于制法上，要求做好艾卷后"收贮瓶内，埋地中七七日"。收封埋地中四十九日的做法令人印象深刻，"埋地中"有借助地气消减燥烈之意。雷火神针如此多为调和药气、减其燥烈之用。在《本草纲目》之后，依次经过《疡医大全》（1760）《种福堂公选良方》（1775）《喻选古方试验》（1838）三部著作流传，所载方药、制法仅有细微出入。如《疡医大全》埋地中"四十九日"而非"七七日"；《公选良方》增加了辰砂一味，制法上只有"上为细末，作针按穴针之"的记载，并未特别注明收入瓶中埋在地下；《喻选古方试验》的记载，和《本草纲目》完全一致。这一路传承的文本相似度高，相关性比较明确，应直接从《本草纲目》继承而来。《本草纲目》中的内容，多为后世本草书所看重，故除了医著之外，清代《本草品汇精要续集》《本草从新》多收录了此法。

第三支：以药味少为特征。包括《外科正宗》《医宗金鉴》《灸法秘传》，其方药味数、品种相同。《外科正宗》的成书（1617）晚于《针灸大成》，早于《景岳全书》，可算另立一支。

配方精炼，共"蕲艾、丁香、麝香"三味。主要治疗漫肿无头的痈疽、筋骨间疼痛。从取效方法上，《外科正宗》要求灸治七日后火疮大发以取功效，这与所有的实按灸记载都有不同，这句话成为此路的特征。清代《医宗金鉴》收录了此方稍有改动，用词有所精简，且歌诀不同。

表5　《外科正宗》和《医宗金鉴》中关于雷火神针的歌诀

《外科正宗》歌诀	《医宗金鉴》歌诀
雷火神针效罕稀，丁香蕲艾麝香随。	雷火神针攻寒湿，附骨疽痛针之宜。
风寒湿毒艰难痛，针之患上效堪推。	丁麝二香共蕲艾，燃针痛处功效齐。

在成书于 1870 年的《理瀹骈文》中，吴尚先收录此方，名称改为"内府雷火针"，称"此法最便"。1883 年《灸法秘传》收录了《医宗金鉴》的原文。

第四支：以咒语和艾卷相结合为主要特征，《针灸大成》《针灸逢源》与《灸法秘传》均有记载，三书中关于雷火神针内容大致相同：

治闪挫诸骨间痛，及寒湿气而畏刺者，用沉香、木香、乳香、茵陈、羌活、干姜、穿山甲各三钱，麝少许，蕲艾二两，以绵纸尺许，先铺艾茵于上，次将药末掺卷极紧，收用。按定痛处穴，点笔记，外用纸六七层隔穴，将卷艾药，名雷火针也，取太阳真火，用圆珠火镜皆可，燃红按穴上，良久取起，剪去灰，再烧再按，九次即愈。

灸一火，念咒一遍，先燃火在手，念咒曰：雷霆官将，火德星君，药走气功，方得三界六腑之神，针藏烈焰，炼成于仙都九转之门，蠲除痛患，扫荡妖氛。吾奉南斗六星，太上老君，急急如律令。咒毕，即以雷火针按穴灸之。乃孙真人所制，今用亦验。务要诚敬，毋令妇女鸡犬见，此方全真多自秘，缘人不古，若心不合道，治不易疗也。兹故表而出之。（《针灸大成》）

以上原文是唯一将咒术与艾卷结合在一起的案例，但其咒与道法系的各版本皆异，其方药与诸艾条系配方也不同。

细究其方，与最初《神农皇帝真传针灸图》的配方相比，去没药、苍术两味，其他完全一致，两书组方相似度极高，其咒则与道法系的各版本皆异。这里记载的点火方式也很奇特，强调用凸透镜的原理以"圆珠火镜"取"太阳火"，加上咒语及施灸过程中要求"灸一火，念咒一遍"，似与道门确有密切联系。

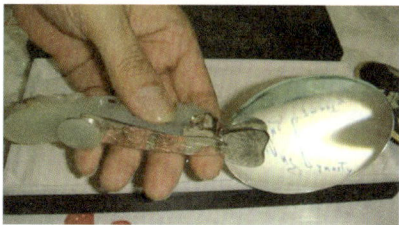

图 62：圆珠火镜

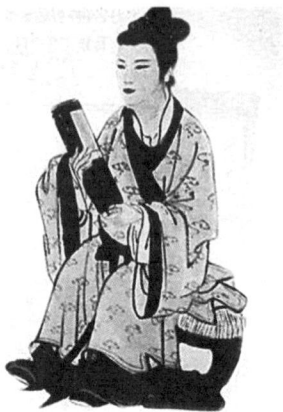

图 63：清静散人像

至于咒语不同，杨继洲《针灸大成》解释为"孙真人所制""全真多自秘"，可以推定源自全真教内，而非传习雷法的道派，那么咒语的不同也就很正常了。结合全真的背景以及艾条产生的时间，原文中的"孙真人"应该是指"北七真"中的清静散人孙不二而非孙思邈。孙不二的活动时间在南宋晚期金大定七年，王重阳住其家，以"分梨"为喻点化孙不二与马丹阳出家。金大定九年（1169），孙不二于金莲庵出家入道。

如果杨继洲的记载属实，我们便可以大胆假设一套雷火针创制以及这一路传承的全貌：北宋末年，神霄派建立，南宋初期诞生雷法"雷霆爇火针法"；不久，艾条卷产生，并被元末明初的《寿域神方》收录其中。南宋晚期，全真教建立，南北道派之间的交流融合使雷法进入全真，孙真人整合"雷霆爇火针法"与艾条卷，加入一些药物，创造出雷火针法，但一直保留在全真内部传播，一些使用或接受过治疗的人将不完整的雷火针法传出，在民间演变，出现在明中期的《神农皇帝真传针灸图》中以传后世；而真正的孙真人原版最终被杨继洲重新发掘出来并收录在《针灸大成》中。

第五支：以使用苍耳子肉为特征，包括《种福堂公选良方》与《急救广生集》：

雷火针：

苍耳子肉去油，乳香，没药各三钱，羌活，川乌，穿山甲土炒，丁香，麝香，茯苓，猪苓，黑附子，泽泻，大茴香，白芷，独活，广木香，肉桂各一钱。

上药共研细末和匀，先将蕲艾揉，用纸二层，铺于上捍薄，以药末掺上，要极密，外用乌金纸卷紧黏固，两头用线扎紧。以手捻患处，用墨点化，将针在火上烧着，用红布二三层，铺于痛处针之。（《种福堂公选良方》）

原文有"外用乌金纸卷"，乌金纸发源自浙江上虞，为金箔制造行业的必需消耗品，《天工开物》又载其"由苏、杭造成"。可见清中期在东南沿海地区，雷火神针是一种流行的治疗手段。其实细究载有雷火神针的医籍，其作者也大多来自长江中下游地区，这也侧面反映了雷火神针这种疗法的流行范围和适应人群。

《公选良方》共载雷火针两种，此为方一。《急救广生集》中所载与此非常相似。

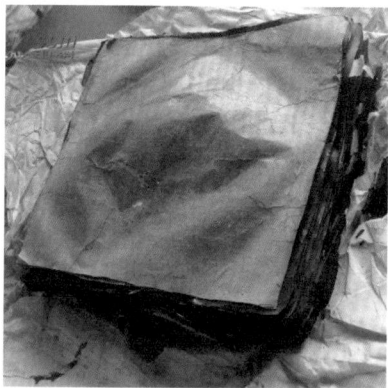

图64：乌金纸

除上述五种记载较多见的药艾条雷火神针之外，清代还有少数几个散见的品种，或有特殊功用，或有特殊的配方。在中医学三大麻风病专著之一的《疯门全书》中，提到用雷火针法来治疗麻风病的伴随症状"疯痹"。孟文瑞为缺医少药之乡村集编的《春脚集》中，则强调了治疗"腿痛"的功效。胡青崑的《跌打损伤回生集》里记述的雷火神针在配方上加了一味"闹羊花"（即羊踯躅），制法上强调用纸卷药"如爆竹样要紧""以竹筒同之"，这又不失为一种制法上的创新。

太乙神针

虽然清代雷火神针的流传未断，也有众多医家进行了各种各样的改进，但清代实按灸的主流，已然被雷火神针的一大分支——太乙神针所代替。太乙神针的灸具、操作方法带有明显继承自雷火神针的基因，但其制法配方和治疗疾病时的取穴配穴，却已经自成体系。

1708年，康熙戊子年。韩贻丰在杭州吴山道院紫霞洞天遇一无名老人传授"太乙神针"，遂在临床上广泛应用并悉心求证，积累了丰富的实践经验。在任汾州司马押解军饷途中，于崆峒山又获无名老人传《铜人穴道图》十四幅，遂于康熙五十六年（1717）撰成《太乙神针心法》一书，颇具传奇色彩。书中将太乙神针的操作方法进行了规范：

凡用针，先审是何病证、用何穴道。以黑墨涂记其穴，以红布七层放于穴上，将针头向烛火上点烧，按于红布穴道之上。俟药气温温透入，腠理渐开，直抵病奥，其一种氤氲畅美之致，难以言传。若觉太热，将针提起，冷定再针。以七纪数，少则一七、二七，多则六七、七七也。（《太乙神针心法·神针心法琐言》）

同时，韩氏一改过去雷火神针简单的"直取患处，以痛为腧"的取穴方法，而是借鉴《针灸大成》卷八"穴法"部分关于针灸治疗内科病的配穴取穴方法，配合太乙神针独特的"实按灸"来治疗23门共400多种病候。如治中风"口眼歪斜，针听会、颊车、地仓"；治感冒"喘急难卧，针中脘、期门"；治癫狂病"中恶不省，针水沟、中脘、气海、三里、大敦"等。可见，其取穴配穴与一般针灸治疗内科杂病并无二致，其实就是把针灸的针刺换成了使用太乙神针特质艾条的实按灸法。下卷收集了多则韩氏日常诊疗"针案"，直接反映出这种新疗法的良好实效。但本书并没有直接给出灸具本身的配方制法，仅在"琐言"部分有言"近有一种雷火针，误人不浅，专用杂霸之药……（太乙）神针之药，珍贵异常，妙用难测……有病者用之，其病即除；无病者用之，大补元气，绝无痛楚溃烂之事。"指出了两种药艾条的用药差异。雍正年间，其后学范毓䲧在《太乙神针》一书中，将制法公诸于世。据王雪苔《太乙神针流传考》，此应当从韩氏传来。

艾绒三两，硫黄二钱，真麝、乳香、没药、丁香、松香、桂枝、杜仲、枳壳、皂角、细辛、川芎、独活、雄黄、穿山甲，以上各一钱。

上为末，称准分两和匀。预将大纸裁定，将药铺纸上，约厚分许，层纸层药。凡三层，卷如大指粗细，杆令极坚，以桑皮纸厚糊六七层，再以鸡蛋清通刷外层，务须阴干，勿令泄气。

当代新用

现代各路学者对于雷火神针有更为深入的研究，在各个方面也有了现代的改进。如刘浩声利用铜套筒的方法解决了实按灸"轻则布易燃，重则火易灭"的缺点；马兆勤运动灸、陶崑动力灸、王民集按摩灸等将推拿手法引入实按灸过程。陶崑动力灸，是在对患处进行实按灸之后，趁余热未散，将推拿手法施加于施灸部位，使热量能够更加深透，从而提高临床疗效。赵时碧教授的赵氏雷火灸改实按为悬起灸，其实已经不属于传统雷火神针的范畴，但是其温和的特点却使得其受众较多，也可查询到较多其临床研究文献。

雷火神针在充满宗教色彩的背景下产生，明中期开始俗医系与道法系并驾齐驱。随着临床实践的需要，在发展和流传过程中，也伴随着配方的增减、灸具的革新、操作的改进、适应证的扩大等不断演进。它的优势例如对阴症的治疗效果在长期的医疗实践中得到了证实。在明末清初，道法系逐渐隐没，俗医系成为主流，开枝散叶并被延续至今，在当代又得到了创新和发展。

梳理其传承脉络，也可以看到，传统中医尤其针灸的治疗方法不可避免地包含被玄化、仪式化以及被历代研究者曲解的内容。追根溯源，理清发展演变的源流，才能探知其变化的过程以及与社会历史背景之间的互动影响，理解古人如此为之的真正动因，使今人对古代的针灸治疗手段有一个较为客观全面的认识。

（薛昊　南京中医药大学硕士研究生）

宁夏枸杞和它的亲属们

◎ 李旭冉

　　枸杞子，是一味古老的传统中药，现今人们对它也是耳熟能详。普通人也知道，枸杞子具有滋补的功效，当用眼疲劳或眼睛干涩的时候，有人就会建议用点枸杞子泡水喝吧。然而，人们也知道，现在市场上的枸杞子有各种各样的商品规格，其中听到最多的是宁夏枸杞和黑枸杞。宁夏枸杞曾经作为呈奉皇上的贡品而倍受青睐，至今都被认为是枸杞正品，被载入《中华人民共和国药典》。而黑枸杞近年来被宣传得十分厉害，在百姓中较为盛行，甚至有人认为黑枸杞才是"枸杞之王"。有时候人们还会发现，所买到的枸杞子根本不是宁夏枸杞，而是其他品种的枸杞子。这到底是怎么回事呢？他们的疗效一样吗？除了宁夏枸杞还有哪些枸杞？宁夏枸杞和其他枸杞又有什么区别和关系？枸杞除了果实可以食用，还有什么药用部位？本文将带您走进宁夏枸杞及其亲属们的世界。

本草中的枸杞

　　枸杞子是众多传统本草药物中的一员，具有悠久的药用历史。枸杞最早记载于《神农本草经》，被列为上品，书中曰："枸杞味苦寒，主五内邪气，热中、消渴，久服坚筋骨，轻身不老。"然而并没有植物产地及形态的描述。汉代的《名医别录》记载："枸杞，生常山（为现今河北曲阳的恒山）平泽及诸丘陵阪岸。"表明枸杞在汉代的河北省有生长，同时在文中提到枸杞冬天采收根，春夏采叶，秋天采收茎实。晋代葛洪在《抱朴子·内篇》称枸杞为西王母杖、仙人杖，这是因为枸杞的茎坚硬，可作拄杖，故而得名。枸杞根、叶、实功效众多，有益精补气、壮筋骨、轻身不老之功，雅称西王母杖、仙人杖也十分贴切。

　　唐代的孙思邈在《千金翼方》中记载："甘州（现今的甘肃省）者为真，叶厚大者是。大体出河西诸郡（在唐代多指黄河以西的甘肃、青海两省地区）。其次江池间圩埂上者。"表明枸杞在甘肃、青海有分布。唐朝著名诗人刘禹锡曾赞誉枸杞"枝繁本是仙人杖，根老能成瑞犬形。上品功能甘露味，还知一勺可延龄。"说明枸杞有延年益寿的药用功效。北宋沈括的《梦溪笔谈》记载："枸杞，陕西（河南省陕县西部）极边生者，高丈余，大可柱，叶长数寸，无刺，根皮如厚朴，甘美异于他处者。"表明枸杞在河南也有生长。明代《本草纲目》明确将宁夏枸杞列为上品，谓"全国入药杞子，皆宁产也"，并总结道："古者枸杞、地骨皮取常山者为上，其他丘陵阪岸者可用，后世惟取陕西者良，而又以甘州者为绝品。"宁夏中宁地区栽培枸杞至少有五百年的历史，明弘治年间将之列为"贡果"。编纂于清乾隆时的《中卫县志》称："宁安一带（今宁夏中宁县）家种杞园，各省入药甘枸杞皆宁产也。"时人曾赋诗赞曰："六月杞园树树红，宁安药果擅寰中。千钱一斗矜时价，决胜腴田岁早丰。"由此可见，从明代以后，大家已经普遍认为宁夏枸杞品质较优。

以上考证可以看出，古代枸杞的产地从河北到甘肃，再至河南、宁夏，枸杞的生长地带大体分布在今西北、华北等地区，宁夏所产枸杞历史悠久，产量大，种植技术成熟，品质较优异。而如今枸杞分布向西扩大至新疆，向东北扩大至黑龙江，向西南扩大至西藏，资源愈加丰富。

分类学上的枸杞家属

现代的分类系统把植物归纳在"界门纲目科属种"的生物分类体系里，枸杞也不例外。在介绍枸杞属种之前，让我们先知道什么是植物的种、亚种、变种以及品种的概念。

种（Species）：是生物分类的基本单位。种是具有一定的自然分布区和一定的形态特征和生理特性的生物类群。在同一种中的各个个体具有相同的遗传性状，彼此交配（传粉受精）可以产生能育的后代。生殖隔离是物种确定的标准之一。比方说，狮虎兽是老虎和狮子的后代，但是狮虎兽是不可以繁育后代的。又比如马和驴子的后代是骡子，但是我们从来没听说过两只骡子又生出来一只小骡子。因为老虎和狮子，马和驴子，不一样的两个物种之间具有生殖隔离。

亚种（Subspecies）：一般认为是一个种内的类群，在形态上多少有变异，并具有地理分布上、生态上或季节上的隔离，这样的类群即为亚种。属于同种内的两个亚种，不分布在同一地理分布区内。同种生物不同亚种之间可以交配繁殖可育后代。亚种之间虽然可以繁殖并且有可育后代，但是他们因为地理上和时间上的原因，一般情况下也碰不到面。例如华南虎和东北虎，自然情况下碰不到面，但是人为把它们关在一起，也是有可能繁殖出后代的。几千几万年之后，由于基因长时间不交流，也可能会产生生殖隔离，从而形成不同的种。

变种（varieties）：与亲代（上一代）不同，产生差异性变异，称为变种。举个通俗的例子：在电影《X战警》中，由于基因突变或者其他原因，虽然父母是普通人，但是孩子可以是变种人，变种人和普通人之间也可以正常生育后代，这个变种人相对于普通人，就是变种。在植物学里，变种是非常常见的概念。

品种（breed）：指一个种内具有共同来源，具有一致性状的一群家养动物或栽培植物，其遗传性稳定，且有较高的经济价值，如植物品种。比如我们最常见的青菜，就有小白菜、苏州青、上海青，矮脚黄等品种。犬，有哈士奇，贵宾犬，腊肠等品种。品种是特指人工培育的一类植物和动物，野生一般不提品种这个概念。

⊙ 枸杞属的简介

在我国，枸杞属的植物有7种，3变种。与我们关系比较密切的，也是本文重点介绍的，分别是中华枸杞、宁夏枸杞和黑果枸杞。《中华人民共和国药典》规定的枸杞子来源，只有宁夏枸杞一种。而宁夏枸杞和中华枸杞的根皮，都可以作为地骨皮（枸杞的根皮）的来源。最近非常火的黑枸杞，是和枸杞子来源于同一个属的黑果枸杞。

中国枸杞属植物

1. 中华枸杞 *Lycium chinense* Mill.

　　变种：北方枸杞 *L. chinese* Mill. var. potaninii (Pojark.) A. M. Lu

2. 宁夏枸杞 *Lycium barbarum* L.

　　变种：黄果枸杞 *L. barbarum* L. var. auranticarpum K. F. Ching

3. 新疆枸杞 *L. dasystemum* Pojark.

　　变种：红枝枸杞 *L. dasystemum* Pojark. var. rubricaulium A. M. Lu

4. 黑果枸杞 *L. ruthenicum* Murr.

5. 截萼枸杞 *L. truncatum* Y. C. Wang

6. 柱筒枸杞 *L. cylindricum* Kuang et A. M. Lu

7. 云南枸杞 *L. yunnanense* Kuang et A. M. Lu

⊙ 三种枸杞的资源分布

中华枸杞 *Lycium chinense* Mill. 主要分布于我国东北、河北、山西、陕西、甘肃的南部及西南、华中、华南和华东各省区。常生于干旱的山坡、荒地、丘陵地、盐碱地、路旁及村边宅旁。该种的变种——北方枸杞（*Lycium chinese* Mill.var.potaninii（Pojark.）A.M.Lu）分布于我国河北、山西、陕西北部、甘肃西部、青海东部、内蒙古、宁夏和新疆等省、自治区。多长在山地阳坡和沟谷地。

宁夏枸杞 *Lycium barbarum* L. 的野生自然分布主要集中在青海至山西黄河段两岸的黄土高原及山麓，青海的柴达木盆地以及甘肃的河西走廊。常生于海拔 2000~3000 米的山坡、河岸、盐碱地、沙荒和干旱地区。河北、内蒙古、陕西、山西等省的北部及甘肃、宁夏、青海、新疆等省区有栽培。该种的变种——黄果枸杞（*Lycium*

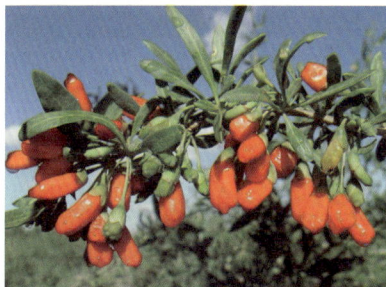
图 65：青海枸杞

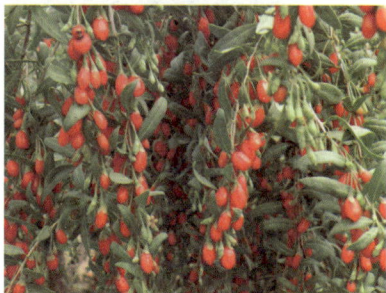
图 66：宁夏枸杞

barbarum L.var.auranticarpum K.F.Ching）
仅分布于宁夏银川地区，多长在田边和宅旁。

黑果枸杞 *Lycium ruthenicum* Murr. 主要分布在我国西北干旱地区，在青海、新疆、西藏、甘肃、宁夏、陕西、内蒙古等省区均有分布，尤其以柴达木盆地和塔里木盆地分布最广，资源量最大，多有集中分布，开发利用条件较好，以野生为主。常野生于盐碱土荒地、沙地或路旁，亦可以作为水土保持的灌木。

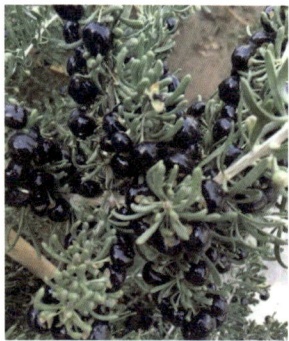

图 67：黑果枸杞

⊙ 三种枸杞的形态鉴别

在植物分类学种，最主要的鉴别点是花、果实、种子这类生殖器官。营养器官根、茎、叶反而不是很重要，因为在不同的自然环境下，植物的根、茎、叶的变化会非常大，而花、果实、种子的变化会相对稳定一些。

宁夏枸杞和中华枸杞亲缘关系较近，形态相似。它们最大的区别在于花冠，宁夏枸杞花在长枝上 1~2 朵生于叶腋，在短枝上 2~6 朵同叶簇生；花梗长 1~2 cm，向顶端渐增粗。花萼钟状，长 4~5mm，通常2中裂，裂片有小尖头或顶端又 2~3 齿裂；

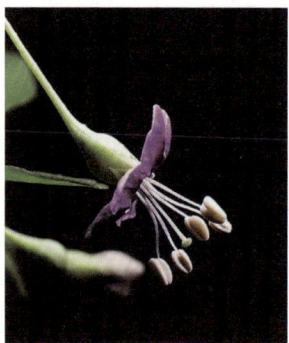

图 68：宁夏枸杞萼筒

花冠漏斗状，紫堇色，筒部自下部向上渐扩大，明显长于檐部裂片，裂片长5～6mm，卵形，顶端圆钝，基部有耳，边缘无缘毛，花开放时平展；雄蕊的花丝基部稍上处及花冠筒内壁生一圈密绒毛；花柱象雄蕊一样由于花冠裂片平展而稍伸出花冠。

中华枸杞花在长枝上单生或双生于叶腋，在短枝上则同叶簇生；花梗长1～2cm，向顶端渐增粗。花萼长3～4mm，通常3中裂或4～5齿裂，裂片多少有缘毛；花冠漏斗状，淡紫色，筒部向上骤然扩大，稍短于或近等于檐部裂片，5深裂，裂片卵形，顶端圆钝，平展或稍向外反曲，边缘有缘毛，基部耳显著；雄蕊较花冠稍短，或因花冠裂片外展而伸出花冠，花丝在近基部处密生一圈绒毛并交织成椭圆状的毛丛，与毛丛等高处的花冠筒内壁亦密生一环绒毛；花柱稍伸出雄蕊，上端弓弯，柱头绿色。

黑果枸杞和以上两种枸杞亲缘关系稍微远一些，形态也不一样。为多棘刺落叶灌木，高度20～150cm。多分枝，枝条坚硬，常呈之字形弯曲，白色，枝上和顶端具棘刺。叶2～6片簇生于短枝上，肉质，无柄，条形、条状披针形或圆棒状，长5～30mm，先端钝圆。花1～2朵生于棘刺基部两侧的短枝上，花梗细，长5～10mm；花萼狭

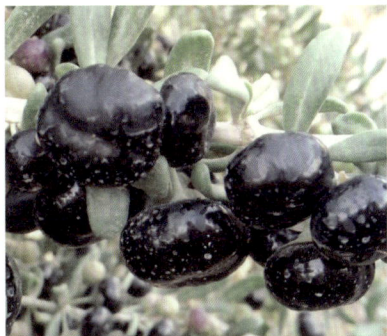

图69：黑果枸杞的果实

钟状，长 3 ~ 4mm，2 ~ 4 裂；花冠漏斗状，筒部常较檐部裂片长 2 ~ 3 倍，浅紫色，长 1cm，雄蕊不等长。浆果球形，顶端稍有凹陷，成熟后紫黑色，直径 4 ~ 9mm；种子肾形，褐色。

表6　宁夏枸杞、中华枸杞和黑果枸杞的原植物特征区别

区别点	宁夏枸杞	中华枸杞	黑果枸杞
植物	灌木或栽培者呈小乔木状	多为分枝灌木	多枝小灌木
茎	直立，栽培者树径可达 10~20cm	弯曲或扶直	斜生或匍匐生长
叶	披针形、长椭圆状披针形	卵形、长椭圆形、卵状披针形	条形或条状披针形，肥厚肉质
花萼	长 4~5mm，2 中裂或每个裂片顶端有 2~3 小齿	长 3~4mm，通常 3 中裂或 4~5 齿裂	长 3~4mm，2~4 裂
花冠	花冠筒明显长于檐部裂片，边缘无缘毛	花冠筒短于或近等于檐部裂片，边缘有缘毛	花冠漏斗状，筒部常较檐部裂片长 2~3 倍，边缘有稀疏缘毛
果实	红色，卵形	红色，卵形	黑紫色，球形
种子	棕黄色，长约 2mm	棕黄色，长 2.5~3mm	褐色，长 1.5~2mm
分布区	草原荒漠区	森林区	盐碱土荒地

不一样的宁夏枸杞子

我们平时食用的上品枸杞子，大多指的是《中华人民共和国药典》规定的植物来源为宁夏枸杞 *Lycium barbarum* L. 的果实。但宁夏枸杞在 500 多年的栽培历史中，不仅植物的形态发生着改变，衍生出不同的品种，而且由于产地的不同，其果实的品质也常常有区别。

⊙ 不同果形与品种

根据树形、枝形、叶形、果形以及枝、叶、果的颜色等，宁夏枸杞形成了 3 个枝型（硬条型，软条型，半软条型）、3 个果类（长果类，短果类，圆果类）和 12 个栽培品种。

表 7　不同枝型、果型的枸杞品种

枝型	果型	品种名称
硬条	长果	白条枸杞
		卷叶枸杞
	短果	棒槌果枸杞
软条	长果	尖头黄叶枸杞
		圆头黄叶枸杞
	短果	尖头圆果枸杞
半软条	长果	麻叶枸杞
		大麻叶枸杞
		针头果枸杞
	短果	黄果枸杞
		小黄果枸杞
	圆果	圆果枸杞

其中大麻叶枸杞是从宁夏中宁县枸杞原产地种植的枸杞中，通过群体优选，筛选出优质、高产、适应性强的枸杞品种，在新疆、甘肃、青海、内蒙古、河北等省（自治区）推广种植。人们为了更高的产量，更高效的栽培采收效率，将麻叶系列枸杞进行杂交，通过自然单株选优培育而成的一个优良品种——宁杞 1 号，1977 年通过宁夏科技成果鉴定，1992 年获得宁夏科技进步一等奖，在宁夏、内蒙古、新疆、青海等地广为引种。宁杞 1 号也是目前种植面积最大的、最常见的宁夏枸杞品种。

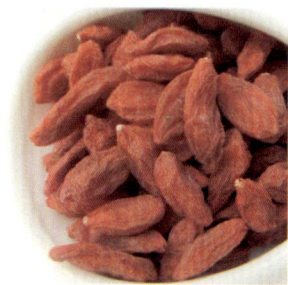

图 70：宁夏枸杞

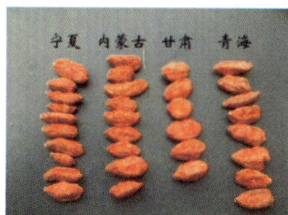

图 71：各地枸杞比较

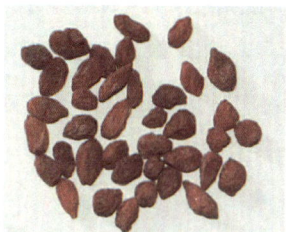

图 72：新疆枸杞

◉ 不同产地与品质

除品种外，对枸杞子品质的影响还有产地，市场上的枸杞，来自宁夏、青海、甘肃、新疆的居多。

宁夏的枸杞子一般是细长的纺锤形，一端有白色的点，粒比较规整，颗粒较小，基本没有烂粒或者畸形粒。比较饱满，干后的成品上面的皱纹，一般都是有方向性的排列。远远一看，颜色比较红亮，味甘甜，回苦；泡水易上浮。

青海的枸杞一般比宁夏的枸杞大，宽长圆形、一般存在一定烂粒，可能是因为颗粒大难以快速晾干。青海的枸杞由于颗粒大，果肉厚，在干燥过程中表皮会形成各种方向的纹路，整个果实略成长扁圆状，不够饱满。表面色暗淡，略显灰黑感，红的不够透亮。味甜，泡水易下沉。

甘肃的枸杞和青海的类似，颜色和青海的枸杞相近，宽度类似，但是长度不及青海的枸杞，不够饱满，整体呈现扁圆的形状。泡水易下沉。

新疆的枸杞，形状比甘肃的枸杞更圆，含糖量最高，比较容易走油，发黏。吃起来最甜，泡水一定是下沉的。

传统来说，宁夏产的枸杞子为"道地

药材"，品质最优。但是"道地药材"品质的形成，除了与种植的地域、气候有关外，与栽培技术、加工方式、产量大小也密切相关。未来，随着青海、甘肃、新疆的枸杞种植技术的提高、种植面积的增加，如果品质与宁夏的枸杞一样优秀，那么枸杞子的"道地产区"的范围完全可以合理扩大，以缓解目前宁夏产枸杞子供不应求的状况。

◎ 被美容过的枸杞子

由于宁夏枸杞子十分讲究产地与外观，因此不法药商经常在它的形态上做手脚，以求卖个好价格。人们在实际挑选枸杞子时，要警惕经过硫熏、染色和白矾泡过的枸杞子。

陈年的枸杞颜色变深，不良商家会用硫熏的方式来给枸杞子"美容"，这样的枸杞子，外表颜色很鲜艳，但果肉并不紧实，表面也黯淡无光。抓起一把，在手里捂一会儿，再闻就会有刺鼻的酸味，这样的枸杞子千万不能食用，会对身体有害。

染色的枸杞，一般果实顶端白色的蒂会被染色，颜色非常均一。如果在选购时，接触到枸杞子的手有沾上红色的情况，就要怀疑它是不是染色枸杞了。枸杞子以大

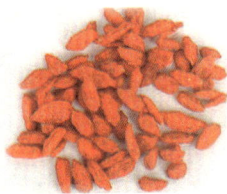

图 73：硫熏枸杞

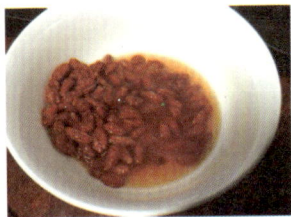

图 74：染色枸杞

为优，不良商家发现白矾泡过的枸杞会变大，而且也会增重，就会用这种方式来处理枸杞子，但是白矾泡过的一般表面有亮亮的晶体，而且尝起来味道有些苦涩，在实际选购中也要警惕这样的情况。好的枸杞子的特点是：颗粒大，颜色鲜红，颗粒饱满，果肉厚，气味香甜，手感柔润，并且表面无破损。

附：黑枸杞

黑枸杞来源于黑果枸杞的干燥果实。黑果枸杞果实紫黑色，球状，有时顶端稍凹陷，直径 4 ~ 9mm。种子肾形，褐色，长 1.5mm，宽 2mm。以颜色深且均匀，果柄杂质少者为优。黑果枸杞资源相对宁夏枸杞较少。

近年来对黑枸杞的炒作十分厉害，价格也较宁夏枸杞昂贵许多，而其药效是不是优于宁夏枸杞？是否物有所值？有待进一步研究。

目前市场上黑枸杞也有伪品存在，主要有两个来源，一种是蒺藜科白刺属植物的果实，一种是我们熟知的蓝莓。鉴别要点在于：黑果枸杞一般带果柄，而白刺果和蓝莓没有果柄；黑果枸杞有数粒白色种子，而白刺果里面只有 1 枚较大的果核，蓝莓的种子极小；黑果枸杞含糖量少，没有明显甜味，干燥的黑果枸杞手一捏就成了粉末，而白刺果和蓝莓含糖量高，味酸甜，干燥后也有明显的厚果肉。

枸杞子的药用与用法

◉ 药用

关于枸杞子的药性与效用，历代本草均有详细记载。如南北朝陶弘景《本草经集注》曰："枸杞子补益精气，强盛阴道。"唐代《药性论》记载："枸杞子能补益精诸不足，易颜色，变白，明目，安神，令人长寿。"《食疗本草》云：

"枸杞子坚筋，耐老，除风，补益筋骨，能益人，去虚劳。"现代《中华本草》记载：枸杞子"味甘，性平。归肝、肾、肺经。养肝，滋肾，润肺。主治肝肾亏虚，头晕目眩，目视不清，腰膝酸软，阳痿遗精，虚劳咳嗽，消渴引饮。"

现代研究发现，宁夏枸杞果实主要含枸杞多糖，又含甜菜碱（betaine）、阿托品、天仙子胺；另含玉蜀黍黄素（zeaxanthin）、酸浆红素（physalein）、隐黄质（cryptoxanthin）、东莨菪素（scopoletin）、胡萝卜素、核黄素、烟酸、维生素 B_1、B_2 及维生素 C。种子含氨基酸：天冬氨酸、脯氨酸、丙氨酸、亮氨酸等。

药理研究证实，宁夏枸杞具有免疫调节、延缓衰老、抗肿瘤、降血脂、保肝、降血糖等作用。

◉ 用法

枸杞子药用通常入配方，煎汤内服，每次 5~15g；或制成丸、散、膏、酒剂服。日常保健食用，通常单味泡服、煎煮、泡酒、煮粥或嚼食。

表 8　枸杞子用法

方法	用法与用量
泡服法	把枸杞子放入杯中，用开水冲泡后代茶饮。一般成人一天用量 10 ~ 15 克
煎煮法	将枸杞子放入罐内，加水煎煮，一般煎煮三四次，把所有煎液混合，分次口服
泡酒法	将枸杞子放入白酒瓶中密封浸泡，三天后，白酒变成红色时即可饮服，也可适量加入冰糖或蜂蜜调味
煮粥法	将枸杞子 10 ~ 30 克水煎后与大米煮粥服食，或待粥熟后调入枸杞子，再煮一二沸服食，每日 1 次
嚼食法	每日睡前嚼食枸杞子 10 ~ 30 克

注意事项

枸杞子性虽平，但有一定的助阳作用，一些体质偏阴虚火旺之人，食用过量能造成上火，需要慎用。同样感冒发烧、身体有炎症、腹泻的人也最好别吃。明代《本草经疏》曰："若病脾胃薄弱，时时泄泻者勿入。"

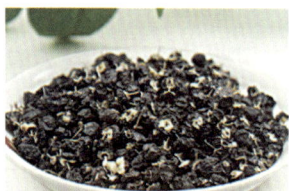

图75：黑果枸杞干

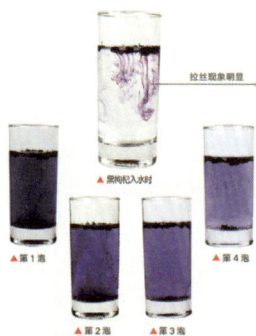

图76：每次取30粒左右的黑枸杞泡水，随冲泡次数增多颜色逐渐变淡（与冲泡时间长短有关），最后将变白的黑枸杞一起吃掉

黑果枸杞，藏药称为"旁玛"，其味甘、性平、清心热，藏医用于治疗心热病、心脏病、月经不调、停经等病症。《维吾尔药志》记载用黑果枸杞果实及根皮治疗尿道结石、月经不调、癣疥、齿龈出血等病症。现代研究发现，黑果枸杞含有多糖、黄酮、微量元素、维生素及8种人体所必需的氨基酸。黑果枸杞多糖有抗疲劳、降血糖的作用；黄酮有抗氧化、降血脂活性；至于微量元素、氨基酸及维生素这些成分，并非黑果枸杞独有，从其他的食物中也能获取到。

黑果枸杞最有趣的成分是里面的色素。黑果枸杞里的色素有原花青素、花色苷及总多酚。这些色素成分有很强的抗氧化、降血脂、抗疲劳及增强免疫力的作用。色素结构很不稳定，会受到水温、水中的矿物质含量以及酸碱度的影响而呈现蓝色或紫色。一般来说，色素在沸水下会分解至无色。纯净水中显紫色，自来水中显蓝色。黑果枸杞放入水中，色素会缓慢溶出，呈现"拉丝"的状态。泡一段时间，色素逐渐溶出后，黑果枸杞会变得灰白。

枸杞的综合利用

枸杞四时均可采撷，全株都可利用。明代李时珍《本草纲目》中记述："春采枸杞叶，名天精草；夏采花，名长生草；秋采子，名枸杞子；冬采根，名地骨皮。"

⊙ 枸杞叶

枸杞叶可做野菜食用，也可以加工成保健茶。枸杞嫩叶又称"枸杞头"，作野菜食用。

目前枸杞叶的来源，一种是中华枸杞 *Lycium chinense* Mill. 的嫩叶，一般为野生，广泛分布于我国东北、西北、西南、华中、华南各地的山坡、荒地、丘陵、盐碱地。还有一种是宁夏枸杞 *Lycium barbarum* L. 中一个专门为生产叶而培育的品种：宁杞菜1号，这个品种不开花，不结果，是一种高营养的保健蔬菜。

《神农本草经》中记载枸杞叶药用："清上焦心、肺客热，止消渴。"现代研究表明，枸杞叶具有抗氧化、抗疲劳、降血糖、降血脂、抗疲劳等功效。《食疗本草》中记载："叶及子：并坚筋能老，除风，补益筋骨，能益人，去虚劳。"

每当春暖花开时，轻轻用手指折断嫩的枸杞头，就能沁出汁水来。此时的枸杞头，可凉拌，可清炒，亦可烹饪枸杞叶猪肝汤，具有补肝明目的功效。

民间用于治疗风热目赤、双目流泪、视力减退、夜盲、营养不良等病症。

⊙ 枸杞根

枸杞根，药名地骨皮。和枸杞叶一样，来源于中华枸杞和宁夏枸杞。

《名医别录》云："（枸杞）根大寒，主治风湿，下胸胁气，客热头痛，补内伤，大劳，嘘吸，坚筋骨，强阴，利大小肠。久服耐寒暑。"地骨皮之名首见于唐代《外台秘要》的山瘴疟方。《证类本草》云："地骨，去骨热消渴。"《食疗本草》曰："治金疮。"《本草别说》载："治满口齿有血。"

现代研究表明，地骨皮具有降血糖、解热镇痛、降压、抗菌抗病毒以及免疫调节的作用。

地骨皮也可以用作食疗，具有清肺凉血，生津止渴的作用，适用于糖尿病、多饮、身体消瘦者。

原料：地骨皮 30 克、桑白皮 15 克、麦冬 10 克、面粉适量。

做法：取地骨皮、桑白皮、麦冬放入砂锅浸泡 20 分钟，煎 20 分钟去渣取汁，面粉调成糊共煮为稀粥。

用法：随意饮用或佐食。

除食用和药用之外，宁夏枸杞具有抗风固沙，改善盐碱地、治理荒漠的作用，同时，宁夏枸杞也是很好的蜜源植物，可带动当地养蜂业的发展。

黑果枸杞生态适应幅度宽，能耐干旱、贫瘠和盐碱土壤，通过人工繁育可成为改善盐碱、治理荒漠化和防风固沙的推广灌木，起到了别的灌木无法取代的作用，其生态价值极大。黑果枸杞的枝叶可供山羊、绵羊骆驼等食用，是干旱地区的良等饲草，最适于作骆驼的放牧地。

（李旭冉　南京中医药大学）

敦煌医药文献及其研究

◉ 沈澍农

中医学有着悠久的历史。但是，现在我们能够看到的中医文献基本上都是宋代以后传下的，经历了宋代以后医家有意无意地修改。所以，一定程度上说，不能反映完全真实的历史，不免有一些失真、失传的东西。对于我们了解中医的历史发展状况来说，最好的文献资料应该是历史的文献资料。一百多年前从敦煌藏经洞出土的医药卷子以及近几十年在全国多地出土的医药简帛，就是十分珍贵的文献资料。前者主要反映了隋唐前后的医药发展，后者主要反映了秦汉时期的医药发展，都具有极为重要的历史价值。

本文主要介绍敦煌医药文献的基本情况和研究状况。

认识敦煌

◉ 敦煌吐鲁番地理条件

敦煌，是位于我国西部的历史古城。在我国今甘肃省西部，位于甘肃、青海、新疆三省（区）的交汇点。敦煌南枕祁连山，西接塔克拉玛干大沙漠，北靠北塞山，东峙三危山。干燥少雨，年平均气温9.3℃，属暖温带干旱性气候。

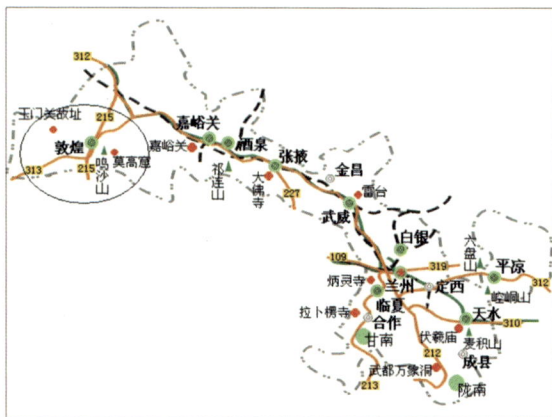

图77：甘肃省地图

敦煌在著名的古代丝绸之路上。

古代丝绸之路，起点是中国的长安（今西安）。长安是汉朝和唐朝的国都，当时各地丝绸及其他商品集中在长安以后，再由各国商人把一捆捆的生丝和一匹匹绸缎用油漆麻布和皮革装裹，然后浩浩荡荡地组成商队，运往西域。丝绸之路的东段终于敦煌，因此，敦煌几乎是丝绸之路的必经之地。

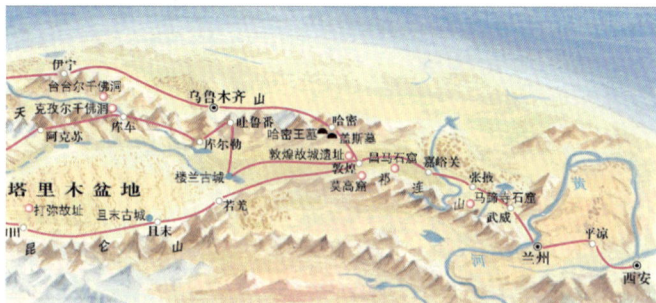

图78：丝绸之路与古敦煌吐鲁番地域图

在丝绸等商品交易的同时，丝绸之路也成了重要的文化交流之路。因此，在丝绸之路各经由点上就很自然地贮藏着大量历史文物。又由于西部地区的气候干旱，很多历史文物都因此得以较好保存，其中敦煌藏经洞的文献更因为数量大、种类多而享誉世界。敦煌中医药文献就是随同这些众多文物一起存留下来的。

◉ 敦煌文献的问世

敦煌市东南方约 20 千米，有一处石窟群，被称为莫高窟或千佛洞。莫高窟所在的断崖由砾石构成，自公元 366 年开始，在其后的一千年中，古代的能工巧匠们在这里开窟造像，形成南北长 1680 米的石窟群，现存历代营建的洞窟共 735 个，分布在高 15 至 30 米的断崖上，石窟中有大量的塑像和壁画。清光绪二十六年 5 月 26 日即公元 1900 年 6 月 22 日，当时管理莫高窟的道士王圆禄在清理 151 号窟（敦煌研究院新编号为 16 窟）中的流沙时，偶然发现洞的甬道北壁有一个被封闭隐藏着的侧窟，这个侧窟就是后来闻名世界的"藏经洞"（敦煌研究院新编号为 17 窟）。这个洞并不大，覆斗顶，有 2 米多见方、高 2 米，但

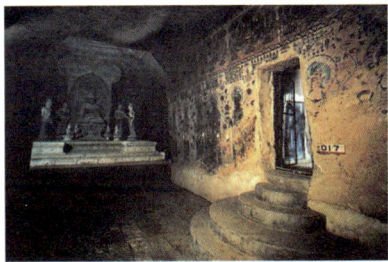

图 79：敦煌莫高窟第十七窟藏经洞

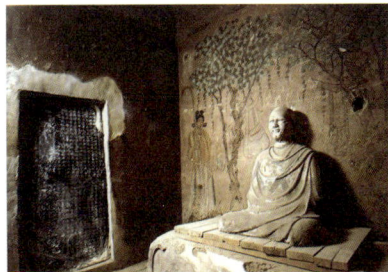

图 80：藏经洞内景

洞中堆满了总数超过 5 万件的古代文献以及一部分文物。这个洞窟封藏的原因和时间尚有争议。大致上应该是在宋元佑八年（1093）封藏，而所藏文物又以唐五代抄成者为多。

藏经洞文献问世后，王道士曾拿出部分经卷和佛画赠给地方官员（包括敦煌县令乃至甘肃省学政），但未能引起有关方面的注意。而那个时代正是西方探险者热衷于中亚探险的时候，敦煌文献很快吸引了这些探险者的注意。最早是在 1907 年[①]，英藉匈牙利人斯坦因（Mare Aurel Stein，1862–1943）首先来到藏经洞，采用各种手段，利用王道士的无知，只用少量马蹄银就购得二十四箱敦煌写本和五箱其他敦煌珍宝，并在 7 年之后再次购得 570 余件（一说 600 多件）写本。其次是法国人伯希和（Paul Pelliot，1878–1945），伯希和于 1908 年初到敦煌，以其精通汉学汉语之长处，得到王道士许可入洞挑选文物（斯坦因是由王道士提供购买物而非自己入洞挑选的），最终以五百两银子换得大批品质最佳的珍宝。1910 年，由于敦煌卷大量外流的消息传出，清王朝做出决定，把剩余的敦煌文献全部运往北京保存，但在运送途中，沿途各方面的侵占和毁坏造成了另一次浩劫；而王道士也在此前预先私存了一部分敦煌文献，此外当地民间也有不少散失的敦煌文献。日本大谷光瑞（1876–1948）、橘瑞超（1890–1968）曾数次到中国西域探险，1911 年他们来到敦煌，由于当时藏经洞已成空窟，他们只是从王道士处购得不多的敦煌写本。俄国方面，继奥勃鲁切夫之后，1914 年，俄国人奥登堡（S.F.Oldenburg，1863–1934）带领一个较大规模的考察团到敦煌，对莫高窟进行了全面的摄影、测绘、发掘，他们所得敦煌文献虽然较为零散，但总数达到一万多件，这些文献的具体来源较为杂乱，主要是洞窟残余，也有王道士私藏、民间散存等。

---

① 有人说，1905 年，就有俄国人勃奥鲁切夫率领的探险队首先到敦煌盗走第一批，但这个说法没有足够根据。1989 年冬，接触了所有列宁格勒藏敦煌文献的苏联汉学家、敦煌学家孟列夫予以了否认。

◎ 敦煌文献的流向

敦煌文献除约 8000 件被中国留藏（现主要藏于国家图书馆），其余大部流失，被收藏于世界各地数十家藏馆以及一些个人手中。而其中重要的收藏者为：

（1）法国人伯希和所获敦煌藏品六千多件，现存法国国家图书馆。其卷号冠以"P"。

（2）英籍匈牙利人斯坦因所获敦煌、黑城、楼兰、麻札塔格、吐峪沟藏品一万三千多件，现存英国大英图书馆。其卷号冠以"S"。

（3）俄国人奥登堡、马洛夫等所获敦煌、黑城、和阗等地藏品一万二千多件，现存俄罗斯圣彼得堡东方学研究所。根据源头和原收藏者的不同，其卷号冠以"Ф"（弗鲁格）、"ДХ"（敦煌）等。

（4）日本人大谷光瑞、橘瑞超等所获敦煌、吐鲁番、吐谷浑等地藏品数百件，现存日本龙谷大学。其卷号冠以"龙"或"MS"。另外日本杏雨书屋（其卷号冠以"羽"）、日本天理大学图书馆等馆也有一些相关藏品。

（5）德国人格伦威德尔和勒柯克（亦作"勒考克"）等所获敦煌吐鲁番藏品，现存柏林国立图书馆。其卷号冠以"Ch"。

◎ 敦煌文献的形制

敦煌文献中最多的就是卷子，即连缀若干张纸为长幅，用来抄写文章或书籍，抄成后模仿竹简书的制度，将纸张卷起来存放（那个时代常见的纸张长度约 40 厘米），就成了卷子。比较重要的卷子，往往会在最后端（里端）用一根木棒为轴心，纸幅围绕这个轴心缠绕成卷，而卷子的最前端往往也会黏附一根细木棒，以方便缠绕。缠绕成卷子时，文字内容在里面，为了便于查看，通常会在卷子最前端的朝外一面写上文书的标题。再讲究的卷子书，前端还会缀接一段更好材质的纸张，以保护卷子书。这种装帧制度盛行于隋

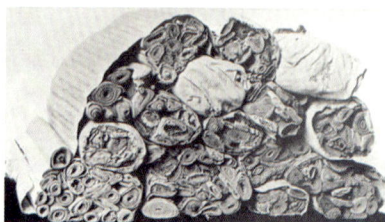

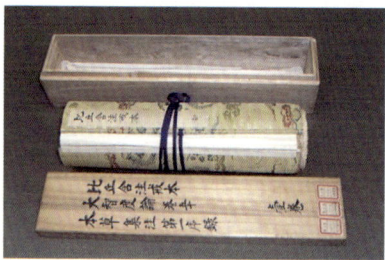

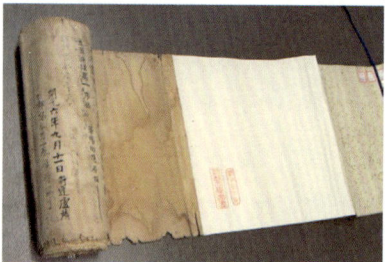

图 81：经卷（下方为 MS00530《本草经集注·序录》）

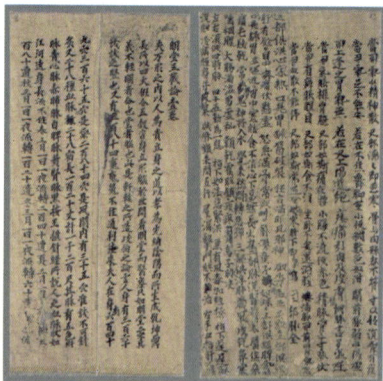

图 82：P.3655 正面和背面（经折装）

唐时期。不过在敦煌中医药文献中，粘成长卷的卷子占比例较小，多见的是只有数行至数十行文字的残片。

卷子装不便阅读。因而古人又发明了经折装。即将长卷像折扇似的反复折叠成册，亦如同若干个连缀的"M"，阅读时可以随意由前一折翻至下一折，也可跳看前后的某一折，收藏、携带也较为方便。原本这是对卷子的直接折叠，但后来在抄写时也改成按折叠面边缘部分空开而不是通篇连续书写，也因此就有了"页面"的概念。如 P.3655 外观看是 4 个中折的单页，内容为《明堂五藏论》，正面有绪论、肝与胆第一、心与小肠第二、肺与大肠第三，背面连续接书脾与胃第四、肾与膀胱第五（第一与第四原卷有内容但无标题）。书写上正面在邻近折缝处让出了一定的空白，但背面就占满了纸面。故可以推想原卷就是按经折装式制作的，只是背面续抄时想尽量利用纸张吧。经折装的出现，促成了中国书籍的装帧由卷子装向册页装演变。

经折装虽然方便，但两边的折口容易磨破而成为散页（P.3655 即如此），这就需要把散开的单页边口——黏合起来。早期这样的黏合是把版面的中心向里折合（即

有字一面叠在一起），折合边再粘合在另
一纸上作为书背，这样装帧的书籍，打开
时版面中心居中，书叶朝左、右两边展开，
有如蝴蝶展翅，故名蝴蝶装。由于版面中
心藏于书脊，上、下、左三边都是栏外余幅，
有利于保护栏内文字。蝴蝶装的书叶是单
面，打开时看过一个有字的页面后就要翻
过一个空白面，才能再翻到下一有字的页
面，阅读时有些不便。故后来又逐渐变为
包背装。包背装是把纸张无字的一面相向
折叠并黏合而成，版面中心朝外，其后演
变成长期通行的线装书格式。

　　蝴蝶装和包背装都属册页装。蝴蝶装
形成于唐末宋初时期，包背装约形成于南
宋后期，因而可以作为确定各卷抄年的参
考因素。在敦煌吐鲁番医药文献中册页装
的文献数量不多，以蝴蝶装为主。比较明
显的有 P.3930、S.5435、S.5614、羽 043
＋ P.4038 等。

　　此外还有少量单页的药笺等文献，还
有个别的刻印书籍纸页。另有不少碎片，
因过于残破，看不出原先的形制。

◉ 文献资料的复制与公布

　　在原始文献已经外流的情况下，人们

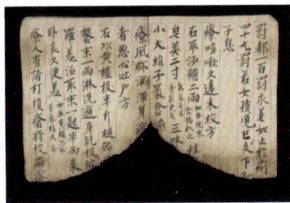

图 83：S.5614（蝴蝶装）

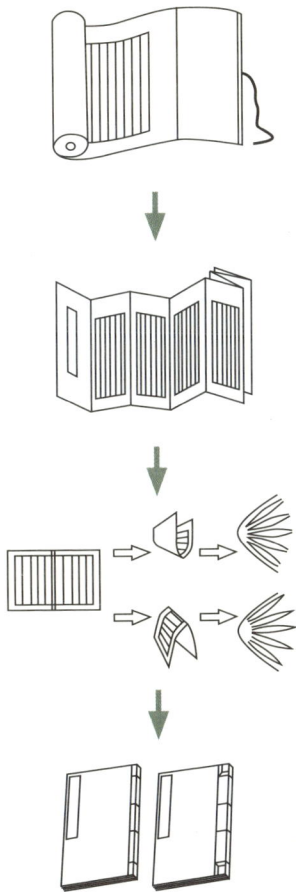

图 84：古籍装帧的基本情况：卷
子→经折→蝴蝶与包背→线装

自然退而求照片或影写图片。在敦煌中医药文献方面，罗振玉首先在其《吉石盦丛书》中影印了《开元写本本草经集注序录残卷》，使国内学者首次见到了这部珍贵文献。其后群联出版社也影印了这部龙.530《本草经集注序录》。此外还有罗福颐影写刊行了《西陲古方技书残卷汇编》，王庆菽、陈邦贤也发表了部分医药卷的图片。

但大部分敦煌吐鲁番中医药类文献资料图片早先并没有得到影印刊行。

20 世纪 50 年代，英国和中国国家图书馆都曾将所藏敦煌遗书的主体部分制成缩微胶片，到 70 年代，法国也将其收藏的敦煌遗书制成缩微胶片，虽然能够利用者极为有限，但毕竟使部分研究者可以了解和利用敦煌遗书的文献内容了。

20 世纪 80 年代，由黄永武博士主编，台湾新文丰出版公司出版了 140 巨册的《敦煌宝藏》。该书主要是利用上述胶片出版的。其中包括了第 1 ~ 55 册，为英国收藏敦煌卷子；第 56 ~ 111 册，为北京图书馆（后改国家图书馆）所藏敦煌资料；第 112 ~ 135 册，为法国所藏敦煌资料；第 136 ~ 137 册为散置日本及中国台湾等地区的精华萃要；第 138 ~ 140 册为敦煌书法辑要，属欣赏篇。

20 世纪 90 年代后，上海古籍出版社出版敦煌吐鲁番文献集成，内容包括：一、上海图书馆藏敦煌吐鲁番文献（4 册）；二、上海博物馆藏敦煌吐鲁番文献（2 册）；三、北京大学藏敦煌文献（2 册）；四、天津市艺术博物馆藏敦煌文献（7 册）；五、俄藏敦煌文献（17 册）；六、法藏敦煌西域文献（34 册）；七、俄藏敦煌艺术品（6 册）等。

2008 年，四川人民出版社出版《英藏敦煌文献》全 15 卷，该书选择内容，限定为佛经以外的汉文文献，包括各种文史资料、官私文书、寺院文书以及道教摩尼教经典等，兼及少量图书。不收的佛经指经、论、律、疏、译传、疑伪经品以及附属的题记等。

至 2012 年，由北京图书馆出版社出版的《国家图书馆藏敦煌遗书》146 册全部出齐。该图录编辑精良，图版清晰并补充了一些缩微胶片和《敦煌宝藏》遗漏的图版，并以《条记目录》著录了各卷子的多项信息。

以上这些后出的图册都比台版图册更精良，是敦煌文献资料较为全面的展现。

另外，《英国国家图书馆藏敦煌遗书》拟于"十二五"期间首次完整出版，这将意味着全世界敦煌遗书的主体部分有望完全公之于世。

在以上资料出齐之后，结合前述总目录，中医药文献当又可能有新的检获。

1994 年，国际敦煌项目（IDP）成立，由世界各收藏机构秉承改变敦煌资料分散收藏之弊端的意愿共同合作，通过高质量的数字图像将这些艺术品重新拼合在一起，通过管理、编目与研究团队的国际协调来确保藏品的保存与编目，并通过新的没有限制的网页技术使这些资料能被所有人获得。IDP 从 1997 年开始敦煌文献数字化工作，目标是将所有收集品数字化之后放到网上。1998 年 10 月 IDP 网站正式开通，用户可以在网上进入 IDP 数据库免费检索到高质量的写本及其他材料的图像、目录信息等。这样，学者和公众可以在网上获得越来越多的丝绸之路资料。

这里展示的图片质量远远高于过去用其他方式展示的效果。大部分敦煌中医药资料图片现在都可以在 IDP 获得。极大地方便了相关的研究者。

上述图录的出版，特别是 IDP 图片的公布，使我们现在可以见到的图片比先前胶片或复印件图片的质量有很大提高，因而研究工作就有了更好的基础。不过，如果做深入研究，有些文献细节的查考还是亲见原物更为可靠，只是多数学者不容易具备这样的条件。

敦煌医药文献的基本状况

中医药文献，是举世闻名的"敦煌遗书"中的重要组成部分。虽然绝对数不是很多，对于中医古代文献来说，却是极其宝贵的一批文化财产。

☉ 敦煌医药文献的种类与数量

敦煌吐鲁番医药文献究竟有多少，不同整理者提供的数据都不大一样。早先的研究以英、法藏为主，当时的校录本多收入了80多种，其中还包含着一定数量的非医药文献，真正的医药文献实际为60多种。后来俄藏敦煌由上海古籍出版社出版，再加上日本公布的一些卷子图片，以及英藏、法藏中少量原先漏收的卷子，实际上敦煌医药卷子总数应为一百数十件。根据种类划分和计数，基本情况为：

1. 医经医论类文献

此类卷子有20多号。包括《素问》《灵枢》《伤寒论》《难经》及多种托名张仲景的《五藏论》残卷，内容涉及藏象、病因及医学杂论，有些是对《内经》等古籍的进一步补充和发挥，有些则是与传世古医籍不尽相同的理论解说。ДХ11538a是现在可见最早的古本《难经》残本，S.202是《伤寒论》别本——《金匮玉函经》最古老的传世本，《耆婆五藏论》和《诸医方髓》是两种医论组合文献。

2. 脉学诊法类文献

此类卷子约为14号。主要是脉学类，包括《脉经》《平脉略例》《玄感脉经》《青乌子脉诀》《七表八里三部脉》等多种脉学著作，也包括一些其他诊法文献。

3. 医术医方类文献

此类卷子近40卷，有王宗无忌单方、疗杂疮 [？] 药方、[？] 急单验药方卷、刘涓子鬼方、换须发方等，其他大多不知书名及撰者。其中记载了1000余首医方，内容广泛，涉及内、外、妇、儿、五官、皮肤等科，此外还有不少美容长寿方。体现了防治一体的学术思想。所载方既有大量单验方，也有不少复方。治法方面既有内服方，又有很多贴敷、熏洗、摩膏等外治法，不少治法和方药用法是古人的宝贵经验，值得深入研究和借鉴。

4. 本草药论类文献

此类卷子主要有《本草经集注》《新修本草》《食疗本草》3种，也有个别不知名的古代药学著作残本，总共有10余件。MS00530为《本草经集注》卷一《序录》几乎全篇（仅缺开头两行）；而羽040的后部恰恰就是该序录的前部，也就是陶序的全文（仅缺数字）；日本出口常顺藏本草书三三〇（甲乙）、MS05467亦为《本草经集注》或相近书籍残存部分；羽040（可配补藏于中国国家图书馆的BD12242）为《新修本草》序，与S.4534、S.9434（此二者可缀合为一件）、P.3714、P.3822皆属《新修本草》；S.76为《食疗本草》；S.5968为无名氏本草序例残卷。

5. 针灸明堂类文献

此类卷子有10多卷。ДХ00235＋ДХ6634＋ДХ11538b＋ДХ00239＋ДХ03070为古明堂经残卷（"＋"表示缀合，全文同），ДХ02683＋ДХ11074为《针灸甲乙经》古抄本。P.2675为《新集备急灸经》甲本、乙本残卷，其中亦有类似的残卷。S.6168及S.6262为两件古老的灸法图残卷，此两卷均先写主病之文，再绘用穴之图。文字记有病名、穴名及施灸壮数，图内点记穴位，图侧用引线标以穴名及部位。根据图侧的穴位及诠释之文可拼合成较为完整的连续复原图。二件内容不相重复，已证明原系一件（日本大谷文书中的MS8096也是与此相似性质的残卷，但形制有所不同，应不属同一文献）。S.5737为《灸经明堂》残卷；P.3247为《人神流注》残卷。该两种卷子仅有文字。

6. 道佛医药类文献

还有约 20 卷号道家、佛家医学文献。中医中药原本与道家有同源关系，在佛教东传之后，佛家在中国也不可避免地和世俗的中医药发生了很多关联。因此，有一些明显具有道教、佛教色彩的文献，同时也是运用中医中药甚至结合了中医理论的道佛医药文献。其中道医类文献多侧重于记载养生、辟谷、驻年方药，佛家类文献有一些印度僧医事迹的记载，也有一些佛医方，其中用到了一些西域药物。

7. 医药外周类文献

另外有一些文献，本质上不属于中医药文献，但其内容与中医药有一定程度的关联，提及或运用了一些中医药名词术语，或旁及一些中医药知识的文献资料。如伍子胥变文中的药名诗，习字课本中的病名、药名，佛家用中医方剂格式开具的"心灵处方"，类书中的医药人物，占卜、相书、具注历日中提及的病名等等。我们将这类只是侧面或是偶然涉及医药术语的文献统称为"涉医文献"。

以上各类的计数主要计算了内容相对完整的卷子（有一定的文字量，包含了一条较完整的论说或记叙了一个较完整的方药条文）。但敦煌医药文献还有不少碎片，只有几个字、十几个字，其中有药名、病名等内容，却无法确认其归属，因而就不能将其计算进来。至于以上第 7 类，这类文献范围较宽，也无法清晰核计。

以上各类卷子按藏馆编号罗列，主要有：

（1）中医药类

P.2115, P.2378, P.2565, P.2635, P.2662R, P.2662V, P.2666, P.2675（RV）, P.2755, P.2882, P.3106, P.3144, P.3201, P.3247, P.3287, P.3378, P.3477, P.3481, P.3596, P.3655, P.3731, P.3877P1, P.3885, P.3930, P.3960,

P.3714，P.3822（RV），P.4093，P.5549（以上法藏），S.76，S.202，S.1467R，
S.1467V，S.3395，S.3347，S.4329，S.4433，S.4534Va–甲乙，S.5435，S.5614，
S.5737，S.5968，S.6084，S.6168，S.6177，S.6262，S.6245，S.9431，S.9434，
S.9443，S.8289，S.9987B2，S.9987A，S.10527，（以上英藏），ДХ00235，
ДХ00239，ДХ03070，ДХ00613，ДХ00924，ДХ01325，ДХ02683，
ДХ02869A，ДХ06634，ДХ08644，ДХ09170，ДХ09178，
ДХ09882，ДХ09888，ДХ09935，ДХ09936，ДХ10092，ДХ10298，
ДХ11074，ДХ11538a，ДХ11538b，ДХ12495，ДХ17453，Ф.356R，
Ф.356V（以上俄藏），龙530，羽040，羽042R，羽043，日本出口常
顺藏本草书三三〇（甲乙）（以上日藏）；Ch396，Ch1036R，Ch1036V，
Ch3725R，Ch3725V（以上德藏），《新修本草·序》残角BD12242（中国
国家图书馆藏）；还有无编号（或未知编号）的卷子：旧藏德国已失传《刘
涓子鬼遗方》残卷，日本天理大学藏牛热风入心病方，罗振玉氏旧藏疗服
石方（现下落不详）。共约94卷（包含七件，一个卷子正反面非同一医书
的算两件）。

（2）道佛医药类

P.2637，P.2703，P.2665V，P.2799，P.3043，P.3093，P.3230，P.3749，
P.3810，P.4038，P.4506，S.180，S.2438，S.5795，S.6030，S.6052，S.5598，
S.6107，ДХ18173。以上共19卷。

其他为医药碎片或涉医文献，约有一百几十号。

⊙ 敦煌医药文献的学术价值

敦煌医药卷子在中国医药古代学术资料的发现方面，是规模最大的一次。
其中包含着多方面、多种类的古代中医药文献。具有重要的学术价值。

1. 多种首次发现的医书，丰富了中医文库

敦煌医药文献中包含着多种首次发现而未见传世的医书，许多在隋唐史

志中也未有记载。如 P.3477《玄感脉经》卷，P.3655《明堂五藏论》（除本卷外还有其他数种《五藏论》卷子）、《青乌子脉诀》卷，S.5614 卷中的《平脉略例》和《五脏脉候阴阳相乘法》，P.2675《新集备急灸经》卷，羽 043《换须发方》，S.6168 和 S.6262 之灸疗图卷，P.3378《疗杂疮 [？] 药方》卷，以及其他绝大部分的医方残卷。这些失传多年无人知晓而又重新问世的医书极大地丰富了中医文库。

2. 传世医书的古本，提供了古籍整理与研究新的依据

敦煌医药文献中也有一些传世医书的残本，但抄成年代较早，往往是比现传本更古远的传本。如 P.3106 卷和 ДХ00613 + P.3287 卷中的《素问》内容，应是王冰编次补注《黄帝内经素问》之前的文本；P.3481 + S.10527 卷，是现存最早的《灵枢》残段；S.202 卷中部分内容，是宋代校定前的《金匮玉函经》（《伤寒论》别本）传本，羽 040 和 P.3714、S.4534、P.3822 四卷，是《新修本草》最古抄本。特别是羽 040《新修本草·序》中，包含着一大段为唐王朝歌功颂德的文字，在宋臣校订后已经尽行删除，唯在敦煌抄本中得以保存。

这些古本可以为校勘、辑佚、考证提供宝贵资料。

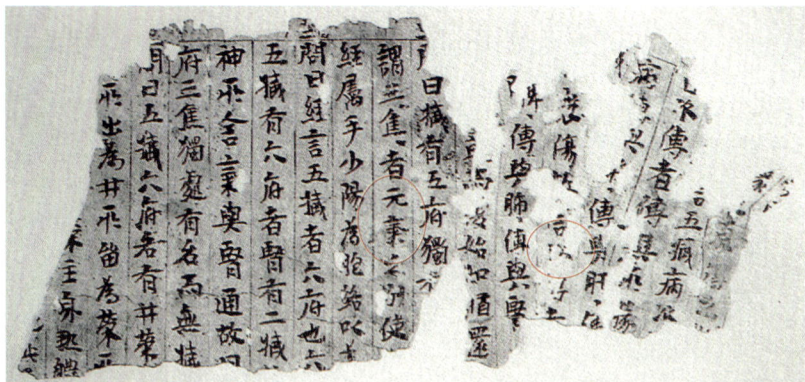

图 85：ДХ11538a 俄藏敦煌古抄本《难经》

如上图，为俄藏敦煌古抄本《难经》残卷。虽然只有百余字残文，却能解决《难经》阅读中的两个疑难点。

《难经·五十三难》："经言七传者死，间藏者生。何谓也？然：七传者，传其所胜也。间藏者，传其子也，何以言之？假令心病传肺，肺传肝，肝传脾，脾传肾，肾传心，一藏不再伤，故言七传者死也。间藏者，传其所生也。""七传"费解。《难经集注》引吕广注云："'七'当为'次'，字之误。此下有'间'字，即知上当为'次'。"[1] 清代莫枚士《研经言》卷二《七传辨误说》亦谓："窃谓'七'字当为'次'字，声之误也。古音去声、入声不甚分别。"[2] 上海中医药大学凌耀星教授赞同此说，在其《难经校注》中对此作了较详细的论证[3]。但也有不赞同此说者，如北宋虞庶就认为："吕氏以七为次，深为误矣。又声音不相近也。……今举一例以发明之：假令相生之数，数木火土金水火（笔者按：据下文，"水火"之间当阙一'木'字），第五'水'字，隔第六'木'字，来克第七'火'字，火被水克，故曰七传。"[4] 又如金代纪天锡氏注："心火传肺金，肺金传肝木，肝木传脾土，脾土传肾水，肾水传心火。心火受水之传，一也；肺金复受火之传，再也。自心而始，以次相传，至肺之再，是七传也。"[5]

按，"次"，上古清纽脂韵；"七"，上古清纽质韵：二字双声且韵部属阴入对转，确属音近，存在着音近而误的可能条件。虞氏以相生顺序来解释经文中的相克关系，自属不妥；而纪氏在经文的"肾传心"之外，另加"肺金复受火之传"一句，以凑成"七传"之数，难免有增字解经之嫌。故吕广之注应属合理推想。

---

[1] 难经集注.影印《佚存丛书》本[M].北京：人民卫生出版社，1956.
[2] 清·莫枚士.研经言[M].南京：江苏科技出版社，1981.
[3] 凌耀星.难经校注[M].北京：人民卫生出版社，2013.
[4] 难经集注.影印《佚存丛书》本[M].北京：人民卫生出版社，1956.
[5] 滑寿.难经本义：引自周学海.增辑难经本义.光绪辛卯年（1891）：下卷23-24.

而我们看到的敦煌俄藏古抄本 ДХ11538a 中，正写作"次传"。这大概应是唯一一种写作"次传"的《难经》古传本。虽然不能排除是敦煌古本的传抄者据吕广之说改易旧本所致，但同样也不能排除这或许正是古本原貌。可以认为，敦煌古抄本写作"次传"，为吕广"七当为次"之见解提供了一个较为有力的证据。

又，《难经·三十八难》："藏唯有五，府独有六者，何也？然：所以府有六者，谓三焦也。有原气之别焉。主持诸气，有名而无形，其经属手少阳。此外府也，故言府有六焉。"由于《难经》中出现了和通常写法"元气"不同的"原气"，后代医家对二者是同是异意见不一。而敦煌俄藏古抄本 ДХ11538a 中，正写作"元气"。这在相当程度上支持了二者相同的看法。按"元"为"元始"之义，而"原"为"源"古字，义亦近于"始"，故古或有混用之例。另外，史上曾有数次讳"元"字之例，特别是唐玄宗李隆基开元元年群臣上尊号"开元神武皇帝"，时人有名中"元"字省讳之例（S.6168灸法图中，"关元"穴记作"关原"，很可能就因为这一影响），因而《难经》将"元气"写作"原气"，也或有避讳导致的可能。但无论"元气"是如何改成"原气"的，有此古抄本异文，已经足以证明，"元气"与"原气"只是用字不同，并非不同的两个术语。在没有看到敦煌古抄本《难经》之前，我们其实也可以作这一推断，但在见到敦煌古抄本中使用着"元气"且与传世本《难经》之"原气"构成异文关系时，这一推断就有了强有力的佐证。当然，传世本《难经》中，十四难有"元气"，二十八难有"关元"，但对比全书中"原气"有三处、其他"原"字使用达二十三处，则此两处"元"有可能出于后人误改。

3. 反映了隋唐五代医药成就，更新了医学史的认识

隋唐时代，中医药学术在前代的基础上继续发展着，但有些学术的发展却因为缺少文献的记载而失传了。敦煌医药卷子恰恰在有限的文献资料中，

为我们保存了一些古老的医药学认识或医术。如 P.2675 和 S.6168、S.6262、MS8096 四个卷子是写绘有穴位图谱的唐代两种灸疗专著，也是目前保存最古的汉文针灸图实物；P.2675 卷中有耳尖穴最早记载；龙 530《本草经集注》残卷中，将中药分为石、草、虫、兽、果、米等类，促成了药物分类向自然属性分类法的转变。敦煌卷子还记载着六朝、隋唐五代医家的经验效方，涉及临床各科。如 P.3930 卷中就记载着用蒲黄、桂心、牛膝等治产后瘀血腹痛，用黄连、朴消 [硝] 渍水治眼热赤，用羊毛裹人发灰、龙骨末治鼻衄，用细辛绵裹外敷治牙痛等，均有独到之处。在治疗技术方面，P.2882 卷中第 80 行记载着一首外治灌肠法：以羊皮制成的囊袋装盛椒、豉等煎制成的药液，其上口套以竹管，将竹管送入肛门而后灌药；P.3596、S.5435 卷中也有类似记载。

此外，敦煌遗书中还有部分藏医卷，是迄今所见最早的西藏古文献之组成部分，具有珍贵的历史文献价值。其他民族传统医药文书也有所出现，俄藏 ИНВ.6867 甚至是一个药方"紫菀丸"的汉文与西夏文对照文本，而且是西夏文详于汉文。

4. 部分记载有现实应用价值

在这一方面，当代学者如丛春雨、张侬都有专书研究，对一些方剂和针灸等医术的临床应用价值作了探讨，并有实际应用的医案记录。见丛春雨主编的《敦煌中医药精萃发微》(2000 年中医古籍出版社出版) 和张侬所著《敦煌石窟秘方与灸经图》(1995 年甘肃文化出版社出版)。医学杂志中亦时见报道。

5. 涉医文献的文化价值

除了服务于人体健康的中医药学术本体内容外，敦煌吐鲁番文献还在很大程度上显现出了中医文化价值，这当然主要是由敦煌吐鲁番文献中的涉医文献呈现出来的。

敦煌吐鲁番文献中的涉医文献很多，内容也多种多样，因而是由各个不同方面来显现中医文化的。例如：

一些类书残片记述了医人故事或医药事迹。如 P.3156 有扁鹊治虢（虢）太子的记载；P.5545 有楚惠王吞蛭辨的内容（参见王充《论衡·福虚篇第二十》）；S.2072 则有郭玉诊脉的记载。

一些相面、占卜书提及了一些疾病名。P.2621、P.2856 占病书推占多种疾病发生时间；P.3589 等卷《相书》也间或提及人的疾病名；又 P.3247 等多部"具历"（亦称"具注历日"）记载着各日"人神"所在部位和治病宜忌。

一些识字课本或习字抄件中也体现出中医药知识对普通民众的影响。如 ДХ 02822 为蒙学字书，分类抄写了多方面的生活用字，其中《药物部第十》记载药名达一百五十多种；P.3644 性质类似，但字迹应为习字临抄，其中抄有两处药名（前四行后五行）；S.4636 称为《百一物》，记述了种种日用杂物，其中提及摩石、药旧［臼］、药杵、药薐［篊→筛］、盛药筩［筒］、拊眼药物、摩药石箕、裹创衣、灌鼻筩［筒］、澡盘［？］、澡豆瓶……

甚至一些与医药完全无关的日常生活中，也可以见到医药的身影，较为人熟知的如 P.2794、S.328《伍子胥变文》中的药名诗，在对话中嵌入多个药名（或原形或谐音），另外 S.4508 中也有一首药名诗。

生老病死是人类自身永远关心的话题，所以也有一些佛经直接指向为人延命防病的经文。如 P.3842、P.2171 都是《佛说延命经》；S.5379 题为《佛说痔病经》，其中述及多种痔病名；ДХ00506V 被称为《驱祟方》，记述的是被鬼魅导致疾病者如何驱鬼；P.2068《劝善经》讲到了七种疾病（又P.3036 同）；P.2799《义经》一卷为佛经类书，杂有五首中医方，都有使人爱乐、欢喜的功效（其中一首并主治眼疾）；P.3244 中有"喻医方"，即要求人们有十六种善心善行，将其拟作医方形式，真可谓古代的"心灵处方"（又 P.3777 同）。

僧人也需要药物治病，或是自己用，或是为他人用。P.4701 为佛奴都头买物状，其中有购买药物的记载；而 S.5901 卷子标明就是《乞药笺》，为记载着僧人向人乞讨二十多种药物的便笺。

这些文献在一定程度上反映了中医中药是如何融入世俗生活（包括僧人、商人等日常生活）中并如何影响世俗生活。对于"中医文化"研究来说，是值得关注的生动素材。

当然，在中医药本体文献中，也存在着一些文化层面的内容。

6. 语言文字方面的资料性价值

中医药古籍是汉语文献的重要组成部分，其中保存着许多因行业特色而具有的特殊词汇和特殊文字。敦煌中医药文献虽然总量不算太多，却因为其为历史传承之古貌，因而存有许多因其历史原因而特有的语言文字资料，有待深入发掘和深入研究。从而丰富汉语史的研究。

这里仅举一例。果仁之"仁"，古代原本作"人"。那么什么时候改作"仁"呢？段玉裁《说文解字注》"人"字条曰："按禽兽草木皆大地所生，而不得为天地之心。惟人为天地之心，故天地之生此为极贵。天地之心谓之人，能与天地合德；果实之心亦谓之人，能复生草木而成果实；皆至微而具全体也。果人之字，自宋元以前本草、方书、诗歌记载无不作'人'字，自明成化重刊本草乃尽改为'仁'字。于理不通。学者所当知也。仁者，人之德也。不可谓人曰仁。其可谓果人曰果仁哉？金泰和间所刊本草皆作人。藏袁廷梼所。"按，段氏认为作"人"是对的，作"仁"讲不通。其说已为学界所熟知。但其所说变化时代只据传世文献立论，未尽准确。在敦煌医药文献中可以看到，果仁作"仁"的写法早在唐代就已出现。如 P.2378《五藏论》："石英【研之似粉，】杏仁别捣如膏，吐 [菟] 丝酒渎 [渗] 乃【良，朴消 [硝]】火烧方好。"同条，P.2115、P.2755 即作"杏人"。同样的，P.2378《五藏论》中用的"桃仁"，在 P.2115、P.2755、S.5614 中即作"桃人"。P.2703（又 P.2637）涌泉方中亦用"杏仁"。S.4329 中，则使用了蓖 [萞] 麻仁、桃仁、葳蕤 [蕤]

仁、杏仁、爪 [瓜] 仁、辛夷仁、冬爪 [瓜] 仁多物（但同时也有一处写作"辛夷人"的）。而以上使用"仁"的卷子 P.2378 、P.2703、P.2637、S.4329 我们都判定为唐初写本。因此，果仁之"仁"应该在唐初甚至更早就应该在俗间应用。

稍晚之后，在这个"仁"字基础上还派生出了"芢"。如俄藏黑水城文献 TK187(该卷为宋金写本)中就有"黑豆芢"，另外还有一处前字夺失的"芢"字。这个"芢"字甚至还被用作人参之"人"字。在抄本 S.5598 中，就出现了"芢参"之名。该卷不避用"豫"字，不避唐代宗李豫之讳，故属唐中期之前的文献。由此更证实果仁义由"人"演化为"仁"，其出现年代应该更早。《集韵》等古辞书释"芢"为"草名"，至少没有完全真切地反映之前的实际状况。

⊙ 敦煌医药文献既有研究概况

敦煌医药文献早期有一些零散的研究，主要是一些专家对与传世名著关系密切者做过一些解题类研究。至 20 世纪 80 年代后期，随着敦煌书籍出版和敦煌文献胶片的传入，中国中医界对敦煌医药文献的研究热情渐升，而成为中医文献研究的热点，至今已经出现十多部相关著作和大量学术论文。

主要校录本有：

马继兴等编著的《敦煌古医籍考释》(本书以下简称"考释")，江西科技出版社 1988 年出版。该书收有敦煌医药卷子 80 余种，每种卷子分别就书名、提要、原文、校注、按语、备考等六个方面加以叙述。

丛春雨主编的《敦煌中医药全书》(本书以下简称"全书")，中医古籍出版社 1994 年出版。该著作涉及卷子数和《考释》相当。在编辑体例上，该书对敦煌文献先做仿排原文（即尽量按原卷子造字排印），然后"厘定"，再做校勘注释。该著作尤其注重于对敦煌壁画的研究，提出了"形象医学"

新概念。

马继兴等辑校的《敦煌医药文献辑校》（本书以下简称"辑校"），江苏古籍出版社1998年出版。全书收录敦煌医药卷子87种（但其中P.6177–2为S.6177–2误写和重复，P.2662、S.1467和Φ.356都是两面分别计入，故实际为83种），对每一种医药卷子尤其侧重于定性、定名、定年、原件录文、题解或说明以及校勘等。

陈增岳所作的《敦煌古医籍校证》（本书以下简称"校证"），广东科技出版社2008年出版。该书集中选择专业特色鲜明的敦煌医药文献60种，另以两个附录收入若干相关残片。在校勘研究中，以先前出版的相关著作为基础，注重以传世文献对照敦煌文献，因而校勘质量有一定提高。

以上4种都是在俄藏公布之前比较全面的校录本。此外还有一些选编本、类编本和专题研究本：

赵健雄主编的《敦煌医粹》（本书以下简称"医粹"），贵州人民出版社1988年出版。该书系选编本，它包括医经7卷、本草4卷、医方4卷。

王淑民主编的《敦煌石窟秘藏医书——曾经散失海外的中医古方》（本书以下简称"秘藏"），北京医科大学、中国协和医科大学联合出版社1991年出版。该书系类编本，它对敦煌遗书中的中医古方的方名、组成、方解和临床应用进行了分类研究。较方便临床利用。

张侬所著《敦煌石窟秘方与灸经图》，兰州文化出版社1995年出版。该书也属于类编研究本，同时又是专题研究本。本书前部为敦煌方剂的分类研究，前部的上编在精选的各方之下附简释、功效、主治、方解、按语、歌诀各栏目，以便利用；前部的下编则收入了包括藏医方在内的单验方。该书下编为《敦煌〈灸经图〉》，是对敦煌两种灸经图的专题研究。

丛春雨主编的《敦煌中医药精萃发微》，中医古籍出版社2000年出版。该书主要从古医方的方解及临床应用方面进行了论述。

李应存、史正刚合著的《敦煌儒释道相关医书释要》,民族出版社2006年出版。该书选择一种特别的切入点展开了专题研究。

李应存等编著的《实用敦煌医学》,甘肃科学技术出版社2007年出版。该书侧重于敦煌医学总貌的介绍和精选部分内容的讲解,为教材类专著。

李应存、李金田、史正刚合著的《俄罗斯藏敦煌医药文献释要》一书(本书以下简称"释要"),甘肃科学技术出版社2008年出版。该书是俄藏敦煌医药文献的首次较为全面的校录。

鄢卫东、李顺保著,甘肃省中医药管理局编的《甘肃古代医学》,学苑出版社2010年出版。这是一本以地方医药总貌介绍为主的相关著作,敦煌医药作为甘肃古代医学的重要组成部分,在其中占有较大比例。

王淑民编著的《英藏敦煌医学文献图影与注疏》(本书以下简称"注疏"),人民卫生出版社2012年出版。该书是英藏敦煌医学卷子专题研究著作,图影和校录注释并行,对一些卷子提出了新的缀合意见,卷子校录有所更新。《注疏》是基于彩色图谱展开的研究,且作者王淑民曾亲至藏馆阅读原卷,因而在文字辨识的正确率方面有了明显提高。

袁仁智、潘文主编的《敦煌医药文献真迹释录》,中医古籍出版社2015年出版。该书以黑白复印图与校注并行,收录文献较全。主编袁仁智曾随笔者读博士,读博期间参与了笔者敦煌研究工作,2010年毕业,去甘肃中医研究院工作。本书对卷子的辨识和校注当然是研究者的研究成果,也在一定程度上反映了笔者研究团队当时的研究深度。

笔者主编的《敦煌吐鲁番医药文献新辑校》,高等教育出版社2017年出版。这是教育部人文社科后期资助项目课题成果。本书精选了一百多号相对完整的医药卷子作精心校录,辨识了几乎全部的疑难字,并就各卷抄成年代、卷子的缀合、卷子的符号标记等方面作了全方位的研究。成书印制精美,以图文并行排印,并以彩色图影为主(法英德图影得到藏馆授权)。在内容和形式方面都标志着该领域研究的最高水平。

此外，郝春文等编著了《英藏敦煌社会历史文献释录》（全部非佛经汉文文献释录，计划三十卷），由社会科学文献出版社出版，2001 至 2016 年出版了十四卷。敦煌英藏文献中的医药部分也在其录写范围之中。该书中医药文献的录写情况与马继兴的《辑校》相当。

在这些著作之外，围绕敦煌医药文献展开研究的期刊论文和硕博士研究生学位论文也有很多，这里从略，不一一列举了。

综观 70 余年来对敦煌医学资料的研究，早期偏重于对原始资料的复制、编目和题跋，这与敦煌资料外流不无关系。其后国外学者特别是日本学者展开了部分敦煌吐鲁番中医药文献的解题与录写工作。20 世纪 80 年代以后，研究中心转回国内，开始注重于对医药卷子内容、编撰年代以及抄写年限、版本和释文的研究。《考释》为敦煌中医药文献的研究作了较好的铺垫。《全书》《辑校》《校证》在此基础上又有了提高。赵剑雄选本、王淑民类编本、丛春雨研究本也对敦煌中医药文献的研究作出了一定的贡献。近年来的较为广泛的研究则使相关研究更为深化和提高。总体上，这些研究呈现了"后出转精"的局面。

已有的敦煌吐鲁番医药文献校录本、研究专著和论文，让敦煌吐鲁番医药文献逐步被世人所了解。总的来看，敦煌吐鲁番医药文献研究的质量是不断推进着的。但是，这一领域的研究还存在一些不足。例如，医药卷子的完整目录还没有得出，校录质量还可进一步提高，研究的广度和深度还有待推进，文献的学术和应用价值还有待进一步揭示……

敦煌医药文献研究主要方面

敦煌医药文献当然有多方面的价值，可以从多方面深入研究。作为一个文献研究者，我关注的主要是文献本体的研究，以下介绍也主要着眼于这个方面。

⊙ 文献的定性探源

虽然当年来到敦煌吐鲁番的探险家们不乏真正的学者背景，但在当初文献流出特定背景下，并没有完全按照规范的考古研究方式作严格的记载。多年之后，这些敦煌文献中的多数已经以图片的方式重新回归到学者和国人的视线中。但在研究中，基本信息的不足时常困扰着研究者。由此文献的基本信息的考证就成了第一步的工作。

1. 定性

包括两点：一是一个卷子是否为中医药文献，二是一个文献属于中医药文献中的哪个类别。这两个问题，从内容上判定，应该不是太难。但若一个卷子实际只是一个残片，由于残损严重，存留字数太少，内容零落不全，就有可能无法判断（例见下文《文献的缀合》第 7 组 ）。另外，也有些敦煌文献因为一些关键处辨读困难而可能导致误解。

2. 定源书或同源书

有些文献可以在存世文献中找出其源头书，或者同引某书的同源书。这对于进一步的文献校读有很大意义。找出源头书，可以与源头书互校；找出同源书，又可与同源书互校。

在敦煌中医药文献中，有一部分是有书名记载的，但更多的是前后缺损、无书名记载的残卷，这就需要从内容上与传世文献相对比，来发现那些卷子是传世文献的古抄残本，还是古代某种书籍的佚文。例如敦煌中医药文献中的部分残片可以在医学经典特别是《素问》《伤寒论》中找到相同或相近的文字，这样就可以判定为该书中内容的残片。

又如，ДХ12495V + ДХ12495R + ДХ09178V + ДХ09178R 等一

组俄藏敦煌卷子，北京大学陈明教授判定与一件德藏吐鲁番残片 Ch3725 形制相似，又考其内容与传世医药文献《医方类聚》卷四之《五藏门》内容较为一致，因而证实该二组卷子可以缀合，其中的俄藏敦煌残片其实应是吐鲁番文献。

由于中医古籍相互间影响关系较为复杂，因而在对比原书时有时也有困难之处。如 S.202，马继兴《出土之佚古医籍研究》认定为《伤寒杂病论》的特殊传本。而我们考证认为，该卷子远源虽然可溯及《伤寒杂病论》，其近源却应该定为《伤寒论》的一个重要传本《金匮玉函经》。而更多的敦煌文献中的方剂类文书则不容易查对到相应的源出书，这些方书或是原书已经失传，或是其本身就是零散方剂的杂抄，因而未必能在传世方书中查到同源书。但由于古代方书中重编辑抄的情况很多，因此即便找不到大致相同的同源方书，但各别方剂却有可能在传世方书中找到同源方，这些同源方也可以成为我们校勘的重要依据。

3. 定年

定年，一是确定文献内容的形成年份，即撰年；二是确定文献的写定年份，即抄年。实际工作以后者为主。

撰年主要以文献内容与传世文献及历史目录记载相对照，若原件有题署则更为明确，但古人常有托名伪作者，又需要依据内容来鉴别。内容中若涉及一些较后出的古代人物，则可以大致判断形成时间的上限。

抄年的判断主要依据避讳字，如果一个写本中有明显的避讳字，通常可以确定该写本是在对应的避讳年代。但避讳字也不能过于偏信，有些情况使得避讳字不一定很可靠。

首先，避讳在不同时代甚至不同地域，其宽严程度都有差异，所以，很难凭一两个字的避讳与否（特别是不避的情况）判定卷子的时代。例如唐太宗对其名中的"世""民"二字的避讳要求就不严，只要是单用，就不是一定要避的。《贞观政要·礼乐》载："今宜依据礼典……其官号人名，及公私文籍，有'世'及'民'两字不连读，并不须避。"但高宗之后，对"世""民"二字的避讳反而变得严格。这样，据此二字判定时代就未必正确。

其二，抄录者用避讳字能提示文献当抄在需避讳的年代，但若后世抄者完全依照旧文抄写，则也不能据此确认文献产生的真实年代。敦煌中医药文献中比较典型的就是"□"和"疗"，在唐代，此二字确实属于避讳改字，但唐以后此二字被广泛沿用，就不能据此二字来作为避讳的信证了。

其三，避讳字在古文、古书中的出现具有或然性，出现在古文、古书的某一部位也有或然性。而敦煌吐鲁番医药文献多数是残缺的短篇，就极有可能残存的部分未见避讳字，而事实上全卷中原本是有避讳字的。因而只看残存部分避讳情况就不可靠。

例如，P.2115 共存 174 行，第 1 ~ 108 行内容为《张仲景五藏论》，第109 ~ 174 行为《平脉略例》（尾残）。从字迹看，两件为同一人抄写。在前一文档中，共出现 7 处"疗"字，而无"治"字；可是后一文档中，共出现3 处"治"字，而无"疗"字：这大概就是第三点所述遵从原卷旧貌所致。倘若该卷残损了前部或后部，就极有可能据此二字的存在分别判定前部为李治时，后部为李治前，但从现有事实看，应该判定为更晚的抄本。这就说明，据避讳字判定写本特别是残写本的年份未必是可靠的。《辑校》是将不同内容析离开校录的。P.2115 的校录，先校录《张仲景五藏论》，在《题解》中说明本卷子有避"治"改"疗"的情况，因而判定其"抄录年代应在唐代初期七世纪"；而在后一部分《平脉略例》校录时，则顺承写道："据张仲景《五藏论》解题，当为唐代初期七世纪写本。"却忽略了后部是用"治"的。

因此，判断文献抄年，还需要参考书法、装帧（装帧方面如蝴蝶装出现在唐末以后，据此就可以判定此类形制的书籍的大致年代）、纸质、正背面的关联性提示等多方面因素综合判断。但不确定因素也很多。

此外，还有定地点、定纸面正背等工作，此不赘。

⊙ 文献的缀合

敦煌文献在当年出土后，有不少卷子被无意或有意地拆裂。因而后人多有缀合之举。中医药文献因总量不多，缀合关系相对容易看到。因而迄今已有多个成功的缀合之例。

首先，在敦煌中医药文献的早期研究中，有些连接或缀合关系早期的整理者就已经阐明。如一些俄藏的卷子，一个不大的残片可能有几个编号，就因为那是由几个更小残片缀合而成的。缀合的理由当然是因为内容相关相似，外观相同相近。具体缀合提出者多不详。

在近年研究中，类似的连接或缀合关系不断发现。我们既知的有：

1. P.3378 + S.6177

此缀合由北京大学白化文教授于 1999 年提出[1]。

两个卷子皆为方书，缀接处可密合。

2.（S.9987B2 + ）S.9987A + S.3395 + S.3347

兰州大学王冀青教授[2]（1991 年）提出，该组卷子相似度高，"原属同一件文书"；中国中医研究院王淑民教授[3]（2001 年）完成缀合。

该组卷子皆为方书，缀合后三者可密合。

3. S.4534 + S.9434（《新修本草》残卷）

由日本茨城大学真柳诚教授 2001 年缀合发表[4]。

两个卷子皆属《新修本草》，二者的缀合呈密合状态。

---

[1] 季羡林.敦煌学大辞典 [M].上海：上海辞书出版社，1999.
[2] 王冀青.敦煌唐人写本《备急单验药方卷》在英国首次发现，《中华医史杂志》1991 年第 21 卷第 2 期。王冀青：英国图书馆藏《备急单验药方卷》(S.9987) 的整理复原，《敦煌研究》1991 年第 4 期。
[3] 王淑民.敦煌《备急单验药方卷》首次缀辑，《中华医史杂志》2001 年第 31 卷第 1 期。
[4] 真柳诚.大英图书馆所藏敦煌医药文书 (1)，《汉方临床》2001 年第 48 卷第 1 期。

4. S.6245 + S.9431 + S.9443 + S.8289

马继兴先生在《辑校》一书中部分缀合，王淑民教授于 2001 年完成全部缀合并发表[①]。

该组卷子为脉书，缀合也为密合。

5. 羽 040R（《新修本草序》）+ BD12242

本缀合由日本岩本笃志 2008 年提出[②]。

前者原为中国李盛铎旧藏，后流去日本，现藏日本杏雨书屋，编号为羽 040R。后者为较小的残片，现藏中国国家图书馆，编号为 BD12242。此二者可以密合，内容属《新修本草序》。

6. P.5549 + P.3930（两处）

本缀合为笔者在 2010 年提出[③]。

前者是两件近于正方形的小残片，后者是蝴蝶装残册。前者应分别缀补于后者第 6 页和第 7 页的残缺处。该组缀合为密合。

7. P.3481 + S.10527

本缀合为笔者在 2010 年提出[③]。

该二件残文可见于传世本《灵枢·邪气藏腑病形第四》《黄帝内经太素》卷十五《五藏脉诊》《针灸甲乙经》卷四《病形脉诊第二下》等文献中。

S.10527，为一小残片，仅存两行字。先前的研究者称其为方书，《注疏》一书中亦称："因文中记有'鼠漏'病名，故暂名为'鼠漏脉证残片'"。

今考，从内容看，S.10527 的两行残文显然与 P.3481 紧密衔接；从残卷形态看，P.3481 中部有一横贯的裂隙，而 S.10527 恰恰就是 P.3481 之后

---

① 王淑民：四个英藏敦煌脉书残卷的缀辑研究，《敦煌研究》2001 年第 4 期。
② 岩本笃志：唐《新修本草》编纂和"土贡"—中国国家图书馆藏断片考，《东洋学报》2008 年第 90 卷第 2 号。
③ 沈澍农：四组敦煌医药残卷的缀合，（日本）《日本医史学杂志》2010 年第 56 卷第 2 号。

裂隙之上的部分；从字迹看，两个卷子文字书写风格完全一致，甚至连正文上方记有的小字都是相像的（但那些小字与正文没有直接关联，《辑校》《注疏》都将其写入正文，非是）。因此，S.10527 与 P.3481 原为同一卷子中分裂出的两部分。把 S.10527 定性为方书，显然是因残文过少而误判。

下图为两个卷子的缀合图。其右侧主体部分为 P.3481，左侧小部分为 S.10527，校补文字系据《灵枢经》补入。

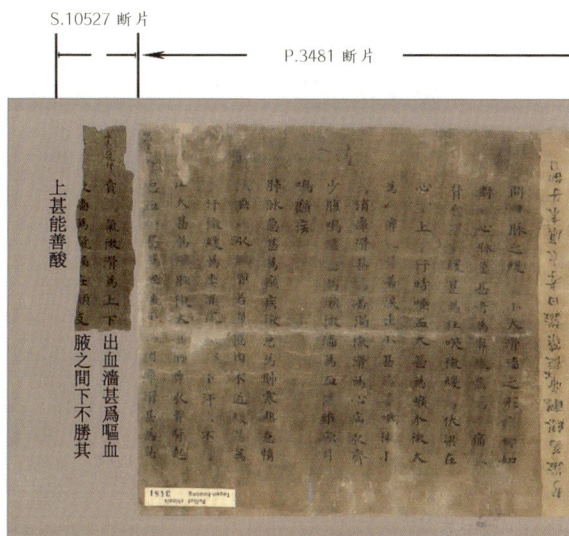

图 86：P.3481 和 S.10527 缀合图

8. P.3877P1（前部）+ P.3885

本缀合为笔者在 2010 年提出①。

前者由两个残片拼合组成，但这两个残片并未形成紧密连缀，笔者考察，

---

① 沈澍农：敦煌医方卷子 P.3877 初探，2008 年出土文献与巴蜀文献学术研讨会暨中国历史文献研讨会第 29 届年会宣读。/ 四组敦煌医药残卷的缀合，（日本）《日本医史学杂志》2010 年第 56 卷第 2 号。

这两个残片应是同一文件不相连的两个部分。而前者前半截残片中的"疗肉虚""疗肉实""疗脉虚"3 方,和后者（P.3885）开头部分的"疗髓虚"和"疗髓实"二方再加上残文所属的二方构成了一组系列方,同属于古方书《删繁方》中的内容。中间虽还残缺 2 行,但都可以传世文献补足。再者,二件字迹完全相同。可以清楚地看出,二件当出于同一人手抄。

将此连接模拟如下（白色三角标示为 7 首方子的开头位置）:

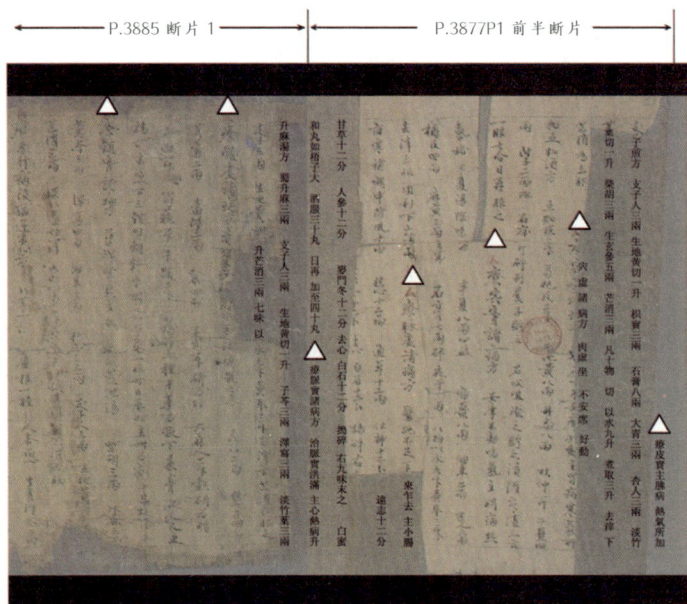

图 87:P.3877P1 和 P.3885 断片缀合图

9. S.6168 + S.6262（灸法图）

本缀合由王淑民教授于 2012 年完成并发表①。

① 王淑民 . 英藏敦煌医学文献图影与注疏 [M]. 北京:人民卫生出版社 2012.

二件都是灸法图。两件共有六个不相连的残片，但其中有 2 个碎片旧有的托裱有错置的情况。王淑民教授将这 2 个碎片移到了正确的位置，得到了正确的缀合。

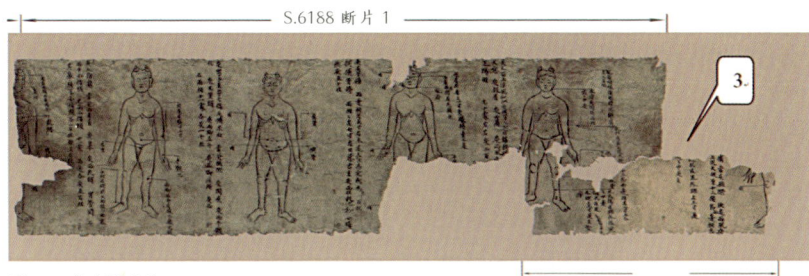

图 88：灸法图残片

右下部分是来源于 S.6262 右下部的裂片 3。

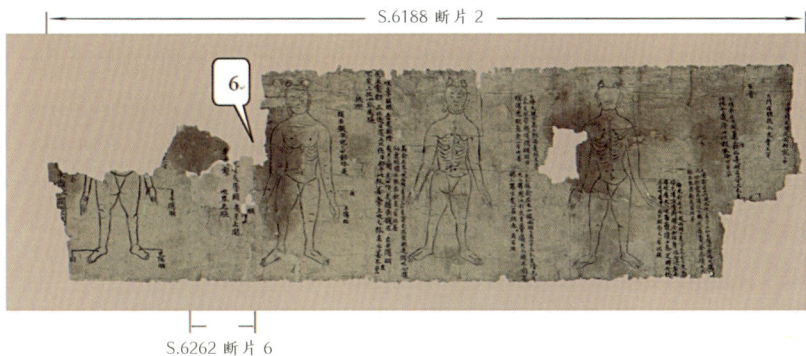

图 89：S.6262 残片

下方标示对应的部分就是来源于 S.6262 左上部的裂片 6。

这两个移缀几乎严丝合缝，非常正确。

10. ДX00235 ＋ ДX6634 ＋ ДX11538b ＋ ДX00239 ＋ ДX03070

本缀合由浙江大学汉语史研究中心王杏林博士于 2012 年提出①。

---

① 王杏林：跋敦煌本《黄帝明堂经》，《敦煌研究》2012 年第 6 期。

在《俄藏敦煌文献》一书中，已经将 ДХ00235 + ДХ00239 + ДХ03070 这三件组合在一起。但这只是基于内容的相近，三件之间并无直接关联。王杏林补进了 ДХ6634 + ДХ11538b 两个卷号。新补进的二件呈上下连接，又与原有的残片都构成了紧密缀合。并通过《针灸甲乙经》《医心方》相应文献对比，证实该卷为《黄帝明堂经》的一种古传本。

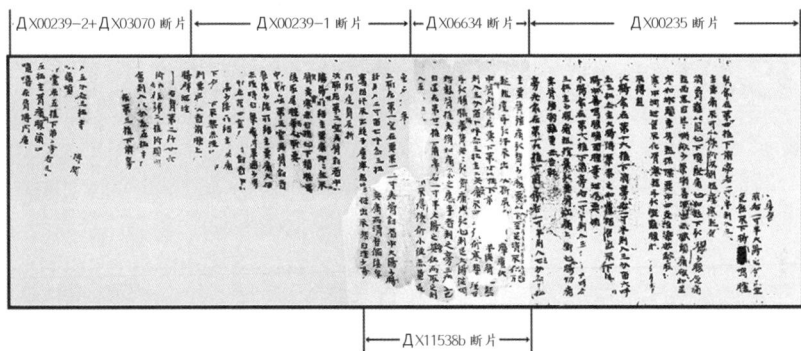

图 90：ДХ00235 + ДХ6634 + ДХ11538b + ДХ00239 + ДХ03070 缀合图

11. 羽 043 + P.4038

本缀合由北京大学陈明教授于 2012 年提出①。

这两件同属道家医药文献。前者原为李振铎旧藏，后转入日本，藏于杏雨书屋。2009 年，武田科学振兴财团杏雨书屋陆续出版《敦煌秘笈》，羽 043 等卷子方得问世。陈明教授认为该卷子与后者抄写字形极为相似，两件文书的形制也非常相似，且内容上二者都是养生类方剂集成。不过，此二卷不是直接相连，只能说出自同一古书。

---

① 陈明：西域出土医学文书的文本分析：以杏雨书屋新刊羽 042R 和羽 043 号写卷为例，《庆贺饶宗颐先生九十五华诞敦煌学国际学术研讨会论文集》，北京：中华书局 2012 年第 1 版。

12. ДХ00613 + P.3287

本缀合由笔者于 2017 年提出[1]。

该二卷都是医经诊法类文献的摘抄。ДХ00613 后部和 P.3287 前部，内容都与传世本《素问》中的《三部九候论》相对应（部分文字小有差别）。虽缀接处二卷下部皆缺损，但据《素问·三部九候论》相应条文拟补，可形成尾首相接。且二者文面特征还有多处相似。

⊙ 文献的校注

文献的解读是文献利用的基础。敦煌医籍的系统校注（包含辨读、补佚等工作）研究时间并不长，面上的普遍研究起于 20 世纪 80 年代，却是该类文献研究的主要工作面。我们见到的既有相关研究成果已经先述于上。随着研究的展开与深入，总体情况是由粗转精，早先论著中的不少疏漏，在后期研究中就得以纠正，但存留的问题依然不少。这里酌举数例略述该方面的情况。

1. 文字的识别

文本校勘是敦煌吐鲁番医药文献整理的最基础工作。首先最多的表现为文字的辨识，包括识别通假字、记音字、俗字、草书、污损蚀缺字等，其次也体现在词语和文句的理解等方面。对于疑难字，需要综合地从文字异变的成因、古人书写习惯、上下文理等各方面着手，才可望得以破解。

---

① 沈澍农：俄法两个敦煌卷子缀合与相关研究，（日本）《日本医史学杂志》2017 年第 63 卷第 2 号（发摘要）；《中医药文化》2017 年第三期（发全文）。

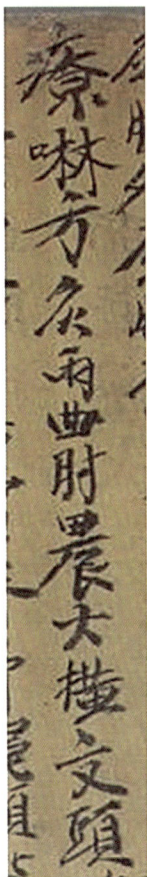

图 91：P.3596 第 128 行文字

第一例：晨

P.3596 第 128 行："疗啉方：灸两曲肘晨大横纹头，随年壮。"（图 91）

本条条文亦见于龙门石窟药方。其中"啉"字，龙门药方中作"㑊"，《龙门药方释疑》①谓卷子本此字当作"㕭"，而"㕭"即是"哮"，故此方主治哮证，可参。

本条中之"晨"字，《考释》《辑校》《全书》都称此字"未详"。赵平安《谈谈敦煌医学写本的释字问题》一文中提出②，此字即是"畭"，亦即"畛"字。引《集韵·真韵》："畛，沟上涂也；田界也，或从辰。"并进一步推论"曲肘晨（畛）指曲肘这一带"。但古医书描述部位从未用过"畛"字，故此解不可靠。《校证》据《龙门石刻药方》直录为"里"，亦非甚宜。

考"晨"是"里"的俗误。俗写"裹"字可写作上"果"下"衣"，据此类推，"裏"也可以写成上"里"下"衣"的"裏"，当此种写法中"里"的上半部断裂成"田"，下半部和"衣"合在一起讹乱成"辰"，就合成了"晨"字。本方亦见于龙门药方，

---

① 张瑞贤：龙门药方释疑，郑州：河南医科大学出版社 1999 年版。
② 赵平安：谈谈敦煌医学写本的释字问题，《敦煌吐鲁番研究》第六卷，北京：北京大学出版社，2002 年版。

据《金石萃编》，清人辑录之龙门药方中此字即作"里"。又《千金翼方》卷二十七第八："呀嗽，灸两屈肘裏大横文下头随年壮。""呀嗽"与"哮证"病近，而其所灸部位与卷子本所灸部位相同，可见"展"当校订为"裏（里）"。又此穴与心经的少海穴位置相当。《外台秘要》卷三十九引甄权云："（少海）穴在臂侧曲肘内横文头，屈手向头而取之，陷者中。"《千金要方》卷三十第二云："少海主气逆，呼吸噫哕呕。""气逆"即包括咳嗽哮喘一类疾病。

这是俗字讹变导致的误识。

第二例：堅

S.4433 第 44 行："[？][？]【月】，食干姜令堅。"（"堅"取形似，并不全同）（图92）

《说文》："堅，土积也。从土，从聚省。才句切。"此义不合原文。《辑校》《校证》《注疏》等校录本俱写作"圣"。然干姜岂有使人"圣"之功？医书中又何尝有过使人"圣"的药方？《校证》对此提出疑问，谓"此字恐误"，继引《医心方》卷二十二妊妇禁食法第三引《养生要集》语："又云：勿食生姜，令子盈指。又云：勿食干姜、桂、甘草，令胎消，胎不安。"

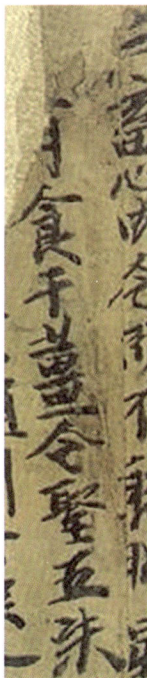

图 92：S.4433 第 44 行文字

青囊

菊天下

253

按，考查原卷内容，自此以下述及性能力问题（本条续下条文为："五味子、远志、虵 [蛇] 床子，阴头。五味子、桂心、白 [？][薮] 三 ▢ 刾 [刺] 女深入，须臾出，大热快。芎藭、吴、虵 [蛇] 床子、桂心，内 [纳] 玉门中，须臾遥 [摇] 动，极佳。"），固然无关乎"圣"，亦非妊妇事。此条当指使男性阳事坚挺，故此字当识为"坚"。

这是对原卷手书字未从语境详审而致误。

第三例：艺（藝）、热（熱）

S.5435 第 62 行："右四味杵，罗，以枣艺溲丸如梧【桐子】大，每日空心酒下三十丸。"

S.5435 第 196 行："疗干癣方：右取稍干棘皮烧以【根】有艺出，涂癣上三两，上▢。"

P.3930 第 124 行："治五舌重舌方：……钝子木、柽木、连珠木于铁器上熏，取艺涂舌下即差。"

P.2115 第 100 行："斑猫 [蝥] 能除鼠漏，松热抽 [瘰] 恶刾 [恶刺] 风痕。"

第一例"艺"《辑校》《全书》《注疏》校谓通假为"泥"，第二例"艺"《辑校》《全书》《注疏》校作"溢"，第三例"艺"《辑校》《全书》径改作"一"，此三字与"艺"语音并不相近，难以相通；第四例《辑校》《全书》校作"脂"，但"热"与"脂"字音、字形上均无相通之处。

按：前三例"艺"字和后例"热"字（S.5614、P.2378、P.2755 同条并同），并当作"潗"。《集韵》曰："烧松枝取汁曰潗。"而从实际用例来看，各种树枝烧取汁皆可叫"潗"。如《千金要方》卷二十三第三："治湿癣肥疮方：用大麻潗傅之。"又卷廿四第八："用银钗绵裹，以腊月猪脂熏黄火上暖，以钗烙疮上令熟，取干槐枝烧潗涂之。"该例亦见于《外台秘要》卷廿六《阴疮方》，"潗"引作"蓺"。据此数例梳理，当是"潗"记音作"艺"，又形讹作"蓺"，再讹作"热"。

本例是俗书通假记音再讹变所产生的疑难字，早先的校注本都有误解。

第四例：物

P.3596 第 16 行："第五疗自缢死，徐徐抱下，物断绳，卧地上，令二人极吹两耳。"

本例，《辑校》等书拟在"物"字上补"以"字，使原句变为"以物断绳"。表面上看似乎可通，其实大误。校录者可能不了解，古人抢救自缢者主张不断绳。现有最早记载始见《金匮要略》第二十二篇："徐徐抱解，不得截绳，上下安被卧之……"《千金要方》卷二十五第一亦有："凡救自缢死者，极须按定其心，勿截绳，徐徐抱解之……"《外台秘要》卷二十八引《肘后备急方》文似此，《诸病源候论》卷二十三亦有此论。《医心方》卷十四第十一引《小品方》更进一步讲述了其中之道理："救自经死，慎勿割绳也。绳卒断，气顿泄去，便死，不可复救也。"可见校补为"以物断绳"不合古人惯例。"物"当读作"勿"，与《金匮要略》《千金要方》"不得截绳"意合。"物"从"勿"声，二字同音通用。且"物"通"勿"在古籍中也非偶见。如 P.3596 下文还有，第 21 行："（疗自缢死）塞两鼻，以笔 [苇] 筒内口中嘘之。缓 [缓] 物顿吹，微微以气引之，须臾，肠中砉转，当是气通。"又《千金翼方》卷二十二第二"紫石汤"方："以水三十升，微火煎取二升，宿物食，分为四服，日三夜一服，至午时乃可食。""物"并通"勿"。

这是未识通假字而致误。

第五例：五心

S.1467R 第 10 行："治头中廿种病，头眩、发秃落、面中风，以膏摩，方：……沐令头净，以药摩五心上，日二，即愈。"

"五心"，原卷如此，《考释》《辑校》《全书》《校证》《注疏》照录为"五心"。按五心指两手心、两足心、头顶心，此方按理不必"以药摩五心"，况且此句紧接"沐令头净"一句之下，因而当与手心、足心无关。检《千金要方》

卷十三载有同方，此"五心"只作"顖"一字，义胜。由此可以推断，抄卷之祖本本当为"恖"，而被抄卷者误抄为"五心"二字。不过，如果仅至此，这个问题还没有解决好，因为按各种字典的释义，"恖"是"思"的古字，在句中无义。但笔者考证，在古医书中，"恖"却又是"囟（顖）"的异体。如：《千金要方》卷十四第五："邪病鬼癫，四肢重，恖上主之。一名鬼门。"同书卷三十第四："……丝竹空、恖门、天柱、商丘，主癫疾、呕沫、寒热痉互引。"恖上、恖门，都是奇穴名，其中的"恖"不可能是"思"，而只能是"囟（顖）"字。"顖上"同时还是部位名，如《千金要方》卷五第三："小儿虽无病，早起常以膏摩顖上及手足心，甚辟寒风。""恖上"二字同"顖上"无疑。

这是古人误析离之字未得考校而致误。

第六例：放

P.3655 第 7 行："又二十八种血脉，放（仿）二十八宿，长一百二十丈，计一千二百尺。"（图 93）

本例"放"字，原旁补于行间，字迹不很清晰，辨认稍难；又正行中原有"称"字，但已经以墨团删去。此二字，《考释》《全书》《校证》并作"故称"二字，但前后句显然

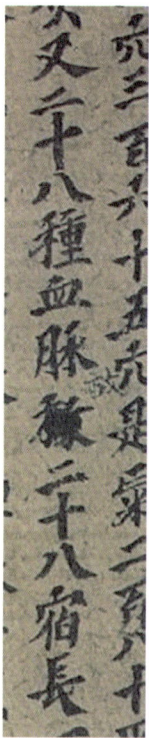

图 93：P.3655
第 7 行文字

256

没有"故称"的关系，故"故称"二字不成立；《辑校》注意到"称"字已经涂删，故只作一"故"字，但单一"故"字文义更不相接，故《校证》指《辑校》脱"称"字。

今考，原卷"称"字明显被删，而行间补字认作"故"，其左侧并不相像。仔细分辨，则可以看出此字当为"放"字。而"放"是"仿"的古字，后又简作"仿"。二十八种血脉，乃"仿二十八宿"而得其数，说的正是天人相应的一种认识方法。

本例，既有识读误在文字辨识不够细致，对古今文字关系把握有疏漏，且又不详求语境，对明显的删字也多不留意，故皆致误。

以上为敦煌文献研究中的几个字例，事实上在整个工作中类似的疑难字研究的实例可说比比皆是。

（2）符号标记的识别

古人在传抄古籍时，为了书写方便、校正传抄错误，经常使用一些起着代字、更正等作用的符号标记。正确理解抄本中的符号标记，了解其使用方法、表示的意义，对于校勘、整理古医籍有着特殊的意义。既有敦煌吐鲁番中医药研究中，因不了解符号标记而导致的错误释写或解读也不少见。敦煌文献中的符号主要有重文号、乙字号、删字号。其中重文号学界比较熟知，误识的情况很少，不予举例。以下酌举数例乙字号、删字号被误读的情况。

乙字号

乙字号是用于校正原文中位置误倒文字的符号，也叫钩乙号、倒乙号、乙正号、乙字符，主要符式为"√"。其用法是：在误倒二字的后字右旁或右下方加小钩，示意此字应调至前字之上。这样的用例在敦煌卷子中也很多，例如：

P.2115 第 14 行："脊背胁项，【颌】额鼻主 [柱]，鬓眉髭发，俱有**处**√**患**，并有所因。"

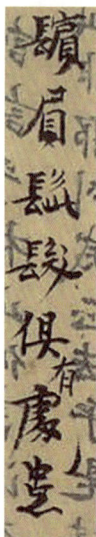

图94：P.2115第14行文字

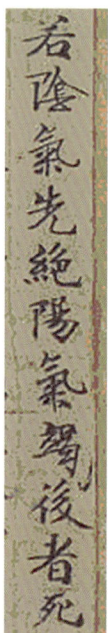

图95：P.3284第64行

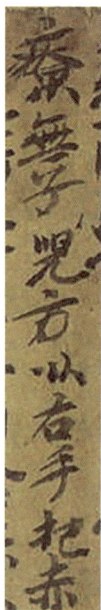

图96：S.4433第31行文字

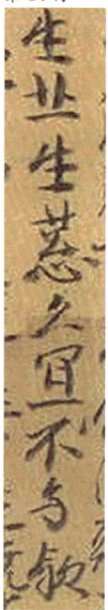

图97：P.3596第20行文字

如右图所示，"患"字原在"处"字之下，字旁有"√"，故当作"患处"。《全书》《校证》皆录作"处患"，不妥;《辑校》录作"患处"，是。（图94）

P.3287 第64行："又问：未知何者藏[脏]阴阳于先绝，其状何似？答曰：若阳气先绝，阴气后竭者，死，必肉色青也。若阴气先绝，阳气竭√后者，死，必宛[肉]色赤，腋下暖，心下热也。"（图95）

"阳气后竭者"之"后"字原在"竭"字之下，其旁有"√"，当调。《辑校》径删"后"字，非是。

"√"在部分文本中较为短小，因而易被阅读者忽略。

S.4433 第31行："疗无子√儿方：以右手把赤小豆二七牧[枚]，讫事，过与帚[妇]人右手，因使吞之。"（图96）

"儿子"，原倒作"子儿"，有乙字号乙转。《考释》《全书》《辑校》《校证》俱作"子儿"，《注疏》且将字形辨作"子咒"，并误。

P.3596中这样的短点很多，在文意似乎可通的情况下，校录者常常不予深究，因而保留着原先的误导；或者以为有误倒，就对其加以校勘，而不知原本已经乙转。图97是P.3596第202行的片段。其中"不"

字旁的小点就是乙字号，提示纠正为"不宜"。但先前的校录者多录为"宜不"。

删字号

删字号是用于删除衍文的符号，敦煌吐鲁番医药卷子中的删字号主要有单点（涂删）、多点、"卜"号、涂删线等。例如：

P.3477 第 40 行："性急脉则蹯蹂 [躁] 駃，性靖 [静] 则脉迟。"（图 98）

本例是抄写者先误写成了"蹯"，继而在"蹯"字右旁竖加四点以示删去，改写为"蹂"。不过"蹂"依然是误字，当校为"躁"。《辑校》《校证》等保留了"蹯蹂"二字，既忽略了删字号，又未校出字误，致使原文义不可通。

S.5435 第 153 行："右取鸡乌头一斤，细剉 ☐"（图 99）

本例"鸡"系误写之字，抄录者写完后随手删除，并将正确的字旁补于行间。先前诸校录本皆保留了"鸡"字，致使原文不可解。本卷子中类似的以数点删除的情况颇多，先前的校录本也都误留。后出的《注疏》都予以删除，是。

P.2662 第 76 行："痢麻子大。一炊久当痢。如不痢 ☐"（图 100）

行首"痢"字，系下文"麻"字误写。

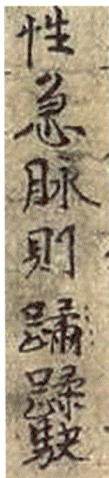

图 98：P.3477 第 40 行文字

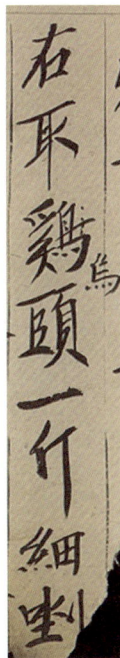

图 99：S.5435 第 15 行文字

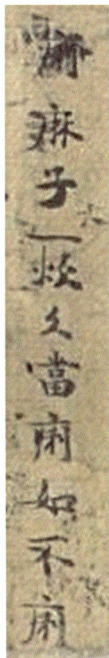

图 100：P.2662 第 76 行文字

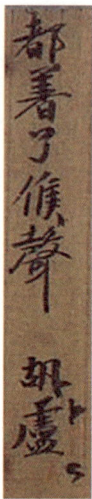

图 101：P.2882
第 92 行文字

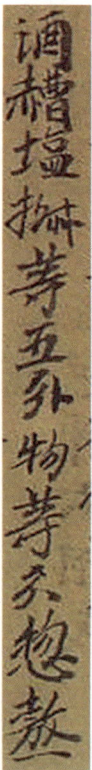

图 102：P.3596
第 45 行文字

书写者随手在右方加"卜"号删除。但各校录本皆保留此字，未妥。

P.2882 第 92 行："次着兰香、胡苣根、薄可 [荷] 菜，都着了候声，胡卢每日一两度乎 [手] 搅合和……"（图 101）

原图中，"胡卢"二字显然已经删除。《全书》《辑校》亦删而未录。《校证》仍录入，乃因忽略了字旁删除符号而致误。

P.3596 第 45 行：又方：醋淀、麦麸、酒糟、塩 [盐]、椒等五物等分，惣 [总] 熬令热，以布裹，熨疮，冷即差 [瘥]。（图 102 ）

"五物"二字之间，原卷中有一"𠘧"。《辑校》谓其为"种"的讹字，《考释》《全书》识为"兮"，校为"种"，《校证》亦直作"种"。但二者形不相近，无法相讹。古代方书方剂节度语中述及药品总数时，一般都是"×物"，后世又说成了"×味"，几乎从未见过"× 种物"的说法。因此辨识其为"种"字不可信。考其字形，如果除去右边一短竖，所剩的部分就是手写字的"分"，其下的"分"字就是这样写的。由此推想，原卷的抄写者当时在写完"五"字后，写的就是"分"字，但可能在"分"字右边的一点还没写下时，就发现漏写了"物等"二字，于是就在这

260

个未写全的"分"字的右边加写了一个"卜"表示删除。因此，这个字实际上已经被删除，不应再去强读。

S.1467R 第 10–13 行："**治头中廿种病**头眩、发秃落、面中风，以膏摩，方：蜀椒三两半半夏一两半（洗）桂心一两半茵芋□草二两半芦茹一两半附子一两半细辛一两半干姜二两……"（图 103）

本方中"茵芋"，为下味药"□草"误书。原卷右侧以"卜"号删去。《考释》《辑校》《全书》《校证》均未删，《校证》且对比谓《千金要方》"比卷子少了'茵芋'"，并非。《注疏》删，是。

由于忽略或误解符号标记导致的错误，在既有校录本中颇不少见。应该在今后的研究中进一步重视对符号标记的了解与识别。

（沈澍农　南京中医药大学）

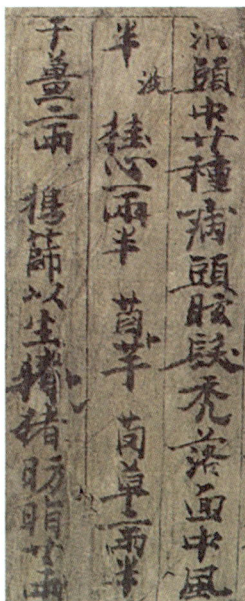

图 103：S.1467R 第 10～13 行文字

菊天下